ATLAS FOTOGRAFICO DE ANATOMIA DEL CUERPO HUMANO

TERCERA EDICION

Chihiro Yokochi, M.D.
Profesor Emérito
Departamento de Anatomía
Colegio Dental Kanagawa
Yokosuka, Japón

Johannes W. Rohen, M.D.
Profesor y Jefe del Departamento de Anatomía
Universidad de Erlangen-Nürnberg
Erlangen, Alemania.

Eva Lurie Weinreb, Ph.D.
Profesora del Departamento de Biología
División de las Ciencias de la Vida y
Servicios Relacionados con la Salud
Colegio Comunitario de Filadelfia
Filadelfia, Pensilvania, E.U.A.

Traducción realizada por el Departamento de Anatomía Macroscópica de la Facultad de Medicina de la Universidad Autónoma de Nuevo León, México.

INTERAMERICANA • McGRAW-HILL
MÉXICO • BOGOTÁ • BUENOS AIRES • CARACAS • GUATEMALA • LISBOA
MADRID • NUEVA YORK • PANAMÁ • SAN JUAN • SANTIAGO • SÃO PAULO
AUCKLAND • HAMBURGO • LONDRES • MONTREAL • NUEVA DELHI • PARÍS
SAN FRANCISCO • SINGAPUR • ST. LOUIS • SIDNEY • TOKIO • TORONTO

NOTA

La medicina es una ciencia en constante desarrollo. A medida que la investigación y la experiencia clínica amplían nuestros conocimientos se requieren cambios de la terapéutica y los medicamentos. Los editores de este trabajo se han esforzado en asegurarse de que los cuadros de dosificación medicamentosa sean precisos y acordes con lo establecido en la fecha de publicación. Sin embargo, en vista de los posibles errores humanos y cambios en la ciencia médica, ni los editores ni cualquier otra persona que participó en la preparación de la presente obra garantizan que la información contenida en ella sea precisa ni completa en todos los aspectos. Se recomienda a todos los lectores médicos que confirmen en otras fuentes la información presentada aquí. Por ejemplo, y de manera particular, advertimos a los lectores médicos que deben consultar la hoja de información que suele incluirse con cada medicamento que deseen prescribir, para tener certeza que la información de esta obra es precisa y no se han introducido cambios en la dosis recomendada o en las contraindicaciones para su administración. Esta recomendación es de particular importancia con respecto a fármacos nuevos o de uso no frecuente. Los lectores también deberán consultar sus propios laboratorios para informarse sobre los valores normales.

ATLAS FOTOGRAFICO DE ANATOMIA DEL CUERPO HUMANO

Cedro 512, Col. Atlampa, 06450 México, D.F.

Miembro de la Cámara de la Industria Editorial, Reg. Núm. 736

ISBN: 968-25-1677-3

Traducción y adaptación de la tercera edición en inglés

ISSN 4-260-14160-0 (Tokyo) (Edición original)
0-89640-160-X (New York)

Tipografía en México-Impreso en Japón 10 9 8 7 6 5 4 3 2

Prólogo

A LA PRESENTE EDICION EN ESPAÑOL

Tres ediciones previas en un tiempo récord para una obra didáctica escrita en idioma inglés, nos permitieron conocer la calidad de la obra *Anatomía fotográfica del cuerpo humano*, así como la gran utilidad que ofrece al estudioso de la anatomía macroscópica, tanto para el neófito en la fase de la iniciación, como para el profesionista en el pleno desempeño de su trabajo, quien deseando estar actualizado, no tiene la facilidad de retornar a los departamentos de disección de la Facultad de Medicina en la búsqueda de la verdad, ya que la consulta directa a este ejemplar lo sitúa con paso seguro, firme y rápido hacia la información que necesita diariamente para resolver los múltiples problemas de aprendizaje, clínicos y terapéuticos; haciendo que el manejo adecuado de los mismos, le proporcionen la satisfacción y la seguridad de estar efectuando su trabajo en forma óptima.

El editar la *Anatomía fotográfica del cuerpo humano* en el idioma castellano, pone al alcance su utilización para millones de personas que nos comunicamos primordialmente en español y nos permite participar de los múltiples beneficios que esta magnífica obra didáctica ofrece para los estudiosos de las ciencias relacionadas con la salud. Especialmente el estudiante de medicina encontrará un aliado valioso para resolver todas las dudas que sobre anatomía se le presenten en el diario acontecer de su estudio. En esta obra encontrará las referencias más exactas sobre los diversos tópicos que el programa escolar requiere, para lograr aprender la materia que es la base más firme de su futura profesión.

En la traducción al idioma castellano, se utilizó un lenguaje claro, simple y gramaticalmente fiel, evitando traducciones literales que podrían confundir al lector, la terminología anatómica no está reñida con el *Acta anatómica* y los conceptos están bien definidos. Se evitó -salvo nombres históricos- el uso de epónimos, sin modificar el texto original que fue fielmente obedecido.

Esta obra formará una parte de suma importancia en el acervo didáctico de las ciencias relacionadas con la salud y se convertirá en el texto de mayor consulta y de mayor veracidad para los estudiosos de medicina.

Dr. RAMIRO MONTEMAYOR MARTINEZ
Jefe del Departamento de ANATOMIA
MACROSCOPICA de la U.A.N.L.

Prefacio

La anatomía macroscópica sigue siendo uno de los temas más importantes en la *currícula* de las ciencas relacionadas con la salud. Aunque en todo el mundo existen disponibles textos de anatomía, es difícil encontrar un atlas complementario que sea adecuado tanto para los estudiantes como para los profesionistas en el área de la salud. Los atlas disponibles contienen las fotografías y las ilustraciones tradicionales de las disecciones en el cadáver. Debido a la complejidad de las disecciones, es difícil para el estudiante tener un concepto claro de la estructura tridimensional del cuerpo humano. La utilización de múltiples fotografías, totalmente señaladas en sus componentes, acompañadas por las ilustraciones pertinentes, ayuda al estudiante a entender los conceptos de la anatomía. La disección en el cadáver sigue siendo el mejor medio para estudiar la anatomía macroscópica; sin embargo, esto con frecuencia no es posible debido a las limitaciones físicas, al poco tiempo disponible para los laboratorios de disección y la escasez creciente de cadáveres apropiados. Teniendo en mente estas necesidades, Igaku-Shoin Ltd., publicó en 1969 la primera edición de *Anatomía fotográfica del cuerpo humano*, de C. Yokochi y, debido a su aceptación mundial, fue seguida por la segunda edición, escrita por C. Yokochi y J. W. Rohen en 1978.
En la pasada década hemos observado el desarrollo de muchas nuevas tecnologías para el estudio de la anatomía y para el diagnóstico médico, así mismo, disponemos de mejores métodos para la fotografía en color. Hemos observado además una mayor demanda por un atlas fotográfico de anatomía que cumpla con las necesidades de los estudiantes del área de la salud y que además sirva para la orientación generalmente utilizada en los cursos de licenciatura en anatomía. Con la publicación de la tercera edición, escrita por C. Yokochi, J. W. Rohen y E. L. Weinreb, los autores han respondido a las necesidades especiales de los estudiantes.

La tercera edición ha crecido en forma considerable; incluye un capítulo de introducción para orientar al alumno en el estudio de la anatomía, muchas nuevas fotografías de disecciones, nuevas ilustraciones esquemáticas, y un índice más completo. Algunas de las nuevas fotografías ya aparecieron en la segunda edición del *Color Atlas of Anatomy*, de J. W. Rohen y C. Yokochi, publicado por Igaku-Shoin y F. K. Schattauer en 1988. Los especímenes preservados fueron cuidadosamente seleccionados por su apariencia casi normal. En algunos casos se utilizaron también especímenes frescos para contraste y para mostrar con mayor claridad ciertos detalles anatómicos. Las estructuras pequeñas y estrechamente relacionadas, tales como, vasos sanguíneos, vasos linfáticos y nervios, los cuales pueden ser difíciles de distinguir, fueron coloreados para facilitar su identificación y el seguimiento de su trayecto. Esta técnica fue también utilizada para clarificar los detalles de la estructura orgánica. Un índice completo es especialmente útil en un atlas en el que las mismas estructuras aparecen en tantas y tan diferentes fotografías.

Esta tercera edición fue reorganizada completamente para hacerla más adecuada para los estudiantes en el área de salud en los Estados Unidos de América. Se diseñó para ser un complemento de cualquier texto de Anatomía o Anatomía y Fisiología que pueda ser utilizado en un *curriculum* a nivel de licenciatura.

Los autores agradecen a muchas personas, con las cuales están en deuda, por ayudar a hacer posible la publicación de este atlas.
Febrero de 1989

Chihiro Yokochi, M.D.
Johannes W. Rohen, M.D.
Eva Lurie Weinreb, Ph.D.

Contenido

1. Introducción a la anatomía

La **anatomía** es el estudio de la forma y la estructura del cuerpo humano y de la relación entre sus partes. Cuando este estudio se confina a las partes corporales visibles a simple vista y mayores de 0.1 mm se habla de anatomía macroscópica. El origen del término ANATOMIA del griego *ana* y *tome* que significan separar cortando o disecar, reflejan el método por el que generalmente se estudia la estructura del cuerpo humano. El estudio anatómico puede realizarse por regiones (**anatomía regional**) o por aparatos y sistemas (**anatomía general**). En la primera se disecan los componentes (órganos) de los aparatos y sistemas, tales como huesos, músculos, vasos sanguíneos, nervios y vísceras dentro de una región particular; por ejemplo, la cabeza o el tórax. En la anatomía general se diseca por completo cada aparato o sistema corporal y se examinan todos los órganos que lo forman con sus vasos y nervios. El enfoque descriptivo es utilizado con frecuencia en cursos de introducción, relacionándolo con la fisiología. El estudio regional se prefiere cuando se relaciona con las aplicaciones clínicas y quirúrgicas. Los cadáveres utilizados en los laboratorios de anatomía macroscópica generalmente son disecados por regiones, por lo que en este atlas se siguió dicho procedimiento.*

*Nota del traductor:

Aparato: Conjunto de órganos formados por varios tejidos.

Sistema: Conjunto de órganos en los que predomina un tejido.

Organización del cuerpo humano

El cuerpo humano muestra simetría bilateral, es decir, las mitades izquierda y derecha son imágenes de espejo, una de la otra. El cuerpo humano también está segmentado, sin embargo, las divisiones no son tan obvias en el adulto como lo son en la vida embrionaria. En el adulto, las pruebas de la segmentación se observan claramente en la disposición de vértebras, vasos sanguíneos y nervios periféricos. Hay diez aparatos y sistemas en el cuerpo humano, los cuales se forman con los cuatro tipos fundamentales de tejidos (epitelial, conectivo, muscular y nervioso); tales sistemas son: tegumentario, esquelético, muscular, nervioso, circulatorio (cardiovascular y linfático), respiratorio, digestivo, urinario, reproductor y endócrino; los órganos que los componen son los siguientes:

Tegumentario: Piel y sus derivados: pelo, uñas, glándulas sebáceas y sudoríparas, parte de las glándulas mamarias.

Esquelético: huesos, cartílagos, articulaciones.

Muscular: músculos esqueléticos y tejidos conectivos fibrosos asociados -fascias, tendones y aponeurosis.

Nervioso: encéfalo y médula espinal en la división central; nervios, ganglios y receptores sensoriales en la periférica.

Circulatorio: corazón y vasos sanguíneos -arterias, capilares y venas- en el cardiovascular; vasos linfáticos y tejidos linfoides en el linfático.

Respiratorio: cavidades nasales, faringe, laringe, tráquea, bronquios y pulmones.

Digestivo: boca y estructuras accesorias, faringe, esófago, estómago, intestinos delgado y grueso, hígado, conductos biliares y páncreas exócrino.

Urinario: riñones, uréteres, vejiga urinaria y uretra.

Reproductor: glándulas sexuales (testículos y ovarios), glándulas y conductos reproductores asociados y genitales externos.

Endocrino: epífisis (glándula pineal), hipófisis (glándula pituitaria), tiroides, paratiroides, timo, islotes pancreáticos, adrenales (suprarrenales), y glándulas sexuales (testículos, ovarios).

Los aparatos y sistemas pueden estar localizados en más de una región; por ejemplo, el aparato digestivo se inicia en la cabeza, continúa a través de cuello, tórax y abdomen, y termina en la pelvis. Algunos órganos también pueden ocupar más de una región; por ejemplo, el esófago desciende a través del cuello y el tórax, atraviesa el diafragma, y entra en el abdomen, donde desemboca en el estómago. Los componentes de los sistemas esquelético, muscular y nervioso se encuentran en todas las regiones del cuerpo. Para observar la extensión total de algunas estructuras, como arterias y nervios, las cuales siguen trayectos muy largos, es necesario identificar estas estructuras en disecciones de las diferentes regiones corporales que se muestran en fotografías múltiples.

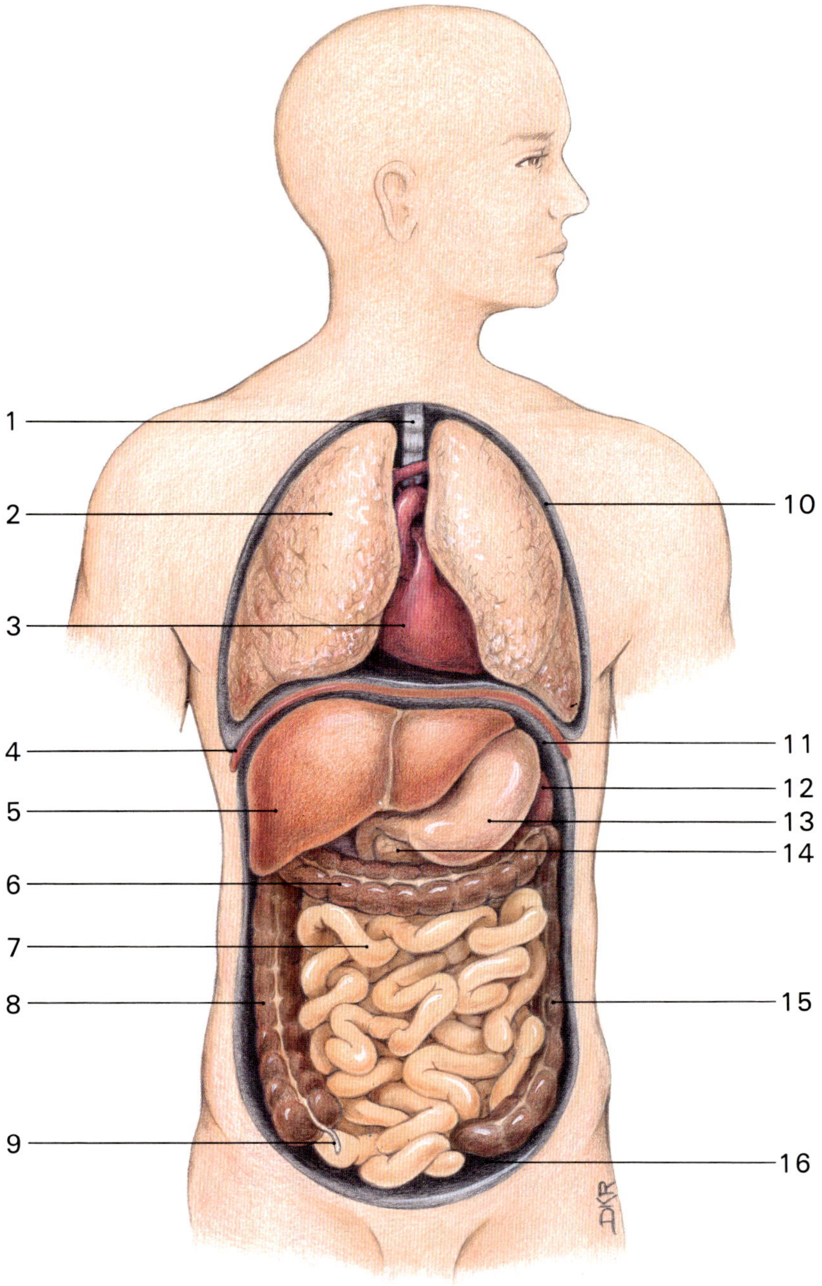

1. Tráquea
2. Pulmón
3. Corazón
4. Diafragma
5. Hígado
6. Colon transverso
7. Intestino delgado
8. Colon ascendente
9. Apéndice
10. Cavidad torácica
11. Cavidad abdominal
12. Bazo
13. Estómago
14. Páncreas
15. Colon descendente
16. Cavidad pélvica

Fig. 1.1. Vista anterior de la **cavidad ventral** en la que se aprecian los órganos torácicos y abdominopélvicos.

Cavidades del cuerpo humano

Los órganos internos se localizan dentro de cavidades del cuerpo que se hallan revestidas por membranas lisas. La **cavidad ventral**, localizada junto a la superficie anterior, está dividida por el diafragma en cavidad torácica, localizada superiormente, y cavidad abdominal (abdominopélvica), localizada inferiormente (Fig. 1.1). La **cavidad torácica** contiene las cavidades pleurales derecha e izquierda, en las cuales se alojan los pulmones y la cavidad pericárdica, que aloja al corazón y a la porción proximal de los grandes vasos sanguíneos. Hay otra región que se extiende desde el esternón, por delante, hasta las vértebras torácicas, hacia atrás, desde el orificio superior del tórax, por arriba, hasta el diafragma, por abajo, excluyendo los pulmones y las pleuras; todos los órganos de esta cavidad torácica constituyen el mediastino; éste incluye timo, tráquea, esófago, corazón y porción proximal de los grandes vasos, vasos linfáticos, ganglios linfáticos y nervios. **La cavidad abdominal**, se extiende desde el diafragma hasta el pubis y se divide de manera arbitraria en cavidad abdominal propiamente dicha y cavidad pélvica. El hígado con vías biliares, bazo, páncreas, estómago, la mayor parte del intestino delgado, algunas porciones del intestino grueso, riñones y uréteres ocupan la cavidad abdominal propiamente dicha. Colon sigmoide, recto, vejiga urinaria y las partes que constituyen los sistemas reproductores masculino y femenino ocupan la cavidad pélvica. Páncreas, duodeno, recto, riñones, vejiga urinaria y uréteres están localizados sobre la pared abdominal posterior o sobre el piso pélvico; debido a ello y a que no están rodeados por peritoneo, se dice que estos órganos tienen localización retroperitoneal.

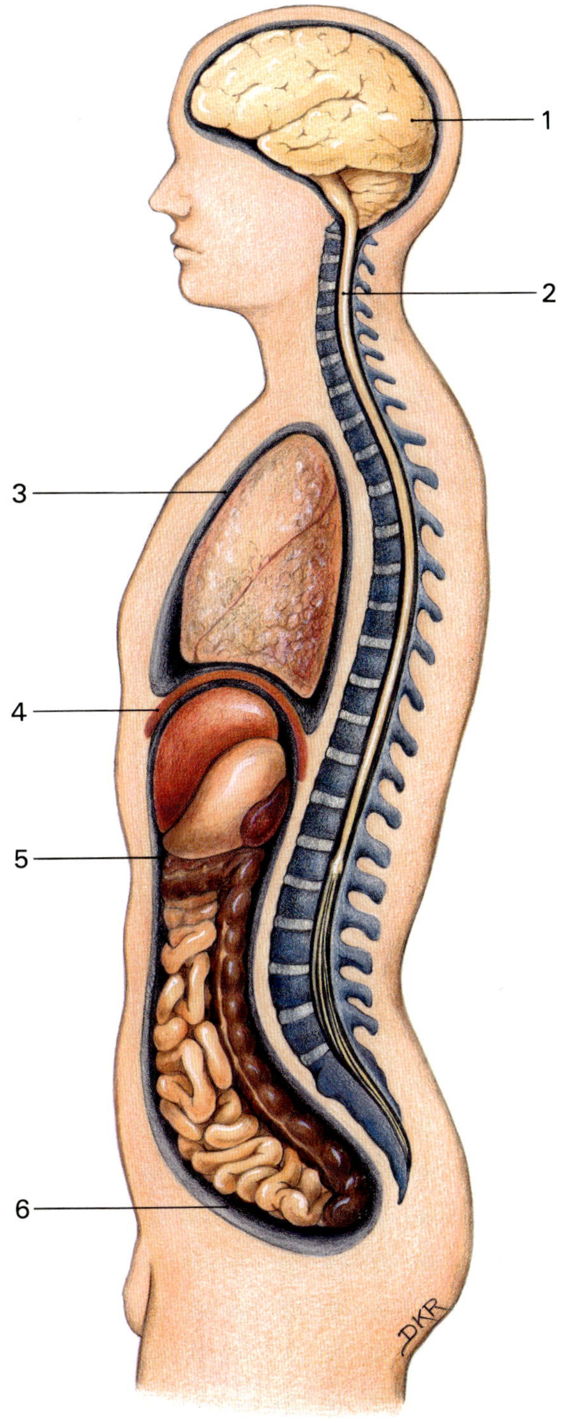

1. Encéfalo en la cavidad craneal
2. Médula espinal en el canal vertebral
3. Cavidad torácica
4. Diafragma
5. Cavidad abdominal
6. Cavidad pélvica

Fig. 1.2. Vista lateral de las **cavidades dorsal y ventral**.

La **cavidad dorsal** se localiza hacia la superficie posterior (Fig. 1.2), y está formada por la **cavidad craneal**, que contiene al encéfalo, y el **canal vertebral** (espinal), que contiene a la médula espinal y a las porciones proximales de la raíces nerviosas que emergen de la médula y forman los nervios raquídeos.

Posición anatómica y terminología

Con el fin de describir la localización de las partes del cuerpo, así como las relaciones que hay entre las mismas, se observa al cuerpo humano en una posición anatómica estándar (Fig. 1.3). En esta posición, el cuerpo se halla en postura erguida (de pie), los pies juntos, planos sobre el piso y los miembros superiores colgando rectos a los lados, con las palmas hacia adelante y los pulgares dirigidos hacia afuera. La localización de las partes del cuerpo se describe en términos de su relación con las regiones del cuerpo, incluyendo la cabeza, anterior-posterior, línea media y los lados del cuerpo. La utilización de terminología precisa evita la ambigüedad y asegura una adecuada descripción. Los términos posicionales y direccionales son los siguientes (consulte figuras 1.1 y 1.2):

Superior/craneal/cefálico significan hacia la cabeza o la parte más alta del cuerpo; por ejemplo, el hombro es superior con respecto a la cadera, pero la cadera es superior con respecto a la rodilla.

Inferior/caudal significan hacia la cola o hacia la parte más baja del cuerpo; por ejemplo, la cadera es inferior con respecto al hombro, pero la rodilla es inferior con respecto a la cadera.

Anterior/ventral significan hacia el frente del cuerpo; por ejemplo, las costillas y el esternón son anteriores con respecto al corazón y los pulmones, pero el corazón es anterior con respecto a la columna vertebral.

Posterior/dorsal significan hacia la superficie de la espalda, lado opuesto a la superficie anterior; por ejemplo, la columna vertebral es posterior con respecto al corazón, pero éste es posterior con respecto al esternón.

Los términos ventral y dorsal se utilizan en anatomía humana para referirse a las cavidades corporales y a las partes del sistema nervioso central. En los animales que caminan sobre cuatro extremidades, estos términos se utilizan rutinariamente para describir las partes del cuerpo en relación con el vientre y la espalda, respectivamente.

Medial significa hacia la línea media del cuerpo; por ejemplo, el esternón es medial.

Lateral significa hacia uno de los lados del cuerpo, lejos de la línea media; por ejemplo, las costillas son laterales con respecto al esternón. Los brazos se describen como laterales con respecto al tronco del cuerpo, y los dedos meñiques como mediales con respecto a los pulgares.

Proximal significa hacia el sitio de unión u origen de una parte del cuerpo, cercanía a dicho origen o coyuntura; por ejemplo, el hueso del muslo, el fémur, es proximal cuando se compara con los huesos bajo la rodilla, la tibia y el peroné.

Distal significa alejado del sitio de unión o de origen de una parte del cuerpo, o su distancia relativa a dicho origen o coyuntura; por ejemplo, la tibia y el peroné son distales cuando se comparan con el fémur.

Superficial significa cerca de la superficie; por ejemplo, el músculo oblicuo mayor del abdomen (externo) es superficial con respecto al músculo oblicuo menor del abdomen (interno).

Profundo significa bajo la superficie, a distintos niveles; por ejemplo, el músculo oblicuo menor del abdomen (interno) es profundo con respecto al músculo oblicuo mayor del abdomen (externo). Los términos **externo** e **interno** tienen significados similares a superficial y profundo, pero se utilizan para describir la localización de la pared corporal (externo) y las vísceras (internas).

Palmar se refiere a la superficie anterior del antebrazo y la mano (palma).

Plantar se refiere a la planta del pie.

La superficie posterior de la mano y el empeine del pie son referidos como las superficies dorsales.

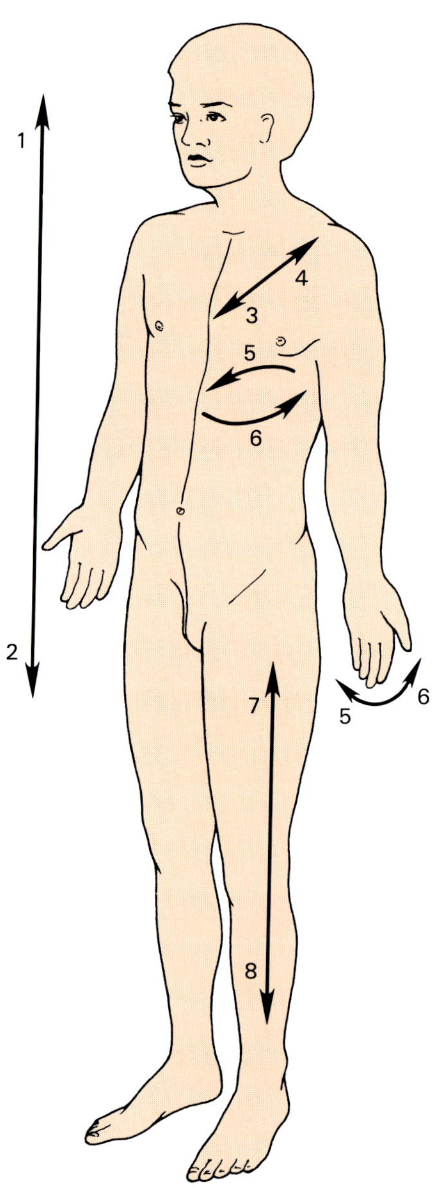

Fig. 1.3. Términos posicionales y direccionales comúnmente utilizados cuando el cuerpo está en posición anatómica estándar.

1. Superior/craneal/cefálico
2. Inferior/caudal
3. Anterior
4. Posterior
5. Medial
6. Lateral
7. Proximal
8. Distal

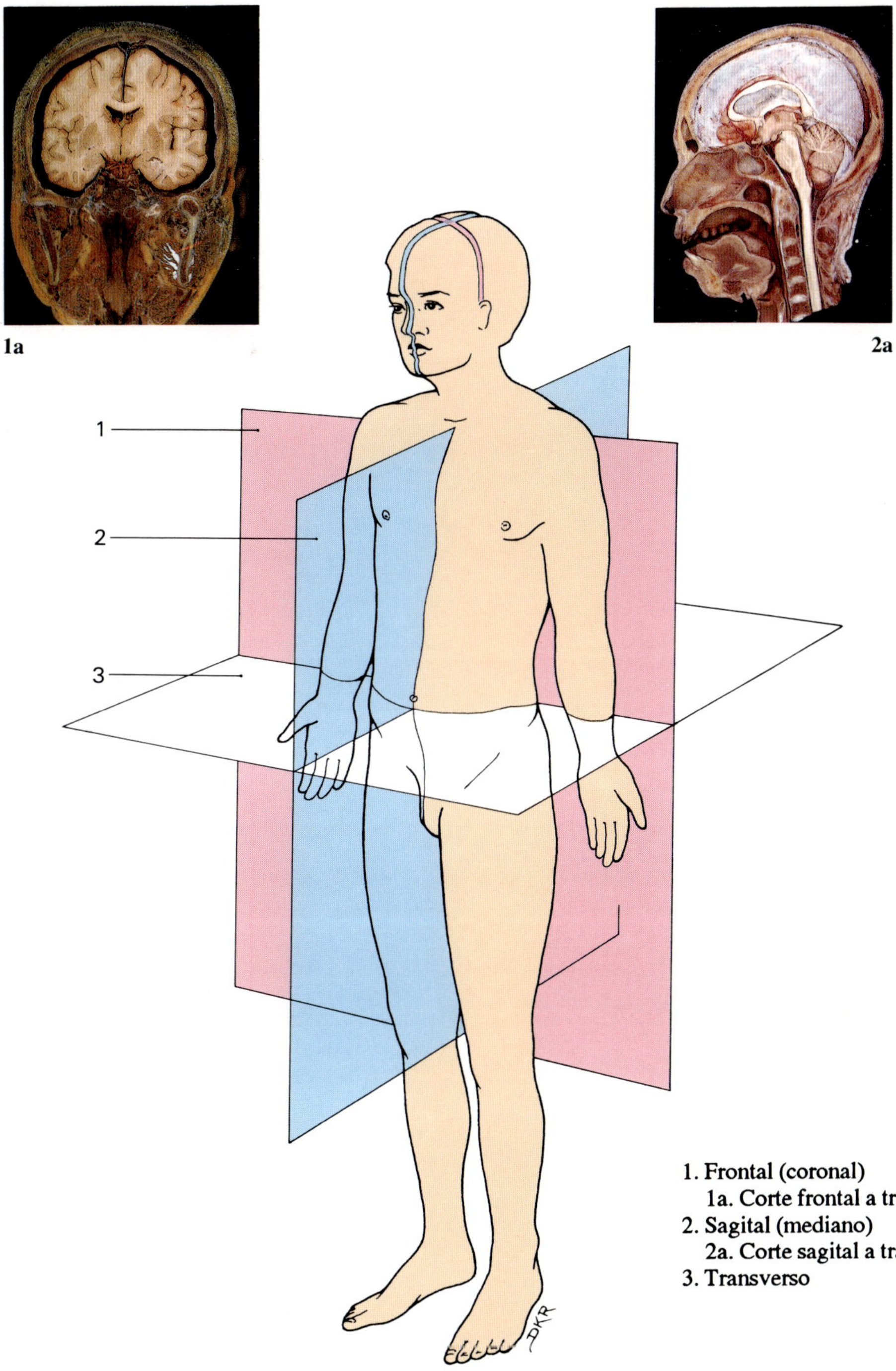

1. Frontal (coronal)
   1a. Corte frontal a través del cerebro
2. Sagital (mediano)
   2a. Corte sagital a través del cerebro
3. Transverso

Fig. 1.4. Planos del cuerpo humano

Planos del cuerpo humano

En disección, el cuerpo y las partes del cuerpo se cortan siguiendo planos verticales o longitudinales y planos horizontales o transversos (figura 1.4). Un plano vertical que divide al cuerpo en porciones derecha e izquierda es el plano **sagital** o **mediano.** Cuando este plano pasa a través de la línea media, dividiendo al cuerpo en mitades derecha e izquierda, hablamos del plano sagital medio (mesosagital); cuando este plano pasa a la derecha o a la izquierda de la línea media, hablamos de un plano parasagital. El plano **frontal** o **coronal** es vertical y se traza en ángulo recto con respecto al plano sagital; divide al cuerpo en porciones anterior y posterior. Se llama **plano transverso** al que se traza en ángulo recto con respecto a los planos frontal y sagital; este plano corta al cuerpo en secciones transversales de izquierda a derecha y de adelante hasta atrás, dividiéndolo en porciones superior e inferior. Los cortes transversos a través de cualquier nivel del cuerpo mostrarán todas las estructuras en tal nivel, lo cual puede visualizarse mediante procedimientos radiológicos como la tomografía axial computadorizada (TAC), tomografía por emisión de positrones (TEP), y mediante imagen por resonancia magnética (IRM).

Regiones del abdomen

Para facilitar la localización de los órganos internos, la superficie anterior del abdomen se divide en nueve regiones mediante líneas imaginarias, dos transversas y dos parasagitales (figura 1.5). Las regiones se designan: hipocondrio derecho, epigastrio, hipocondrio izquierdo, lumbar (flanco) derecho, umbilical (mesogastrio), lumbar (flanco) izquierdo, fosa ilíaca (inguinal) derecha, hipogastrio (púbica) y fosa ilíaca (inguinal) izquierda. Para localizaciones menos precisas, la superficie del abdomen se divide en cuatro cuadrantes por las líneas mesosagital y transversa, que pasan a través del ombligo; estos cuadrantes se designan superiores, derecho e izquierdo, e inferiores, derecho e izquierdo.

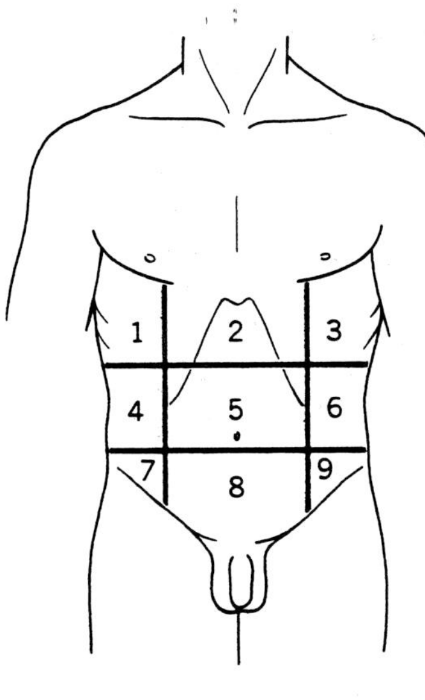

1. Hipocondrio derecho
2. Epigastrio
3. Hipocondrio izquierdo
4. Lumbar (flanco) derecho
5. Umbilical (mesogastrio)
6. Lumbar (flanco) izquierdo
7. Fosa ilíaca (inguinal) derecha
8. Hipogastrio (púbica)
9. Fosa ilíaca (inguinal) izquierda

Fig. 1.5. Las nueve regiones del abdomen (tomado de Weinreb, E. L.: Anatomy and Physiology. Addison Wesley Publishing Co., Reading, Mass., 1984).

Huesos

El sistema esquelético está compuesto por un total de 206 huesos. Los **huesos** son tejidos dinámicos y metabólicamente activos que participan en diversas funciones mecánicas y metabólicas; soportan el peso corporal, dan forma a las distintas partes del cuerpo -como en el caso de la cabeza-protegen órganos internos tales como el corazón y los pulmones, y sirven de inserción a músculos, tendones y ligamentos. Junto con las articulaciones y los músculos forman sistemas de palancas que permiten los diferentes movimientos del cuerpo humano. Los huesos son reservorios de sales minerales de calcio y fosfato, y son sitios de producción de glóbulos rojos en la médula ósea roja.

Los huesos se clasifican, según su forma, en: huesos cortos, por ejemplo, los huesos del carpo; huesos irregulares, por ejemplo, las vértebras; huesos planos, por ejemplo, los huesos del cráneo, esternón y omóplato; y huesos largos, por ejemplo, el fémur (figuras 1.6 y 1.7). El tejido óseo está organizado como hueso esponjoso o como hueso compacto (denso). El **tejido esponjoso** se encuentra en todos los huesos, forma la porción intermedia de los huesos planos entre sus dos láminas de hueso compacto y llena las epífisis de los huesos largos. El hueso esponjoso consiste en una red de trabéculas óseas con médula ósea roja que llena los espacios resultantes entre ellos. El **hueso compacto** forma la porción cortical de todos los huesos y forma la diáfisis de los huesos largos, donde envuelve la cavidad medular. El hueso compacto consiste en una disposición precisa de estructuras cilíndricas llamadas osteonas o sistemas de Havers que están orientados en forma paralela al eje longitudinal del hueso (figura 1.8). Cada sistema de Havers contiene láminas concéntricas de matriz ósea, alrededor de un canal central que contiene vasos sanguíneos, nervios y tejido conectivo; las lagunas, que contienen a los osteocitos, se encuentran dispuestas de manera regular entre las láminas. Los canalículos, dentro de los cuales se extienden las prolongaciones citoplásmicas de los osteocitos, están dispuestos en forma radiada a partir de las lagunas para formar un sistema de canales conectados entre sí a través de toda la matriz ósea. Los nutrientes y productos metabólicos se intercambian entre los osteocitos y la matriz a través de los canalículos.

Con excepción de sus porciones articulares y las zonas de inserción de tendones y ligamentos, la mayor parte de la superficie externa de los huesos está cubierta por el tejido conectivo denso del periostio. La cavidad medular está revestida por el tejido conectivo más fino del endostio. Tanto el periostio como el endostio son fuentes de células óseas nuevas. El periostio está inervado y bien vascularizado, y tiene una función importante en el crecimiento y reparación del hueso. Durante los años de crecimiento hay un área cartilaginosa, llamada placa epifisiaria, que separa la epífisis de la diáfisis; esta placa se une a la diáfisis por medio de columnas de hueso esponjoso en la metáfisis. Cuando se han completado el crecimiento longitudinal y la calcificación del hueso, la placa concluye su función, y sólo persiste un remanente llamado línea epifisaria.

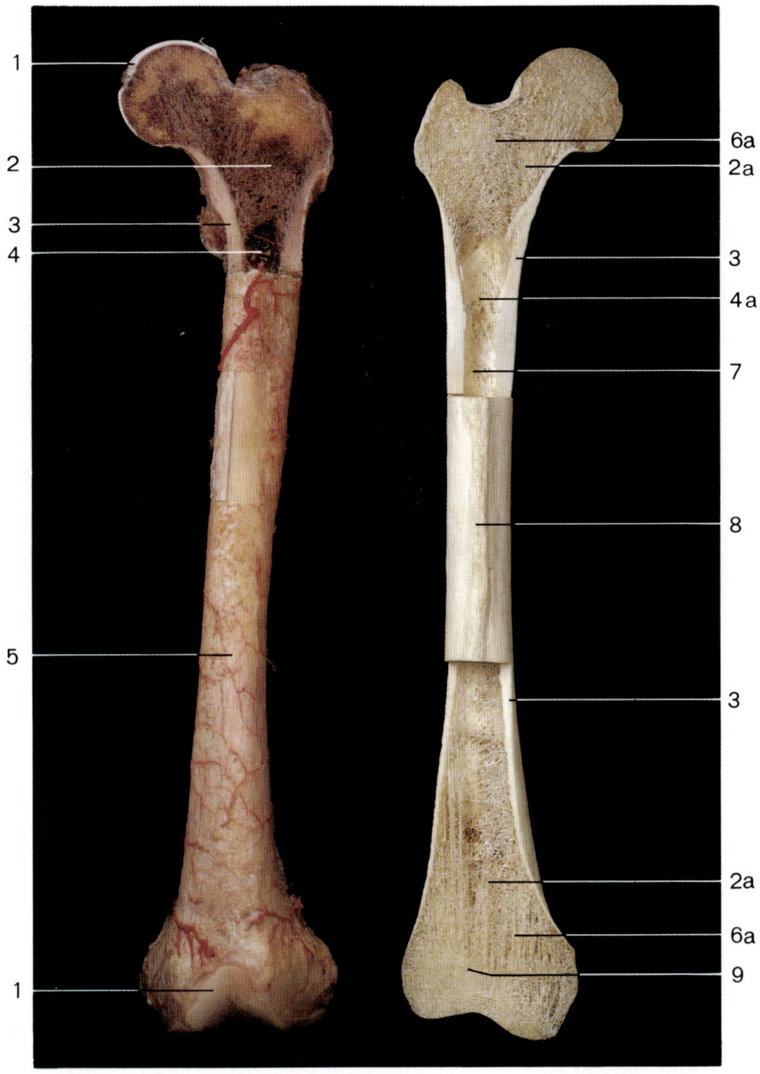

Fig. 1.6. Fémur de un adulto. El hueso de la izquierda muestra el periostio y los vasos sanguíneos sobre la diáfisis, y el cartílago articular sobre la epífisis distal. El hueso de la derecha se ha cortado para mostrar las trabéculas en el hueso esponjoso de la epífisis y la cavidad medular y el hueso compacto de la diáfisis.

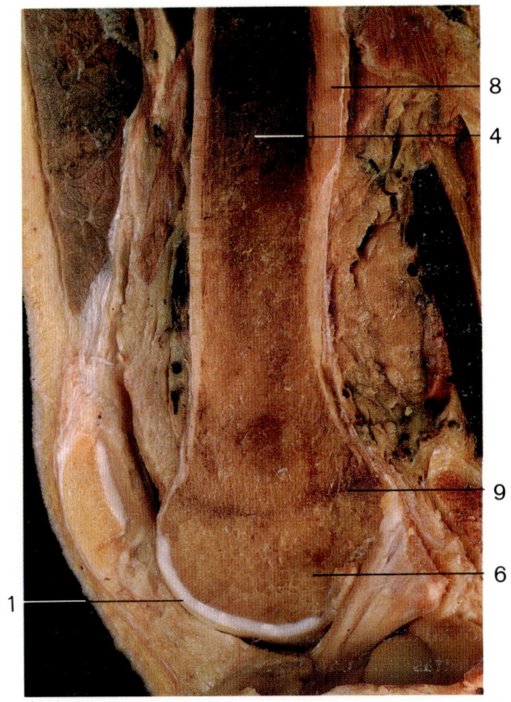

Fig. 1.7. Corte sagital a través del extremo distal del fémur en un varón de 20 años de edad.

1. Cartílago articular
2. Hueso esponjoso con médula ósea
   a) Trabéculas de hueso esponjoso
3. Hueso compacto
4. Cavidad medular con médula ósea amarilla
   a) Cavidad medular
5. Periostio
6. Epífisis con médula ósea roja
   a) Epífisis
7. Sitio de endostio
8. Diáfisis
9. Línea epifisiaria

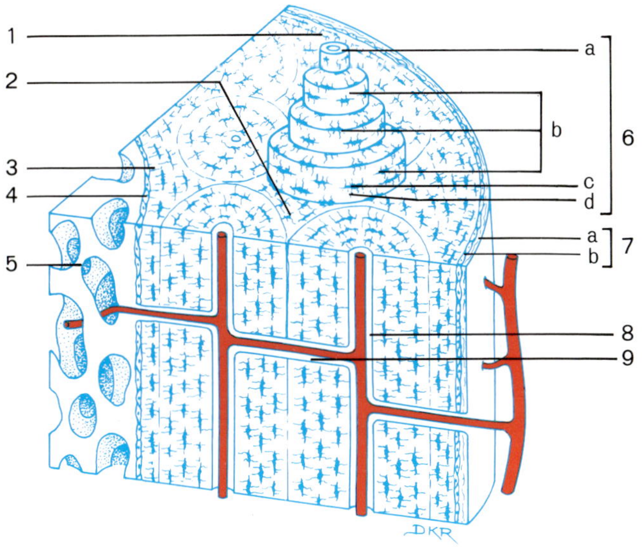

Fig. 1.8. Diagrama esquemático del **hueso compacto** en el que se observan la disposición de los sistemas de Havers en cortes longitudinal y transverso.

1. Lámina circunferencial externa
2. Lámina intersticial
3. Lámina circunferencial interna
4. Endostio
5. Trabéculas de hueso esponjoso
6. Sistema de Havers
   a) Canal central
   b) Lámina
   c) Laguna con osteocitos
   d) Canalículos
7. Periostio
   a) Capa fibrosa externa
   b) Capa osteógena interna
8. Vasos sanguíneos y recubrimiento endóstico del canal de Havers
9. Conducto de Volkmann

Articulaciones

Toda unión entre dos o más huesos, aunque éstos no se muevan, se conoce como **articulación**; las articulaciones se clasifican según su estructura o su función (cuadro 1.1). Las *articulaciones fibrosas* y cartilaginosas carecen de cavidad articular entre los huesos que se unen. En las articulaciones fibrosas, como las suturas, los huesos se mantienen firmemente unidos por tejido conectivo fibroso, son prácticamente inmóviles y se demoninan sinartrosis. En las *articulaciones cartilaginosas*, como las sínfisis, los huesos se mantienen unidos por fibrocartílago, presentan ligero movimiento y se denominan anfiartrosis. En el cuerpo humano, la mayoría de las articulaciones son sinoviales, tienen libre movimiento y se denominan diartrosis. Las articulaciones sinoviales presentan una cavidad articular que está llena con líquido sinovial y se encuentran envueltas por una cápsula articular (figura 1.9). La cápsulá articular está formada por una membrana fibrosa externa gruesa que se continúa con el periostio y la membrana sinovial interna; las superficies articulares de los huesos están cubiertas por cartílago hialino. En algunas articulaciones existen vainas tendinosas sinoviales adicionales o bolsas (bursas) sinoviales que facilitan el movimiento de los tendones y músculos sobre las estructuras óseas.

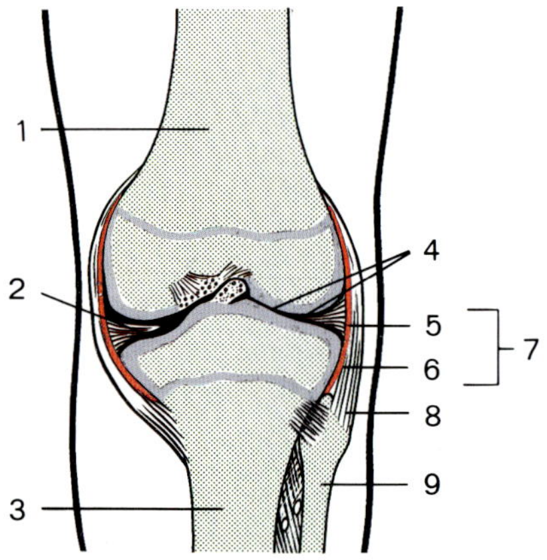

1. Fémur
2. Cavidad articular
3. Tibia
4. Superficies articulares del fémur y la tibia
5. Membrana sinovial
6. Cápsula fibrosa
7. Cápsula articular
8. Ligamento lateral
9. Peroné externo de la articulación de la rodilla

Fig. 1.9. Esquema de una **articulación sinovial**, que muestra los huesos y la cavidad articular en un corte frontal (coronal), a través de la articulación de la rodilla.

Cuadro 1.1. Clasificación de articulaciones

Tipo	Movimiento	Ejemplos
A. Articulaciones fibrosas sin cavidad articular	Sinartrosis (prácticamente inmóviles)	
1. Sutura		Entre los huesos del cráneo (frontoparietal, parietotemporal)
2. Sindesmosis		Peroneotibial inferior
3. Gonfosis		Dientes en el alvéolo de los maxilares
B. Articulaciones cartilaginosas, sin cavidad articular	Anfiartrosis (ligeramente móviles)	
1. Sínfisis		Entre los huesos púbicos (sínfisis púbica)
2. Sincondrosis		Entre la diáfisis y las epífisis distal o proximal de los huesos largos
C. Articulaciones sinoviales con cavidad articular	Diartrosis (libremente móviles)	
1. Troclear/ bisagra/ginglimal	Monoaxial (flexión extensión)	Codo, interfalángicas
2. Trocoide/ pivote	Monoaxial (rotación pronosupinación)	Atloidoodontoidea Radiocubital proximal
3. Artrodia/ deslizante	Monoaxial	Intercarpianas, intertarsianas, costovertebrales
4. Condílea/ elíptica	Biaxial (flexión-extensión aducción-abducción)	Occipitoatloidea, radiocarpiana
5. En silla de montar	Semejante a la condílea pero más libre	Carpometacarpiana del pulgar
6. Enartrosis /esférica	Triaxial (flexión-extensión, aducción-abducción, rotación)	Hombro (escapulohumeral), cadera (coxofemoral)

*NOTA DEL TRADUCTOR: Clasificación de acuerdo al elemento entre las superficies articulares: Fibrosas-Cartilaginosas y sinoviales

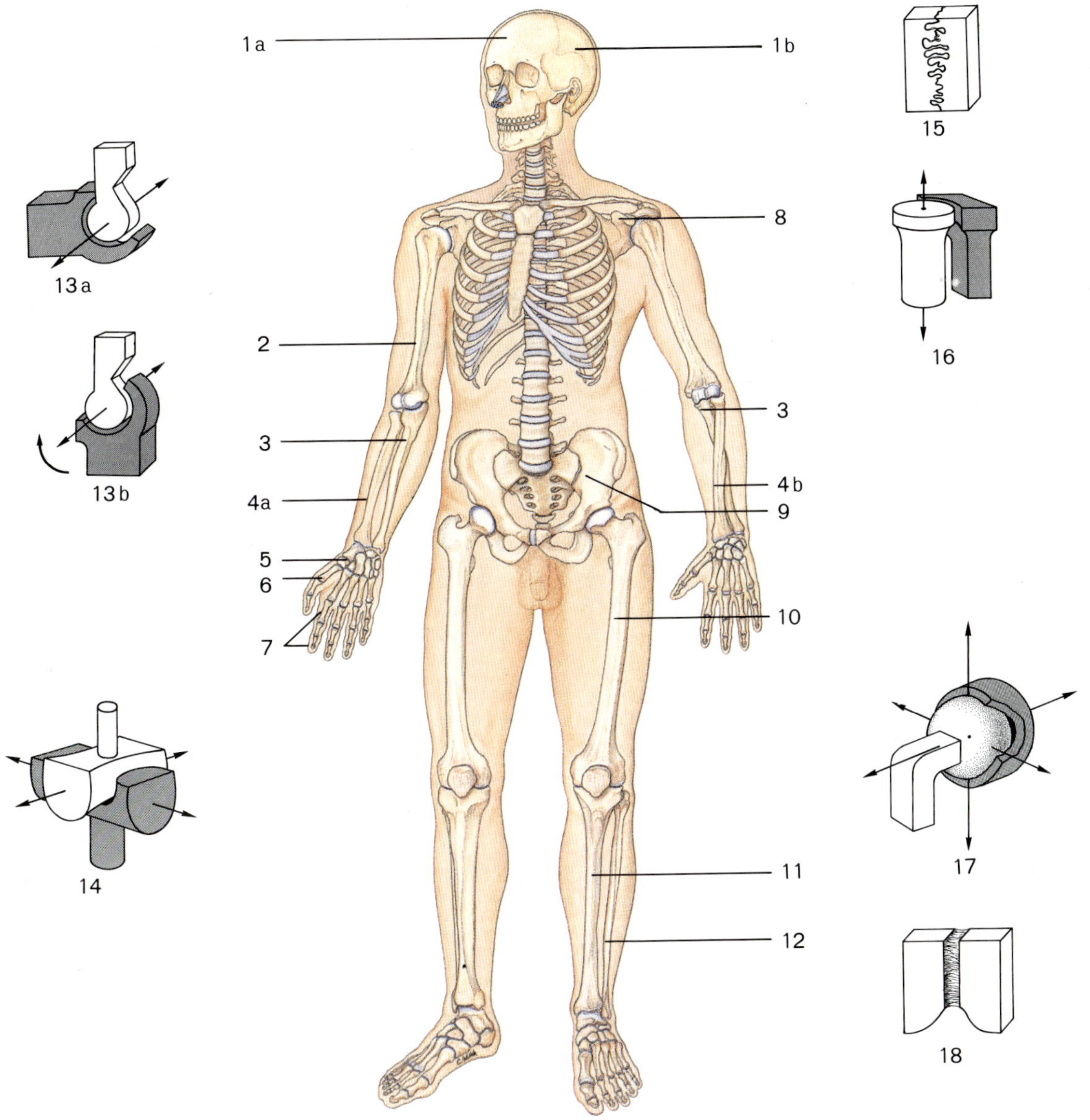

Fig. 1.10. Articulaciones de los esqueletos axial y apendicular.

Huesos
1. Cráneo
   a. Frontal
   b. Parietal
2. Húmero
3. Cúbito
4a. Radio (supinado)
4b. Radio (pronado)
5. Carpo (trapecio)
6. Primer metacarpiano
7. Falanges
8. Omóplato (escápula)
9. Coxal
10. Fémur
11. Tibia
12. Peroné

Articulaciones (las flechas indican ejes de movimiento)
13. Troclear (humerocubital)
   a. Flexión
   b. Extensión
14. En silla de montar (carpometacarpiana del pulgar)
15. Sutura (frontoparietal)
16. Trocoide (radiocubital proximal)
17. Enartrosis (escapulohumeral y coxofemoral)
18. Sindesmosis (peroneotibial distal)

Las articulaciones sinoviales se clasifican según la forma de sus componentes y su movimiento (figura 1.10). Los movimientos son angular (flexión y extensión en el codo, abducción y aducción en el hombro), rotación (pronación y supinación del antebrazo), circunducción, en la cual un hueso describe un círculo completo (como el húmero en la cavidad glenoidea del omóplato) y deslizamiento de una superficie sobre otra (por ejemplo, entre las costillas y las vértebras torácicas). La clasificación por el movimiento permitido incluye la trocleartrosis (bisagra), que permite movimiento en un plano (monoaxial); en silla de montar y condilartrosis, que permiten movimiento en dos planos (biaxial); articulaciones trocoides (pivote) que son monoaxiales y permiten rotación, y enartrosis, que permiten movimiento en varios ejes (triaxiales).

Músculos

El **tejido muscular** se clasifica en estriado y liso o no estriado. Músculos estriados son los que se insertan en los huesos, el globo ocular, la lengua y el miocardio. Para distinguirlo de otros músculos estriados, el miocardio es denominado músculo cardiaco y a los otros se da el nombre de músculos esqueléticos. Los músculos esqueléticos son innervados por neuronas motoras somáticas generales y producen movimientos voluntarios, mientras que los músculos lisos y el músculo cardiaco son inervados por neuronas motoras viscerales (autónomas) y producen movimientos involuntarios. El músculo liso se encuentra en los órganos de los aparatos respiratorio, digestivo, urinario y reproductor, así como en las paredes de los conductos y de los vasos sanguíneos.

El sistema muscular está compuesto por más de 700 músculos esqueléticos y tejidos conectivos asociados; constituye alrededor del 40% del peso corporal. El **músculo esquelético** está compuesto por células (miofibrillas) dispuestas en haces (fascículos) sostenidos por tejido conectivo fibroso (figura 1.11). El músculo está cubierto exteriormente por fascia profunda que forma el epimisio y se extiende hacia adentro para formar el perimisio que sostiene a los fascículos. Las fibras de tejido conectivo se extienden más allá de las miofibrillas para formar delgados tendones o amplias aponeurosis, por medio de las cuales el músculo se inserta a los huesos o a otros músculos. Un músculo se fija en dos puntos *el origen*, el cual es el extremo más fijo y, *la inserción*, la cual es el extremo más móvil. La porción entre el origen y la inserción, denominada vientre, generalmente cubre la superficie del hueso.

El movimiento producido por un músculo es su acción, esto se debe a que los músculos trabajan en pares para producir acciones opuestas; por ejemplo, la flexión del antebrazo se debe a la contracción del bíceps braquial sobre la superficie anterior del húmero y a la relajación del tríceps braquial sobre la superficie posterior del húmero. La nomenclatura de los músculos obedece a diferentes criterios, que incluyen la dirección de los fascículos (por ejemplo recto, transverso y oblicuo); localización, como el hueso subyacente (frontal) o huesos entre los cuales se extiende (intercostal); tamaño relativo, (mayor, menor, corto o largo); forma (triangular, cuadrado o redondo); número de inserciones (bíceps, tríceps o cuadríceps); tipo de movimiento que producen (flexor, extensor, pronador o supinador), y sitio de origen e inserción (esternocleidomastoideo).

Los fascículos musculares y sus tendones están dispuestos en diferentes patrones que reflejan sus movimientos (figura 1.11); estas disposiciones pueden ser longitudinal (paralela o fusiforme), radiada (convergente), pennada y circular (anular). En los **músculos longitudinales**, los fascículos son paralelos con el eje longitudinal y el músculo es acintado, como el sartorio y el recto anterior del abdomen. En los **músculos radiados**, los fascículos convergen de un extremo amplio a un extremo estrecho, como el pectoral mayor, deltoides y dorsal ancho. En los **músculos pennados**, los fascículos tienen una disposición oblicua y convergen sobre el tendón, de manera semejante al tallo de una pluma; así, cuando los fascículos convergen sobre un solo lado, como en el semimembanoso, el músculo se denomina unipennado; cuando convergen sobre ambos lados del tendón, como en el tibial anterior, el músculo se denomina bipennado, y cuando convergen en forma múltiple, como en el deltoides, el músculo se denomina multipennado. En los **músculos circulares**, los fascículos rodean un orificio y funcionan como esfínter, por ejemplo, el orbicular de los párpados. Los músculos con orígenes múltiples se describen como bicipital, tricipital y cuadricipital; por ejemplo, bíceps braquial, tríceps braquial o tríceps sural (gemelos y sóleo) y cuadríceps crural respectivamente.

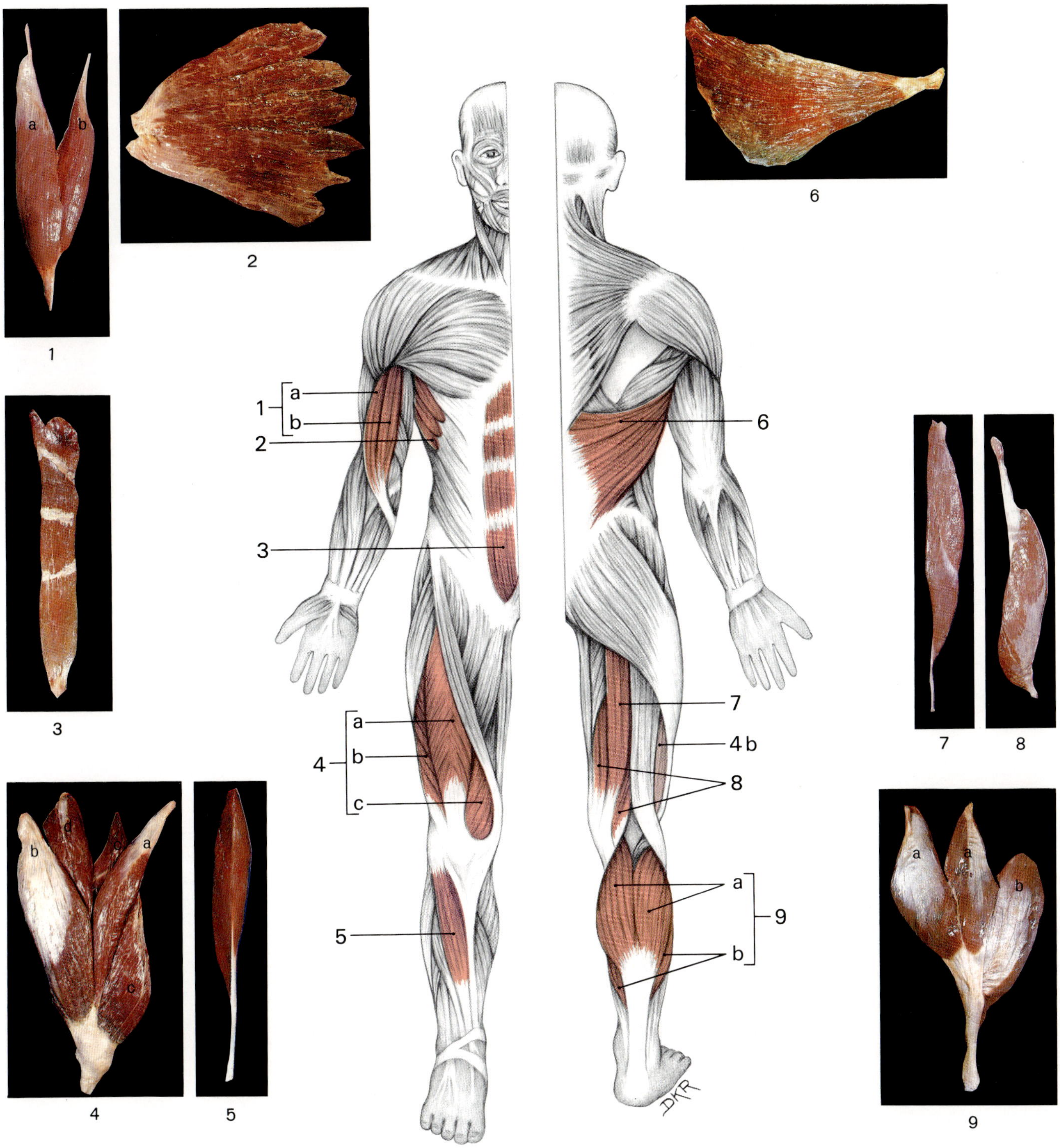

Fig. 1.11. El sistema muscular en vistas anterior (izquierda) y posterior (derecha). En los recuadros se observan las diferentes disposiciones musculares.

1. Bíceps braquial
   a. Porción larga
   b. Porción corta
2. Serrato mayor
3. Recto anterior del abdomen
4. Cuadríceps crural
   a. Recto anterior del muslo
   b. Vasto externo (lateral)
   c. Vasto interno (medial)
   d. Crural
5. Tibial anterior
6. Dorsal ancho
7. Semitendinoso
8. Semimembranoso
9. Tríceps sural
   a. Gemelos interno (medial) y externo (lateral)
   b. Sóleo

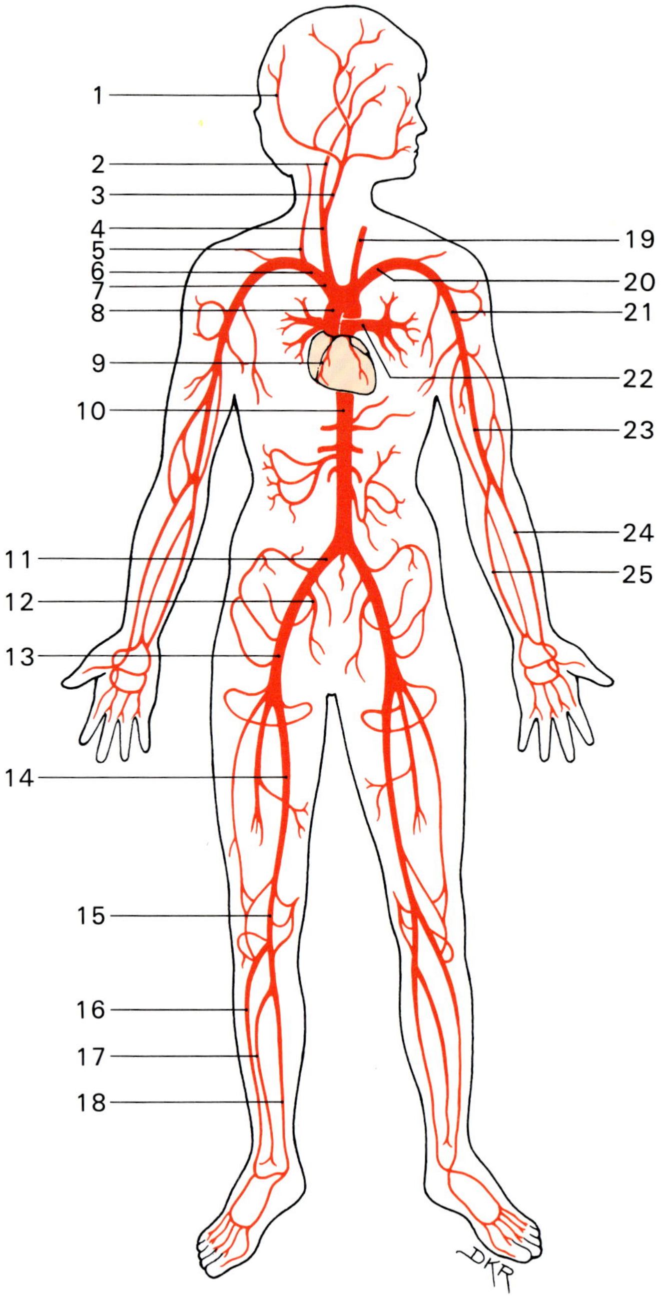

Fig. 1.12 El sistema arterial

1. Arteria occipital
2. Arteria carótida interna
3. Arteria carótida externa
4. Arteria carótida primitiva derecha
5. Arteria vertebral
6. Arteria subclavia derecha
7. Tronco arterial braquiocefálico
8. Aorta ascendente
9. Arteria coronaria
10. Aorta descendente
11. Arteria ilíaca primitiva
12. Arteria ilíaca interna
13. Arteria ilíaca externa
14. Arteria femoral
15. Arteria poplítea
16. Arteria tibial posterior
17. Arteria peronea
18. Arteria tibial posterior
19. Arteria carótida primitiva izquierda
20. Arteria subclavia izquierda
21. Arteria axilar
22. Arteria pulmonar
23. Arteria humeral
24. Arteria radial
25. Arteria cubital

Vasos sanguíneos

Los sistemas circulatorios del cuerpo humano son el cardiovascular y el linfático. Estos son sistemas de transporte que proporcionan los enlaces anatómicos y fisiológicos entre las partes del cuerpo. El sistema cardiovascular, compuesto por el corazón y los vasos sanguíneos, transporta sangre a través de dos rutas circulatorias principales. La ruta pulmonar conecta al corazón y los pulmones, mientras que la ruta sistémica conecta el corazón y el resto del cuerpo. Los **vasos sanguíneos** forman un sistema cerrado que se compone de arterias, capilares y venas. El **sistema arterial** (figura 1.12) empieza con una arteria troncal principal, la aorta, que se origina en el ventrículo izquierdo del corazón. La aorta da origen a varias arterias que, a su vez, se dividen en vasos arteriales de calibre progresivamente menor y llevan la sangre a los tejidos. Las grandes arterias, como la aorta y la pulmonar, se clasifican como arterias elásticas por el tejido elástico de sus paredes. Las arterias de mediano calibre, como la humeral y la radial, se clasifican como arterias musculares debido a la prominente capa de músculo liso en sus paredes. Las arterias más peque-ñas son las arteriolas, cuya pared muscular proporciona la resistencia periférica, la cual, bajo regulación autónoma y endócrina, mantiene la presión en el sistema arterial. Las arteriolas se ramifican en vasos más pequeños, los capilares, que forman sistemas extensos en la microcirculación; en ellos tiene lugar el intercambio de oxígeno, nutrientes y productos metabólicos entre los líquidos corporales y las células.

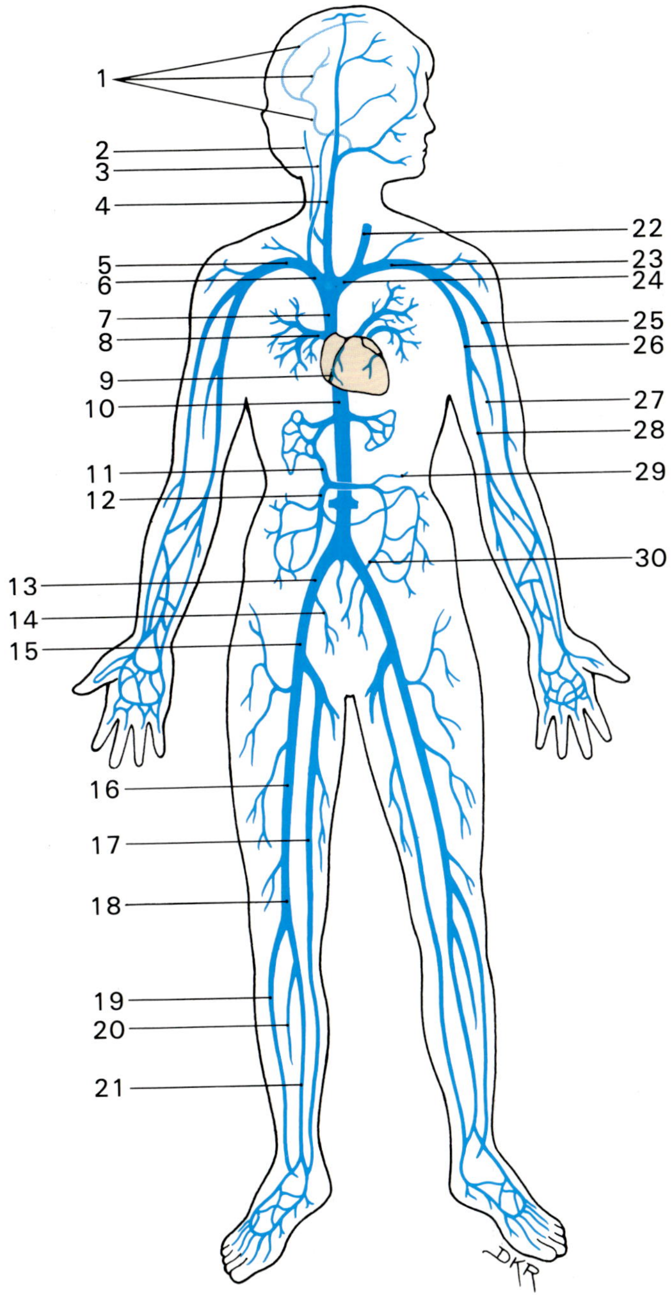

1. Senos craneales
2. Vena cervical profunda
3. Vena yugular externa
4. Vena yugular interna derecha
5. Vena subclavia derecha
6. Tronco venoso braquiocefálico derecho
7. Vena cava superior
8. Vena pulmonar
9. Vena coronaria
10. Vena cava inferior
11. Vena porta
12. Vena mesentérica superior
13. Vena ilíaca primitiva
14. Vena ilíaca interna
15. Vena ilíaca externa
16. Vena femoral
17. Vena safena interna
18. Vena poplítea
19. Vena tibial anterior
20. Vena peronea
21. Vena tibial posterior
22. Vena yugular interna izquierda
23. Vena subclavia izquierda
24. Tronco venoso braquiocefálico izquierdo
25. Vena cefálica
26. Vena axilar
27. Vena basílica
28. Vena humeral
29. Vena esplénica
30. Vena mesentérica inferior

Fig. 1.13. El sistema venoso

El **sistema venoso** (figura 1.13) empieza con las venas de menor calibre, llamadas vénulas, que se originan en los capilares. Las vénulas convergen para formar las venas tributarias de calibre progresivamente mayor que regresan la sangre al corazón. Las venas pueden ser superficiales o profundas. Estas últimas por lo general siguen el trayecto de las arterias correspondientes y reciben el mismo nombre. La sangre regresa a la aurícula derecha desde cabeza, cuello, tórax y extremidades superiores, a través de la vena cava superior; a partir de abdomen, pelvis y extremidades inferiores, la sangre regresa a través de la vena cava inferior; las venas coronarias drenan en la aurícula derecha mediante el seno coronario. Algunas venas tributarias presentan disposiciones variables; por ejemplo, las venas forman plexos, como los plexos venosos pélvicos, o senos, como el seno longitudinal superior en el cual drenan las venas de la duramadre, o los senos de menor calibre que se encuentran en hígado, bazo e hipófisis. En las venas superficiales, donde la presión venosa es baja, se encuentran válvulas en la capa íntima, las cuales ayudan a dirigir el flujo sanguíneo hacia el corazón e impiden el flujo retrógrado.

La distribución de los vasos sanguíneos principales sigue la de los nervios periféricos. Los vasos sanguíneos y nervios que se distribuyen en los mismos tejidos y órganos con frecuencia tienen los mismos nombres; por ejemplo, las arterias radial y cubital reciben el mismo nombre que los nervios correspondientes. Algunas arterias reciben su nombre según los tejidos u órganos que irrigan o atraviesan; así las arterias renales reciben su nombre por los tejidos que irrigan, mientras que las arterias subclavia, axilar y humeral reciben su nombre por el trayecto que siguen en las regiones del hombro y el brazo, antes de dar origen a las arterias del antebrazo.

2. El esqueleto humano

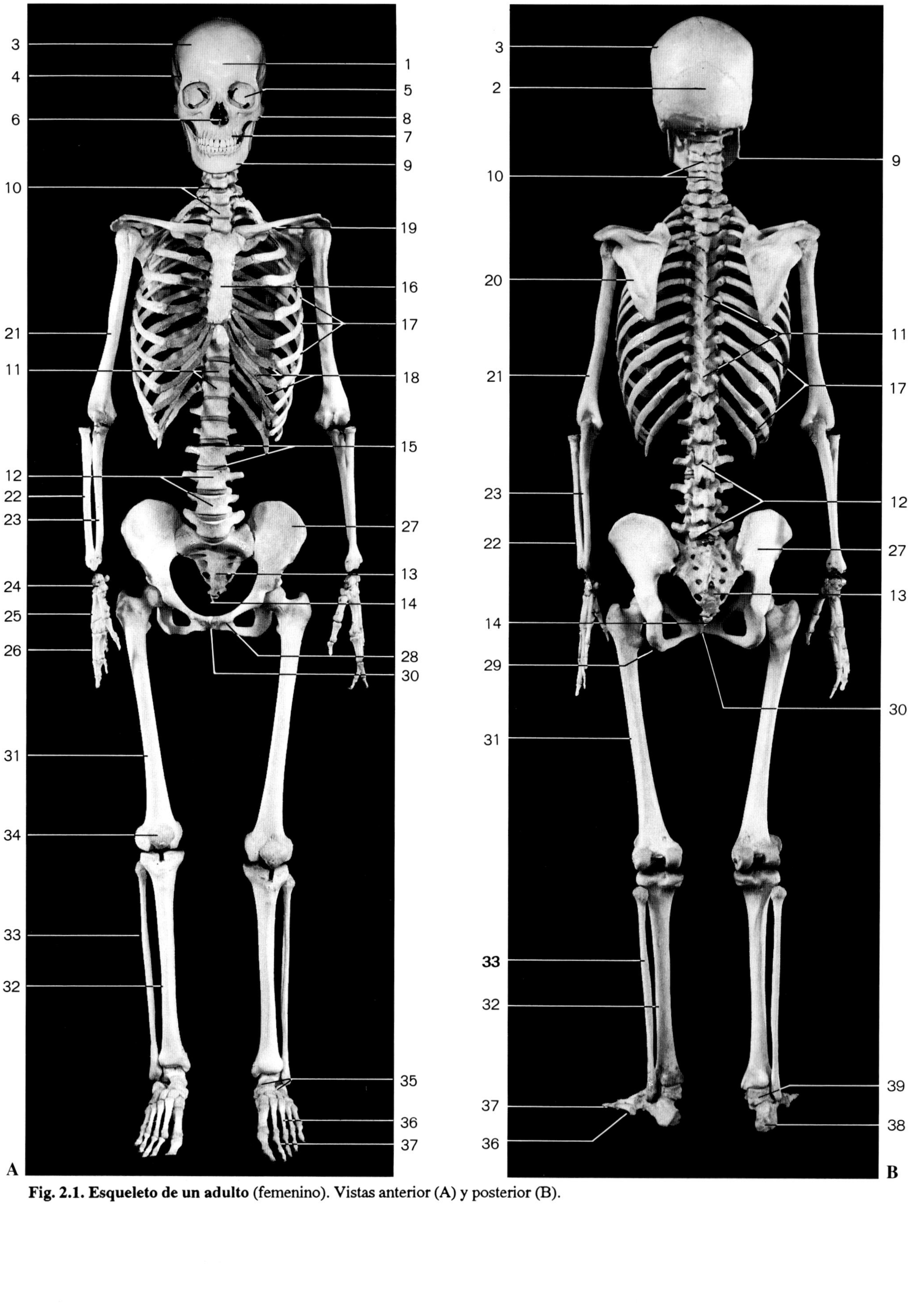

Fig. 2.1. Esqueleto de un adulto (femenino). Vistas anterior (A) y posterior (B).

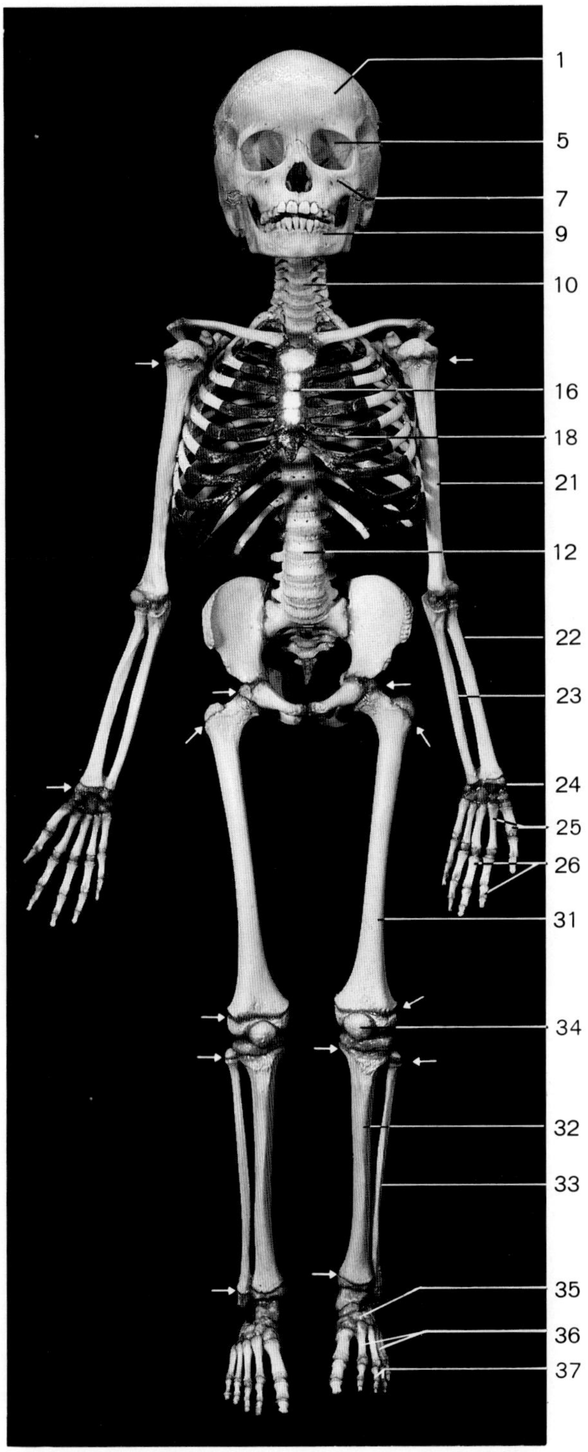

Fig. 2.2. Esqueleto de un niño de cinco años de edad (vista anterior). En contraste con el adulto, el esqueleto del niño presenta placas de crecimiento (epifisarias) cartilaginosas (flechas); el ilion, el isquion y el pubis que forman el hueso coxal, están unidos por cartílago, y las tres partes del esternón están separadas por cartílago. Las costillas están en posición predominantemente horizontal.

Cabeza
1. Frontal
2. Occipital
3. Parietal
4. Temporal
5. Orbita
6. Cavidad nasal
7. Maxilar superior
8. Malar (cigomático)
9. Maxilar inferior

Tronco y tórax
Columna vertebral
10. Vértebras cervicales
11. Vértebras torácicas
12. Vértebras lumbares
13. Sacro
14. Cóccix
15. Discos intervertebrales

Tórax
16. Esternón
17. Costillas
18. Cartílago costal

Miembro superior y cintura escapular
19. Clavícula
20. Omóplato (escápula)
21. Húmero
22. Radio
23. Cúbito
24. Huesos del carpo
25. Metacarpianos
26. Falanges

Miembro inferior y pelvis
27. Ilion
28. Pubis
29. Isquion
30. Sínfisis púbica
31. Fémur
32. Tibia
33. Peroné
34. Rótula
35. Huesos del tarso
36. Metatarsianos
37. Falanges
38. Calcáneo
39. Astrágalo

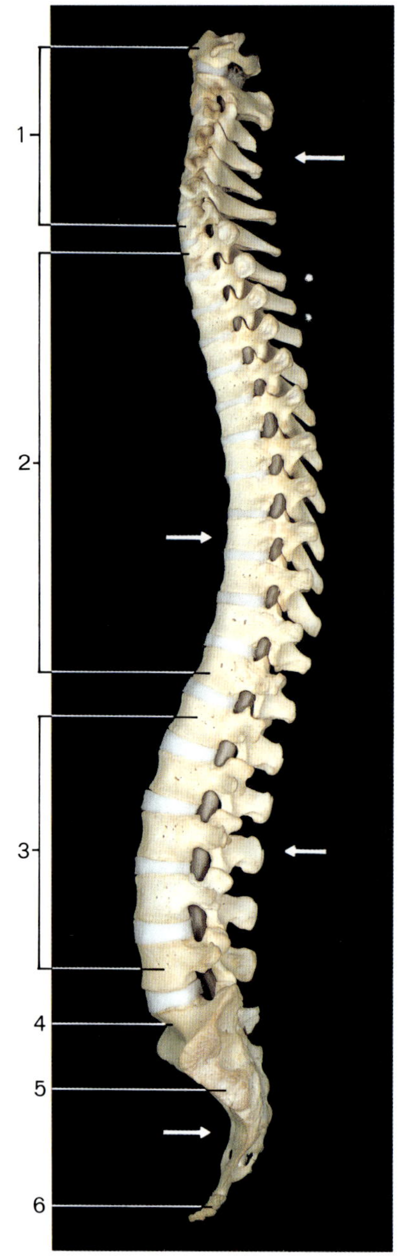

Fig. 2.3. **Columna vertebral** (vista lateral izquierda). Las flechas indican las curvaturas cervical, torácica (dorsal), lumbar y sacra.

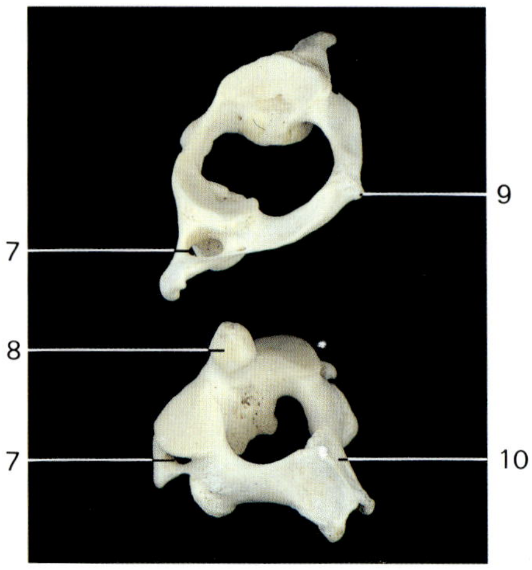

Fig. 2.4. Atlas y axis (vista superior).

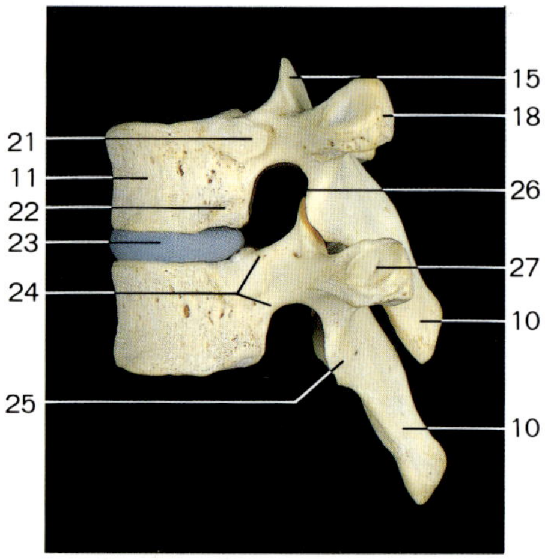

Fig. 2.5. Articulación entre dos vértebras torácicas (vista lateral izquierda).

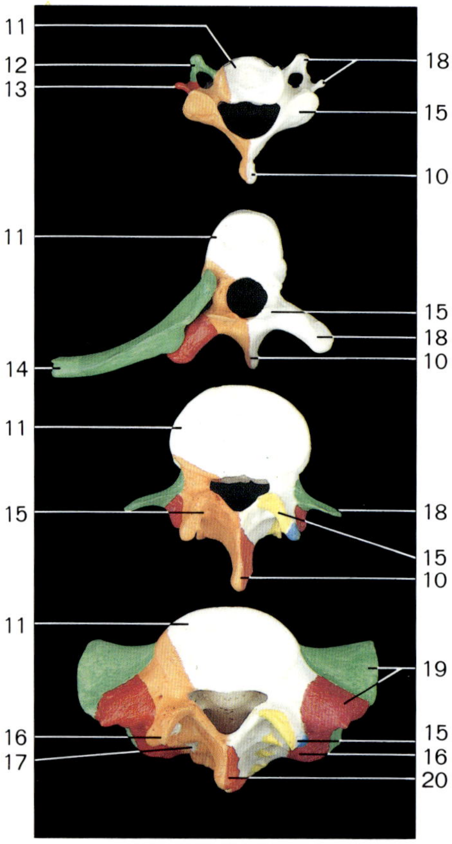

Fig. 2.6. Características generales de las vértebras. De arriba a abajo: vértebras típicas cervical, torácica, lumbar y sacra (vista superior).

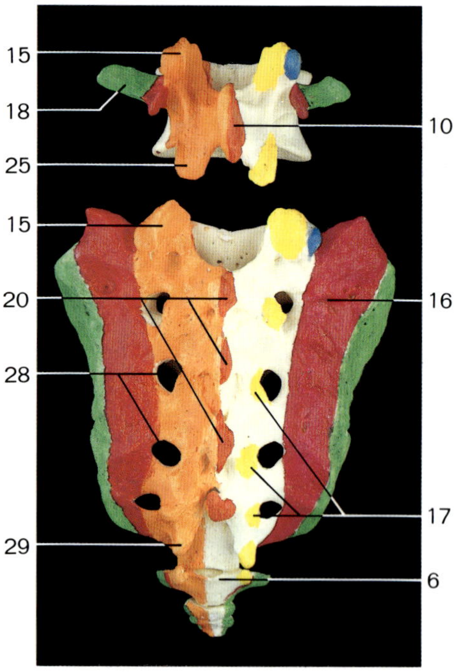

Fig. 2.7. Características generales de las vértebras lumbares y el sacro (vista posterior).

Azul: Tubérculo mamilar
Verde: Apófisis transversas o costiformes
Rojo: Tubérculo accesorio
Naranja: Láminas y apófisis articulares
Amarillo: Apófisis articulares

El axis (segunda vértebra cervical) presenta la apófisis odontoides que se proyecta hacia arriba y se articula con el atlas (primera vértebra cervical) para servir de pivote en el movimiento rotacional. La apófisis espinosa de la séptima vértebra cervical es larga y prominente. Esta vértebra, llamada también *vértebra prominente,* con frecuencia se utiliza en el sujeto vivo para determinar el orden de las vértebras.

Las articulaciones vertebrales son móviles en virtud de los discos intervertebrales que hay entre los cuerpos vertebrales. La movilidad es mayor entre las vértebras cervicales y menor entre las torácicas (dorsales).

1. Vértebras cervicales
2. Vértebras torácicas (dorsales)
3. Vértebras lumbares
4. Promontorio sacro
5. Sacro
6. Cóccix
7. Agujero transverso
8. Apófisis odontoides (axis)
9. Tubérculo posterior del atlas
10. Apófisis espinosa
11. Cuerpo vetebral
12. Tubérculo anterior de la apófisis transversa
13. Tubérculo posterior de la apófisis transversa
14. Costilla articulada con una vértebra torácica
15. Apófisis articular superior
16. Cresta sacra lateral (tubérculos conjugados posteroexternos)
17. Cresta sacra intermedia (tubérculos conjugados posterointernos)
18. Apófisis transversa
19. Porción lateral del sacro (ala)

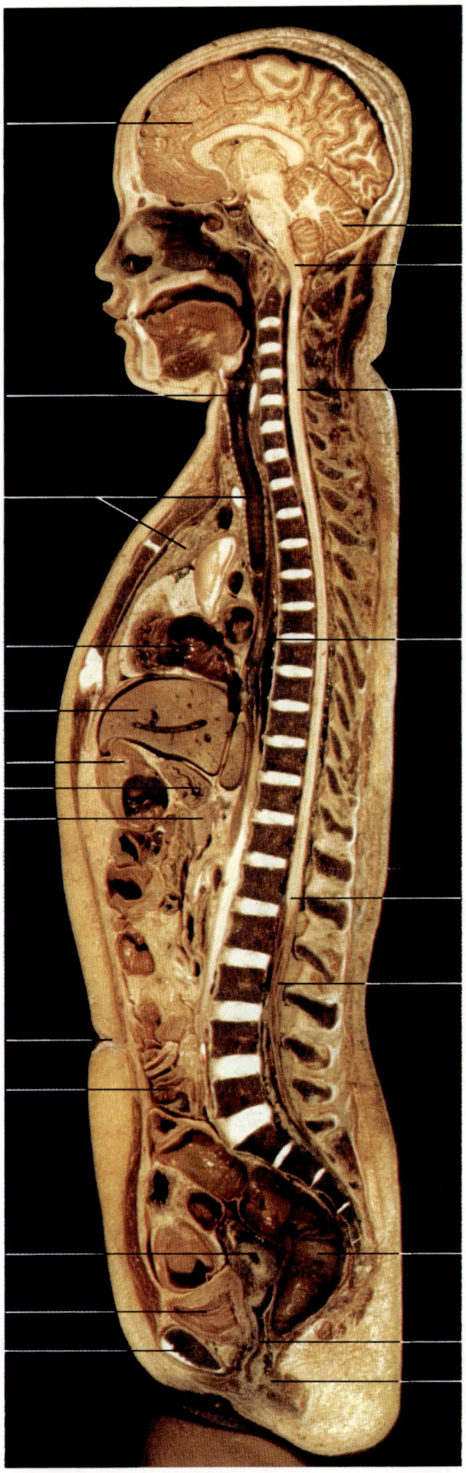

Fig. 2.8. Corte sagital a través de la cabeza y el tronco (femenino). El cono medular de la médula espinal está localizado al nivel de la primera vértebra lumbar (L1).

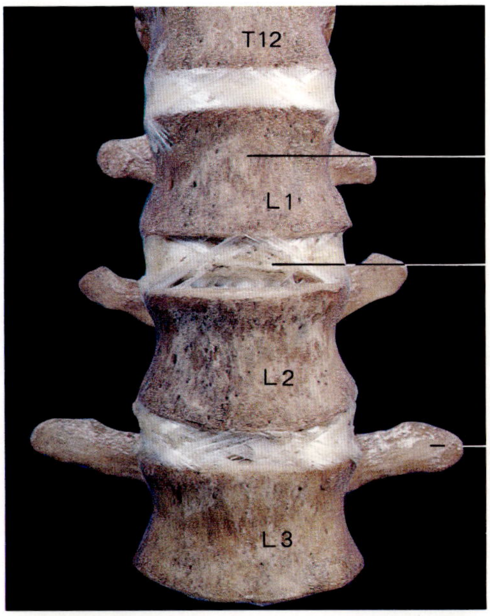

Fig. 2.9. Vértebras lumbares y discos intervertebrales (vista anterior).
T12 = duodécima vértebra torácica
L1, L2 y L3 = primera, segunda y tercera vértebras lumbares

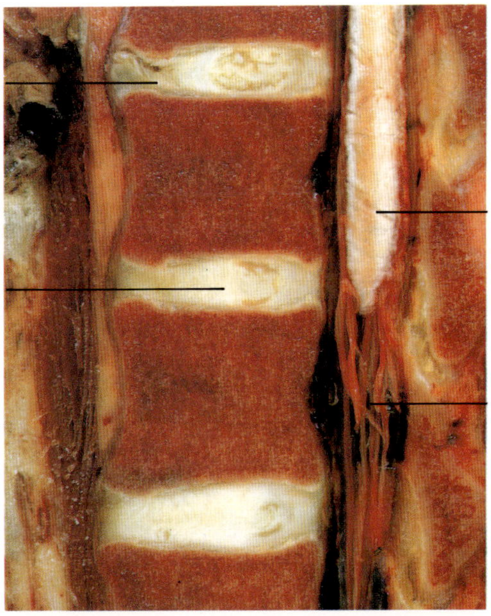

Fig. 2.10. Corte longitudinal a través de las vértebras lumbares y la porción más baja de la médula espinal.

20. Cresta sacra medial
21. Hemicarilla costal superior (para la cabeza de la costilla)
22. Hemicarilla costal inferior (para la cabeza de la costilla)
23. Disco intervertebral
24. Escotaduras vertebrales superior e inferior
25. Apófisis articular inferior
26. Agujero intervertebral
27. Carilla costal de la apófisis transversa
28. Agujeros sacros posteriores
29. Astas del sacro
30. Hemisferio cerebral
31. Laringe
32. Tráquea, timo
33. Esófago
34. Corazón
35. Hígado
36. Colon transverso
37. Estómago
38. Páncreas
39. Ombligo
40. Intestino delgado
41. Utero
42. Vejiga urinaria
43. Sínfisis púbica
44. Cerebelo
45. Bulbo raquídeo
46. Médula espinal
47. Cono medular
48. Cauda equina
49. Recto
50. Vagina
51. Ano
52. Anillo fibroso del disco intervertebral
53. Disco intervertebral
    a. Porción externa (anillo fibroso)
    b. Porción interna (núcleo pulposo)

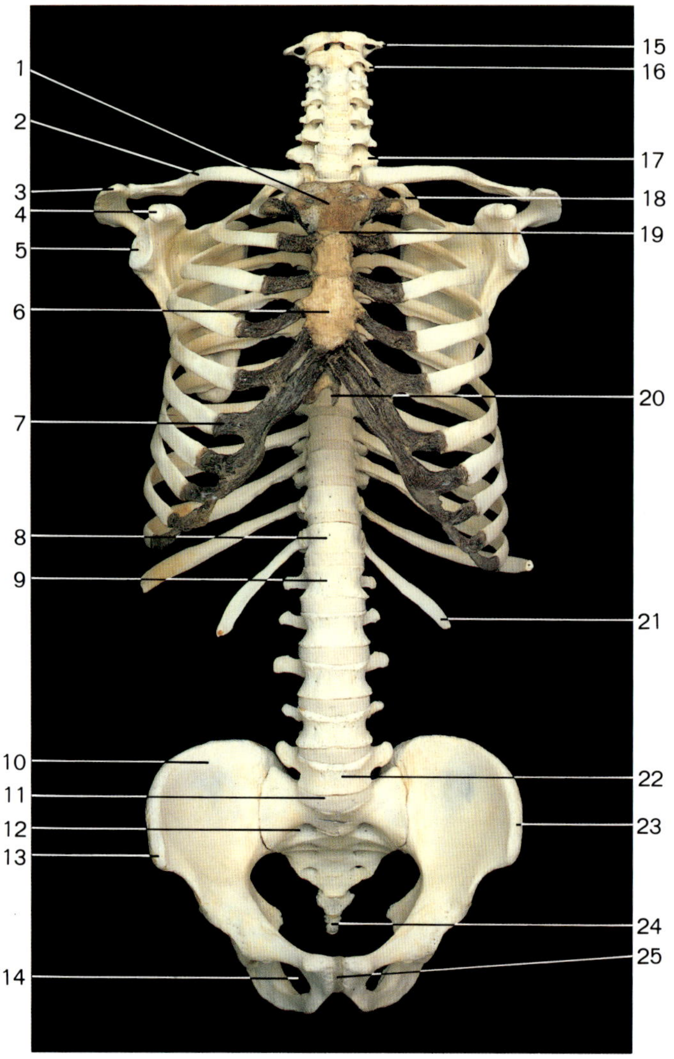

Fig. 2.11A. Esqueleto del tronco. Cintura escapular, tórax, columna vertebral y pelvis (vista anterior).

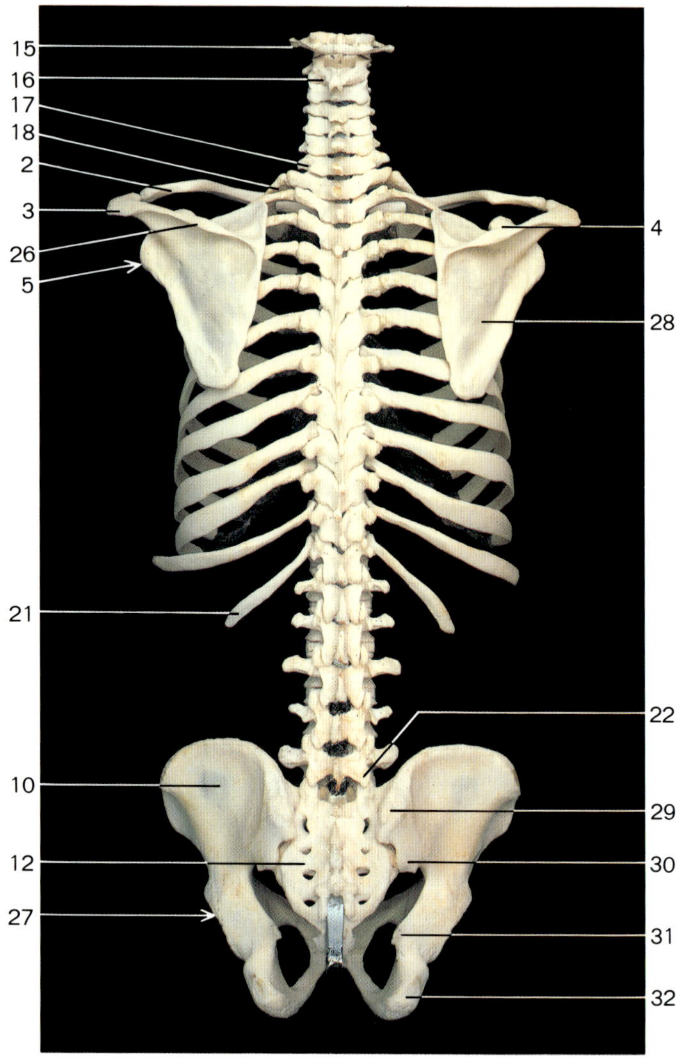

Fig. 2.11B. Esqueleto del tronco. Cintura escapular, tórax, columna vertebral y pelvis (vista posterior).

Las *costillas verdaderas*, de la primera a la séptima, se articulan directamente con el esternón a través de los cartílagos costales. Las costillas octava, novena y décima se conocen como *costillas falsas*, sus cartílagos no se articulan con el esternón, sino que lo hacen con el cartílago de la séptima costilla. Las costillas undécima y duodécima tienen libre su extremo anterior, por lo que se conocen como costillas flotantes.

El *ángulo esternal* (entre el mango o manubrio y el cuerpo) puede palparse a través de la piel, debido a que se proyecta ligeramente hacia adelante, se localiza a nivel del segundo cartílago costal y proporciona un punto de referencia útil en el sujeto vivo para determinar el orden de las costillas. La primera costilla es casi imposible de palpar.

1. Mango (manubrio) del esternón
2. Clavícula
3. Acromion
4. Apófisis coracoides
5. Cavidad glenoidea del omóplato
6. Cuerpo del esternón
7. Cartílago costal
8. Duodécima vértebra torácica (T12)
9. Primera vértebra lumbar (L1)
10. Ilion
11. Promontorio sacro
12. Sacro
13. Espina ilíaca anterosuperior
14. Agujero obturador
15. Atlas
16. Axis
17. Séptima vértebra cervical (C7)
18. Primera costilla
19. Angulo esternal (de Louis)
20. Apéndice xifoides
21. Duodécima costilla
22. Quinta vértebra lumbar (L5)
23. Cresta ilíaca
24. Cóccix
25. Sínfisis púbica
26. Espina del omóplato
27. Acetábulo
28. Surco infraspinoso del omóplato
29. Espina ilíaca posterosuperior
30. Espina ilíaca posteroinferior
31. Espina ciática
32. Tuberosidad isquiática
33. Articulación acromioclavicular
34. Articulación esternoclavicular
35. Esternón
36. Tubérculo supraglenoideo
37. Tubérculo infraglenoideo
38. Borde lateral (externo o axilar) del omóplato
39. Cartílagos costales
40. Superficie posterior del omóplato
41. Angulo inferior del omóplato
42. Angulo de la costilla

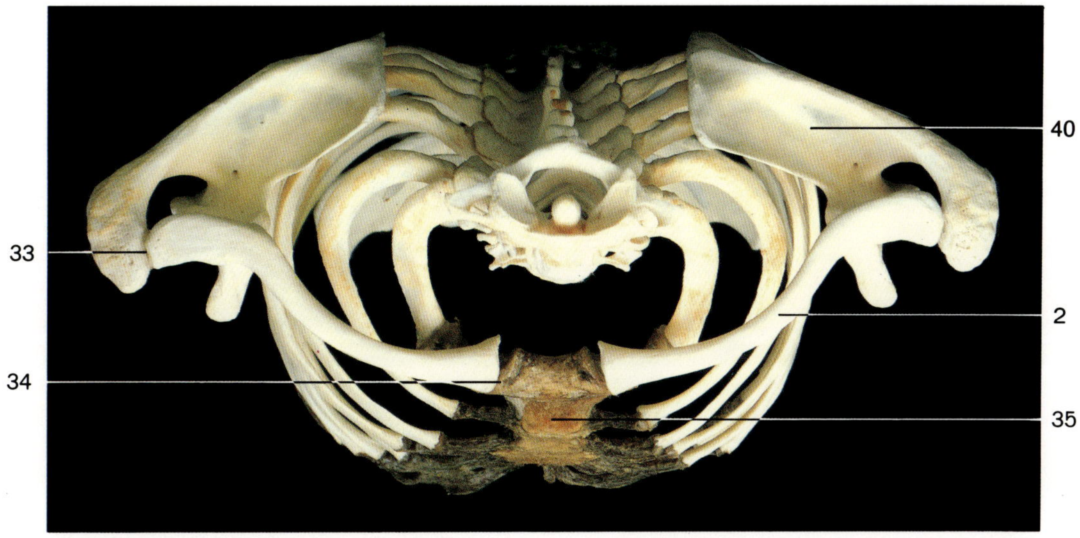

Fig. 2.12. Huesos de la cintura escapular articulados con el tórax (vista superior).

La cabeza de la costilla se articula con la vértebra torácica en dos sitios, formando articulaciones de deslizamiento que permiten el movimiento costal asociado con los movimientos respiratorios. El volumen de la cavidad torácica se incrementa cuando las costillas se elevan por la contracción de los músculos intercostales externos, durante la inspiración; por el contrario, el volumen de la cavidad torácica disminuye cuando las costillas descienden durante la espiración.

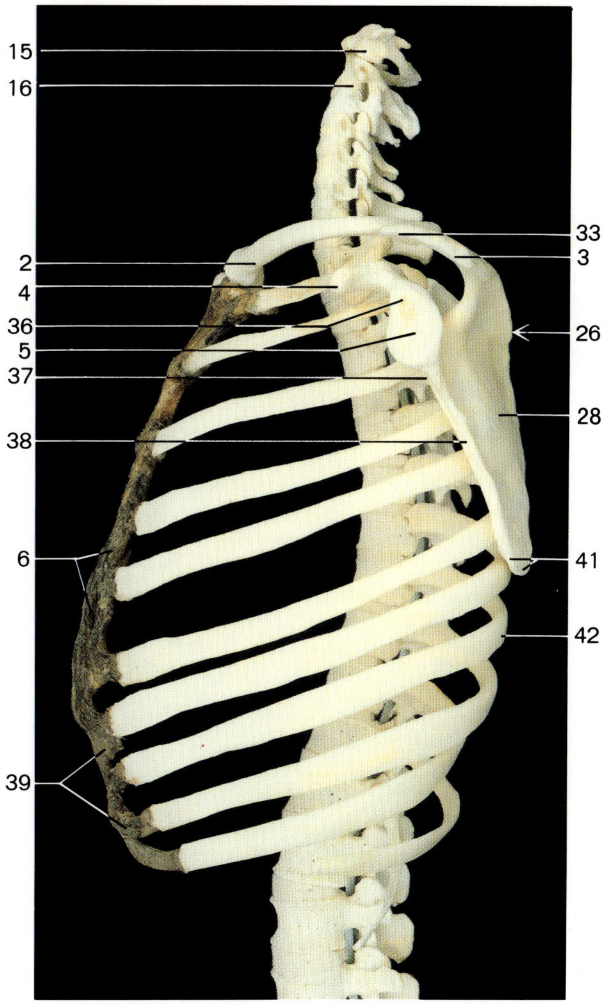

Fig. 2.13. Esqueleto de la cintura escapular y el tórax (vista lateral izquierda).

3. Tórax, abdomen y dorso

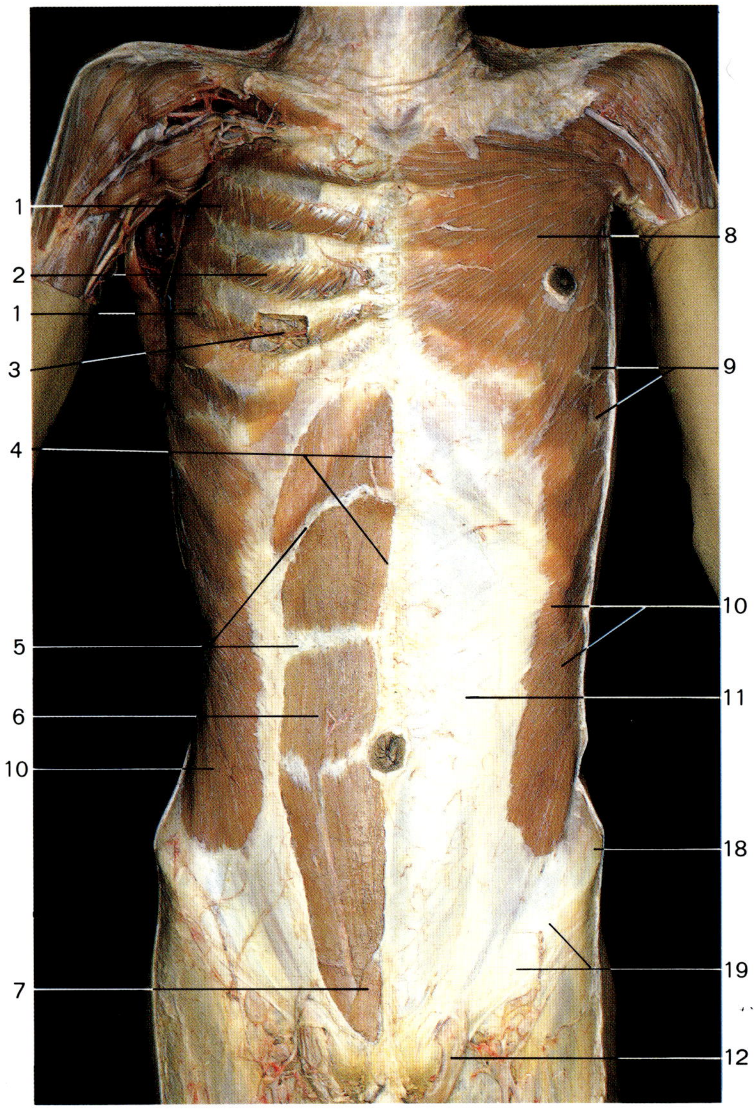

Fig. 3.1. Músculos de las paredes torácica y abdominal (masculino). La vaina del recto se ha abierto en el lado derecho.

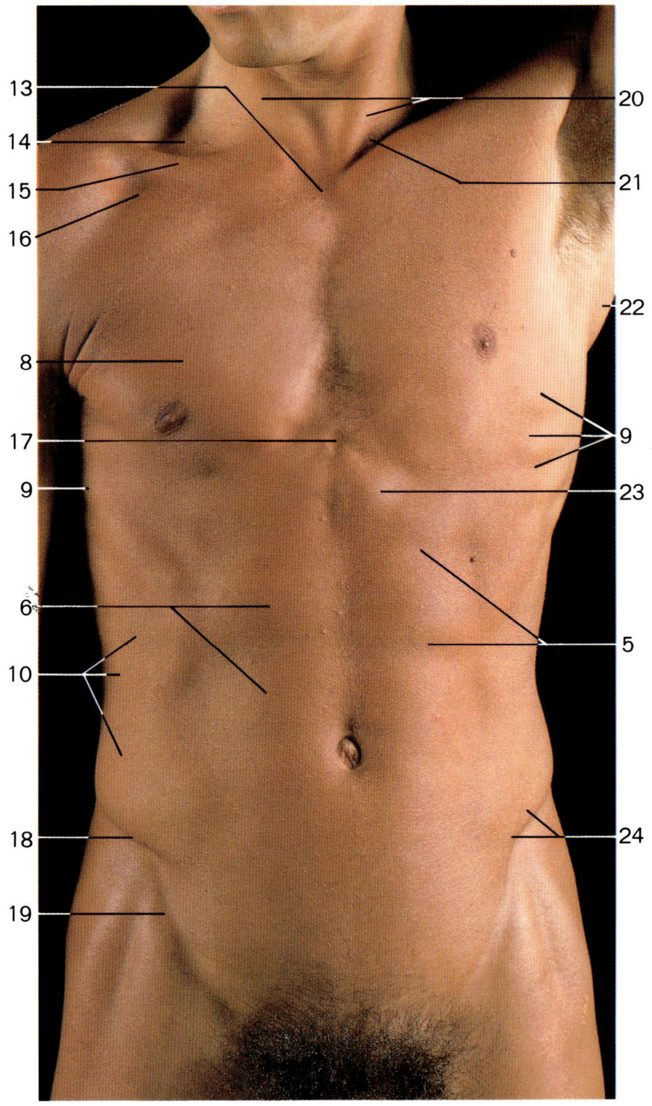

Fig. 3.2. Anatomía de la superficie de las paredes torácica y abdominal (vista anterior).

1. Músculo intercostal externo
2. Músculo intercostal interno
3. Arteria, vena y nervio intercostales
4. Línea blanca (alba)
5. Intersecciones tendinosas del recto anterior del abdomen
6. Recto anterior del abdomen
7. Piramidal del abdomen
8. Pectoral mayor
9. Serrato mayor
10. Músculo oblicuo mayor (externo)
11. Hoja anterior de la vaina del recto anterior del abdomen
12. Cordón espermático
13. Horquilla esternal
14. Fosa supraclavicular mayor
15. Clavícula
16. Triángulo deltopectoral
17. Apéndice xifoides
18. Espina ilíaca anterosuperior
19. Arco crural
20. Esternocleidomastoideo
21. Fosa supraclavicular menor
22. Dorsal ancho
23. Borde costal inferior
24. Cresta ilíaca

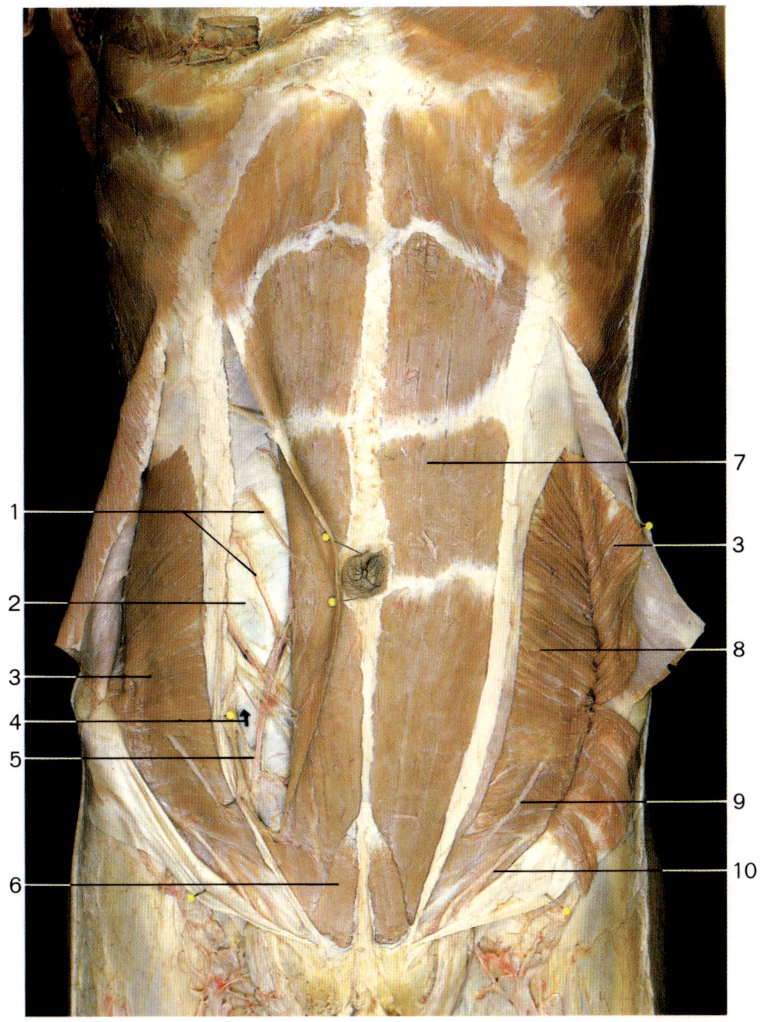

Fig. 3.3. Estructura de la pared abdominal (masculino). El oblicuo mayor derecho se ha cortado para mostrar el oblicuo menor, y el oblicuo menor izquierdo se ha removido para mostrar el transverso del abdomen. El recto derecho se ha reflejado en sentido medial para exponer la hoja posterior de la vaina del recto y la disposición de los vasos y nervios del recto anterior del abdomen. La línea arqueada o semilunar de Douglas (flecha) es el borde terminal inferior curvo de la hoja posterior de la vaina del recto.

Cuando se comparan los músculos de las paredes torácica y abdominal, los intercostales externo e interno y el triangular del esternón corresponden, respectivamente, a los músculos oblicuo mayor (externo), oblicuo menor (interno) y transverso del abdomen.

1. Arterias, venas y nervios intercostales
2. Hoja posterior de la vaina del recto
3. Músculo oblicuo menor (interno)
4. Línea arqueada (semilunar de Douglas)
5. Arteria y vena epigástricas inferiores
6. Piramidal del abdomen
7. Recto anterior del abdomen
8. Transverso del abdomen
9. Nervio abdominogenital mayor (iliohipogástrico)
10. Nervio abdominogenital menor (ilioinguinal)
11. Columna interna de los músculos intrínsecos del dorso
12. Columna externa de los músculos intrínsecos del dorso
13. Fascia toracolumbar con sus hojas superficial y profunda
14. Músculo oblicuo mayor (externo)
15. *Fascia transversalis*
16. Hoja anterior de la vaina del recto

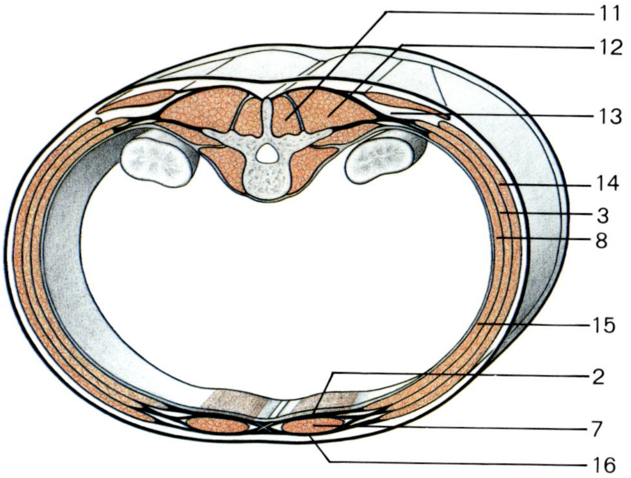

Fig. 3.4. Corte transversal del tronco. Diagrama esquemático superior a la línea arqueada.

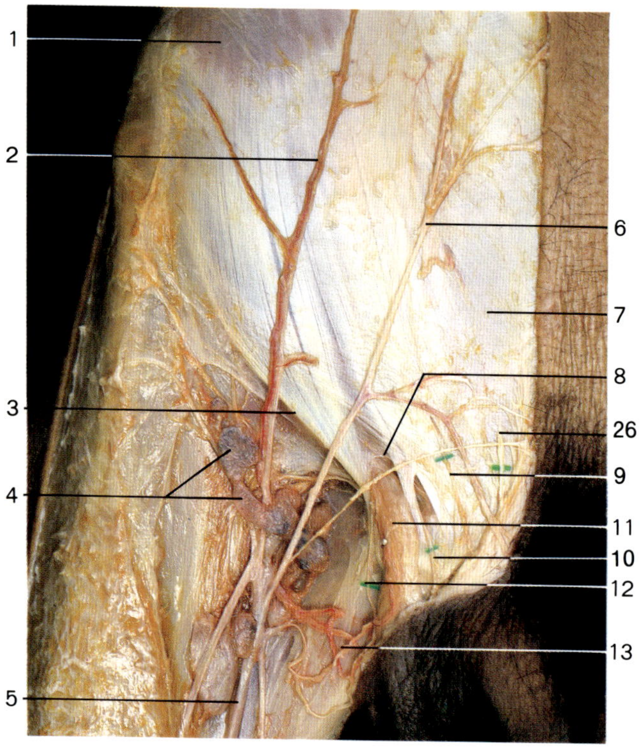

Fig. 3.5. Capa superficial de la región inguinal derecha.

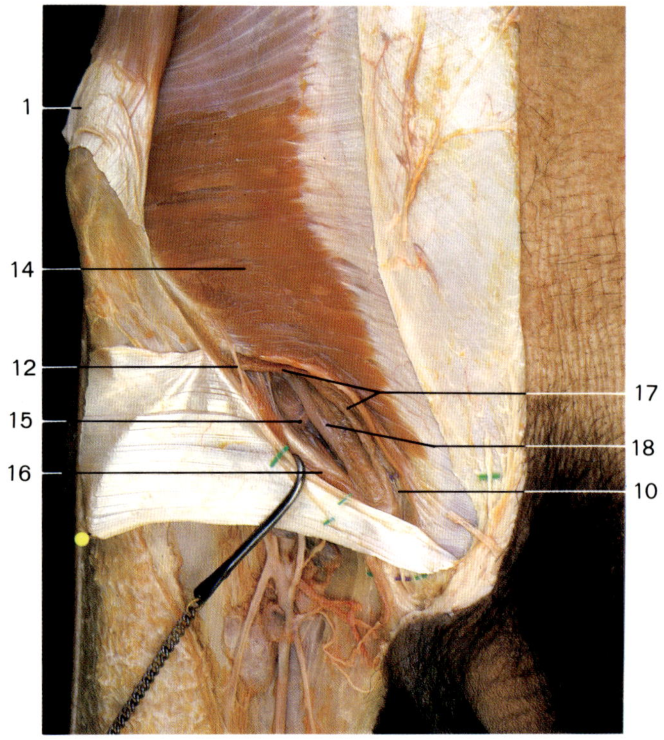

Fig. 3.6. Capa profunda de la región inguinal derecha; se aprecia el conducto inguinal.

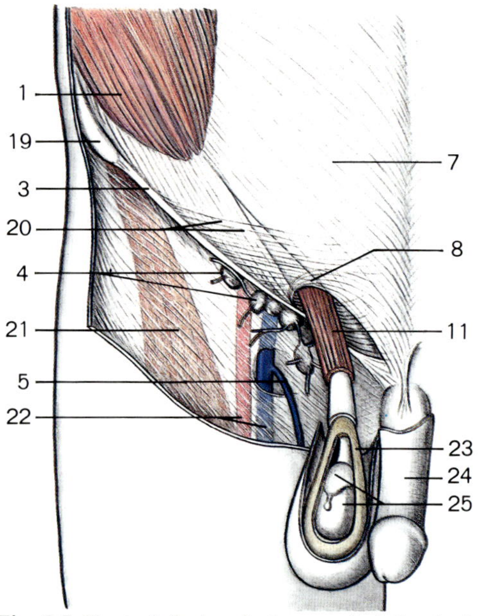

Fig. 3.7. Parte inferior de la pared abdominal anterior y conducto inguinal. Diagrama esquemático.

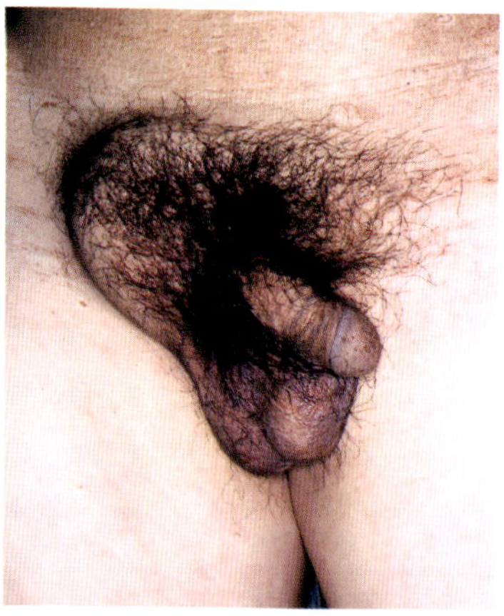

Fig. 3.8. Hernia inguinal en un varón. Una porción de las vísceras abdominales protruye a través del conducto inguinal en un espacio debajo de la piel.

1. Músculo oblicuo mayor (externo)
2. Arteria y vena circunfleja ilíaca externa
3. Arco crural
4. Ganglios linfáticos inguinales
5. Vena safena interna
6. Vena epigástrica superficial (subcutánea abdominal)
7. Hoja anterior de la vaina del recto anterior del abdomen
8. Anillo inguinal externo (superficial-exterior)
9. Nervio abdominogenital mayor (iliohipogástrico)
10. Nervio genitocrural
11. Cordón espermático
12. Nervio abdominogenital menor (ilioinguinal)
13. Arteria y vena pudendas externas
14. Músculo oblicuo menor
15. Arteria y vena epigástrica inferiores
16. Músculo cremáster
17. Borde del transverso del abdomen
18. Conducto deferente
19. Espina ilíaca anterosuperior
20. Fibras arciformes
21. *Fascia lata* y músculo sartorio
22. Arteria y vena femoral
23. Túnica vaginal
24. Pene
25. Testículo y epidídimo
26. Nervio subcostal

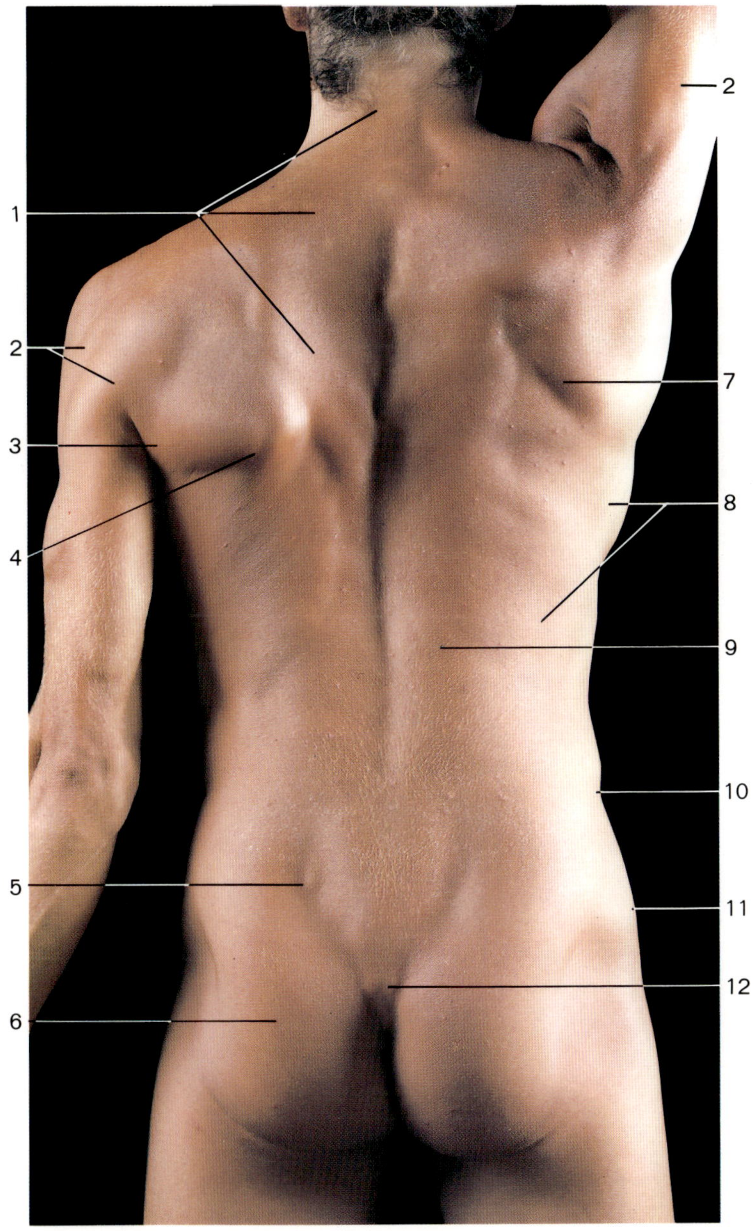

Fig. 3.9. **Anatomía de la superficie del dorso.**

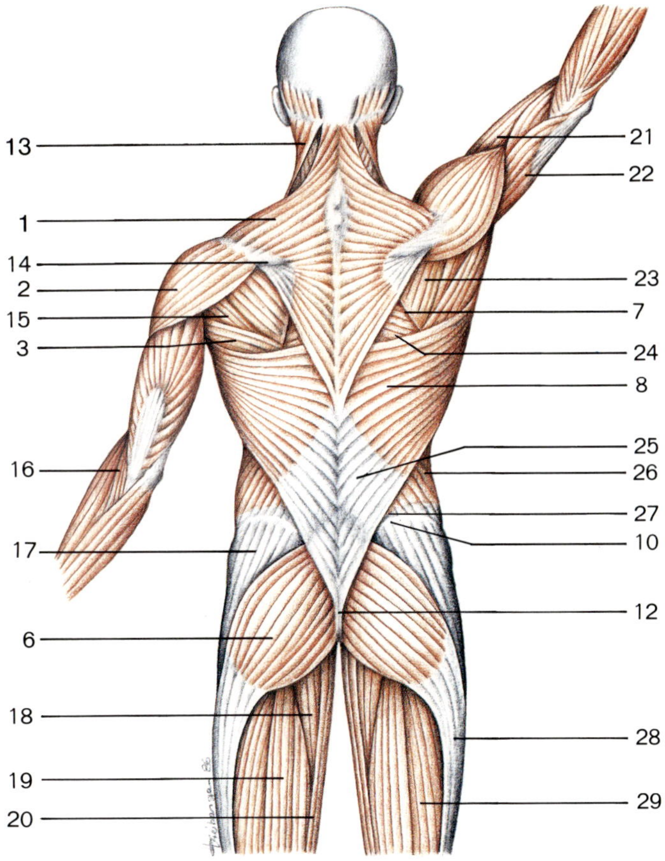

Fig. 3.10. Músculos del dorso. Diagrama esquemático.

1. Trapecio
2. Deltoides
3. Redondo mayor
4. Angulo inferior del omóplato
5. Espina ilíaca posterosuperior
6. Glúteo mayor
7. Borde vertebral (medial) del omóplato
8. Dorsal ancho
9. Músculos de la masa común
10. Cresta ilíaca
11. Trocánter mayor del fémur
12. Cóccix
13. Esternocleidomastoideo
14. Espina del omóplato
15. Redondo menor
16. Ancóneo
17. Glúteo mediano
18. Aductor mayor
19. Semimembranoso
20. Recto interno del muslo
21. Bíceps braquial
22. Tríceps braquial
23. Infraespinoso
24. Romboides mayor (triángulo de auscultación)
25. Fascia toracolumbar
26. Músculo oblicuo mayor (externo) del abdomen
27. Triángulo lumbar (de Petit)
28. Cintilla iliotibial
29. Porción larga del bíceps crural

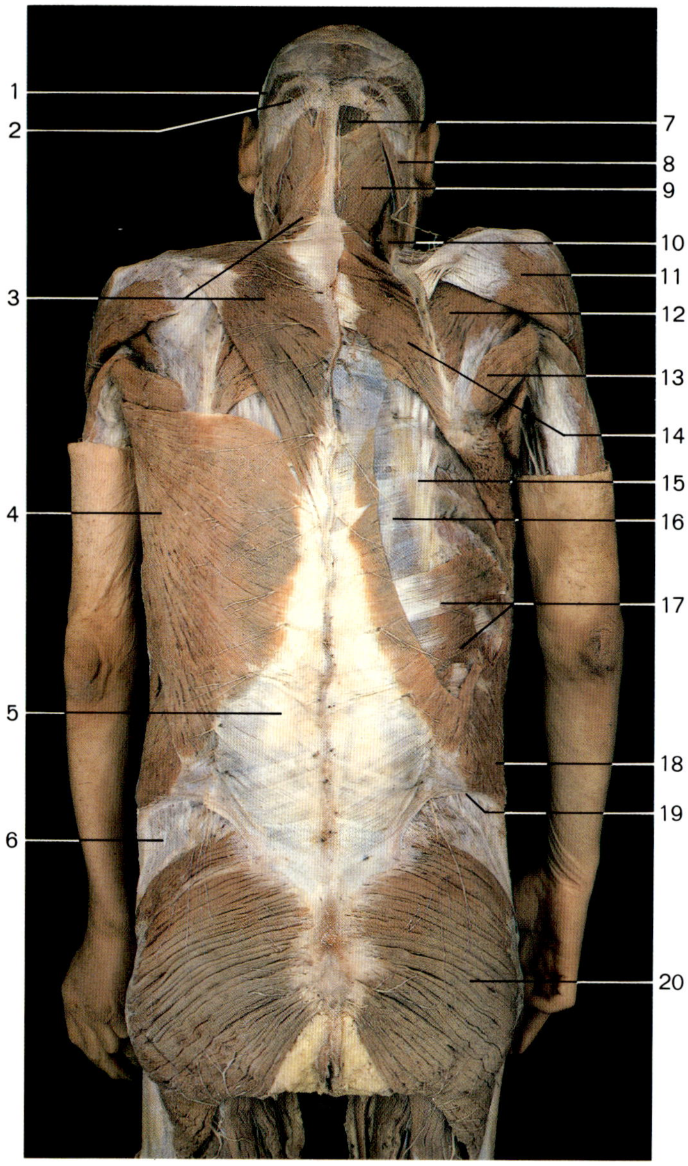

1. Vientre occipital del músculo occipitofrontal
2. Músculo transverso de la nuca
3. Trapecio
4. Dorsal ancho
5. Fascia toracolumbar
6. Glúteo mediano y su fascia
7. Semiespinoso de la nuca
8. Esternocleidomastoideo
9. Esplenio de la cabeza
10. Angular del omóplato
11. Deltoides
12. Infraespinoso
13. Redondo mayor
14. Romboides mayor
15. Iliocostal dorsal (torácico)
16. Dorsal largo
17. Serrato menor posterior inferior
18. Oblicuo mayor (externo)
19. Cresta ilíaca
20. Glúteo mayor
21. Raíz anterior
22. Raíz posterior y ganglio raquídeo
23. Médula espinal
24. Ramas medial (interna) y lateral (externa) de la rama primaria posterior de un nervio raquídeo (muscular-musculocutánea)
25. Rama primaria posterior de un nervio raquídeo
26. Rama cutánea anterior de un nervio raquídeo
27. Rama anterior de un nervio raquídeo (nervio intercostal)
28. Ramas cutáneas laterales (externas) de un nervio raquídeo (perforante lateral)
29. Ganglio simpático y rama comunicante
30. Cadena simpática
31. Nervio raquídeo

Fig. 3.11. Músculos de las capas superficial y media del dorso.

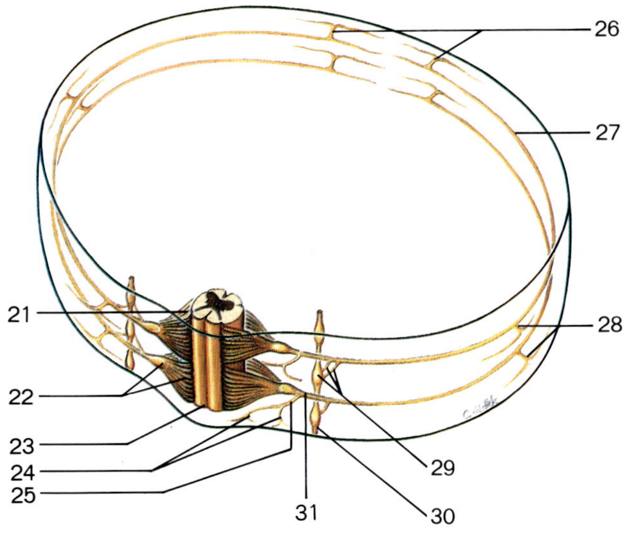

Fig. 3.12. Médula espinal, nervios intercostales y sus ramos en un segmento de pared torácica. Vista posterior (diagrama esquemático).

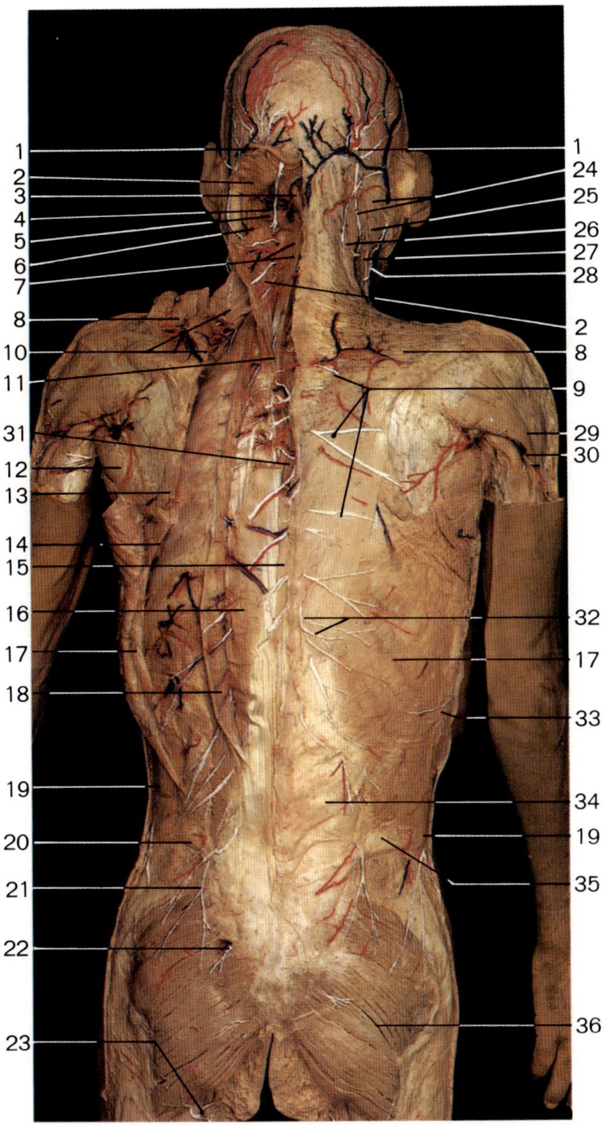

Fig. 3.13. Inervación del dorso; se observa la distribución de los nervios raquídeos. En el lado izquierdo se han retirado el trapecio y el dorsal ancho. El complexo mayor se ha seccionado y separado.

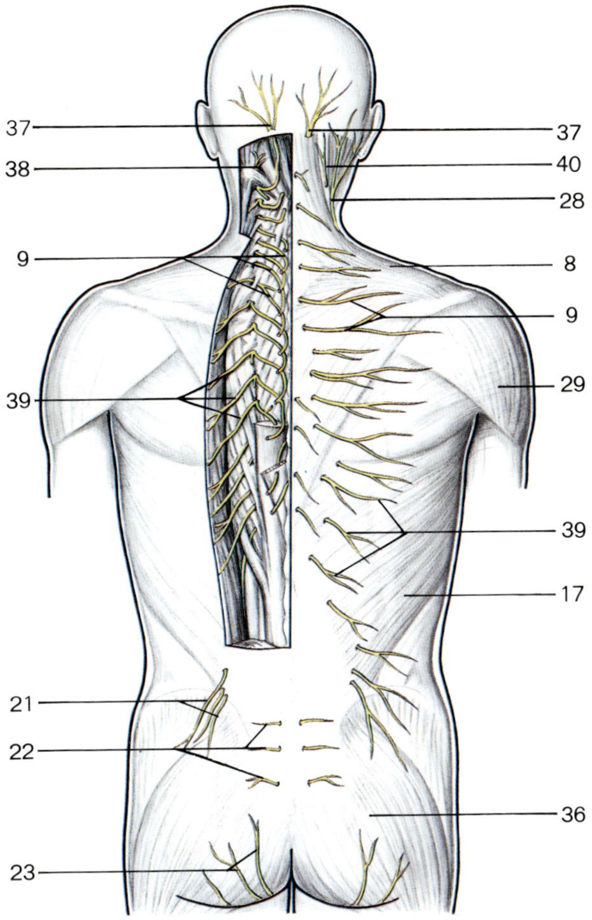

Fig. 3.14. Características generales de la inervación del dorso (diagrama esquemático). Distribución de las ramas de los nervios raquídeos. Note la disposición segmentaria de la invervación de la parte posterior del tronco.

1. Primer nervio occipital, arteria occipital
2. Complexo mayor
3. Recto posterior mayor de la cabeza
4. Arteria vertebral, nervio suboccipital
5. Arco posterior del atlas
6. Oblicuo superior (menor) de la cabeza
7. Esplenio del cuello
8. Trapecio
9. Ramas internas (mediales) cutáneas de los ramos primarios posteriores de los nervios raquídeos
10. Angular del omóplato
11. Transverso del cuello
12. Redondo mayor
13. Romboides mayor
14. Serrato mayor
15. Espinoso del dorso (se ha cortado la mitad superior)
16. Dorsal largo
17. Dorsal ancho
18. Iliocostal (dorsal)
19. Músculo oblicuo mayor (externo)
20. Cresta ilíaca
21. Ramas primarias posteriores (L1-L3)
22. Ramas primarias posteriores (S1-S3)
23. Ramas primarias posteriores (S4-S5)
24. Nervio occipital menor (rama mastoidea), esternocleidomastoideo
25. Esplenio de la cabeza
26. Tercer nervio occipital (rama posterior)
27. Rama cutánea posterior del cuarto nervio cervical
28. Nervio auricular (C2-C3)
29. Deltoides
30. Rama cutánea lateral del nervio circunflejo
31. Multífido
32. Rama cutánea posterior del duodécimo nervio torácico
33. Rama cutánea lateral del nervio intercostal
34. Aponeurosis lumbar
35. Triángulo lumbar de Petit
36. Glúteo mayor
37. Nervio occipital mayor (de Arnold) (C2)
38. Nervio suboccipital (C1)
39. Ramas externas (laterales) cutáneas de las ramas primarias posteriores de los nervios raquídeos
40. Nervio occipital menor (C2) (rama mastoidea)

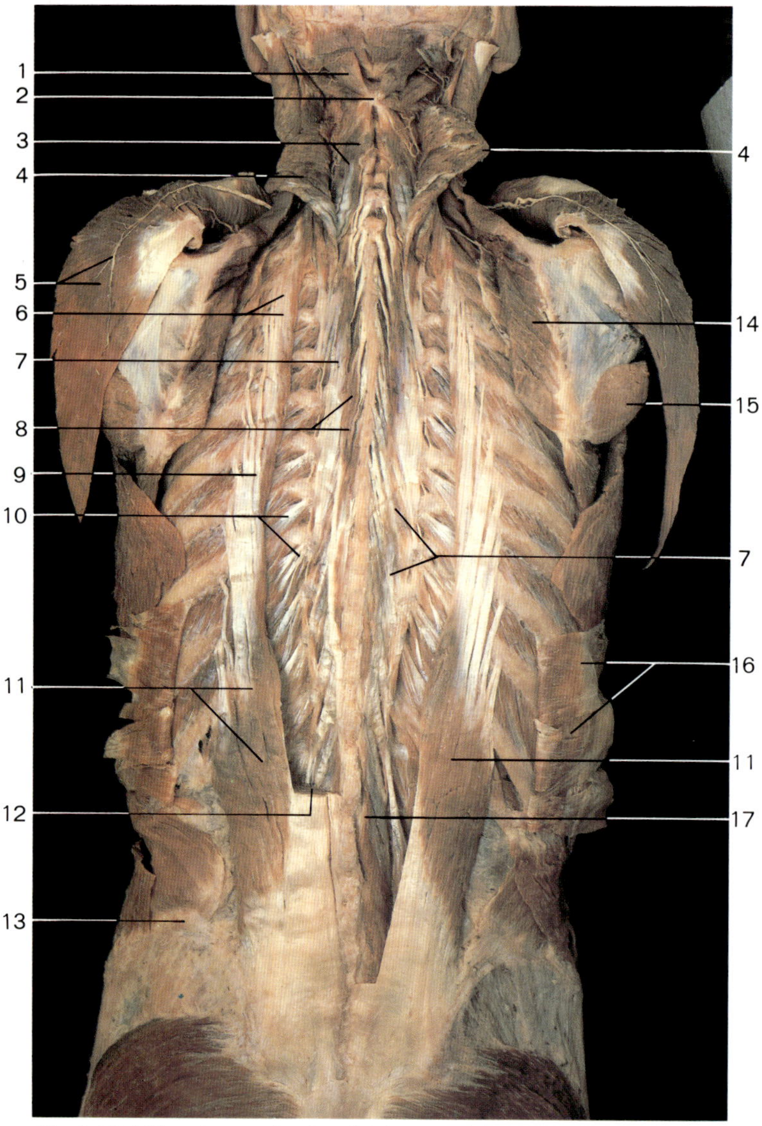

Fig. 3.15. **Músculos profundos del dorso.** El dorsal ancho se ha retirado en ambos lados; el complexo mayor se ha seccionado y separado.

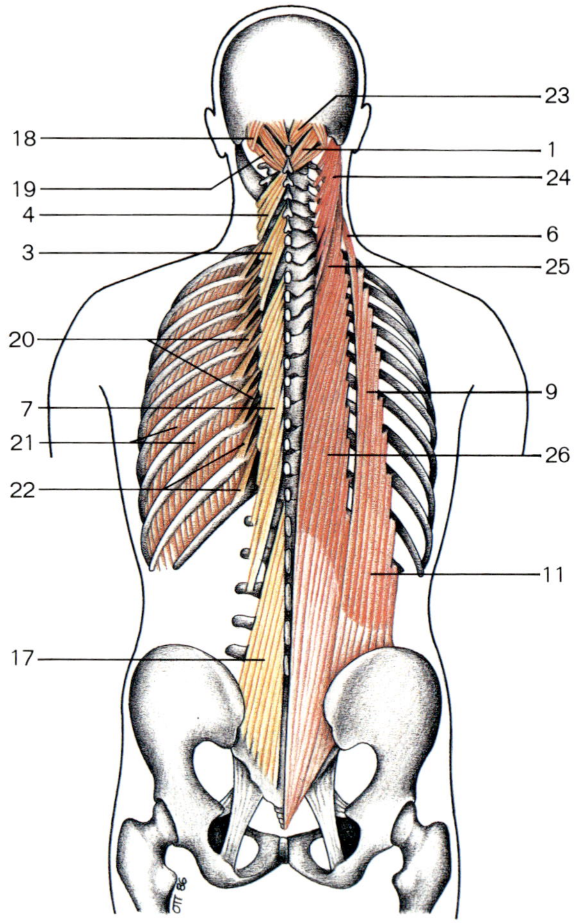

Fig. 3.16. Diagrama esquemático de los músculos del dorso.

1. Recto posterior mayor de la cabeza
2. Apófisis espinosa del axis
3. Esplenio del cuello
4. Complexo mayor
5. Trapecio (separado), nervio espinal
6. **Iliocostal cervical**
7. Semiespinoso del dorso
8. Epiespinoso
9. **Iliocostal torácico (dorsal)**
10. Supracostal
11. **Iliocostal lumbar**
12. Dorsal largo (seccionado)
13. Cresta ilíaca
14. Romboides mayor (seccionado)
15. Redondo mayor
16. Serrato menor posterior e inferior (separado)
17. Multífido
18. Oblicuo menor (superior) de la cabeza
19. Oblicuo mayor (inferior) de la cabeza
20. Supracostal
21. Músculos intercostales externos
22. Submultífido
23. Recto posterior menor de la cabeza
24. Complexo menor
25. Transverso del cuello
26. Dorsal largo

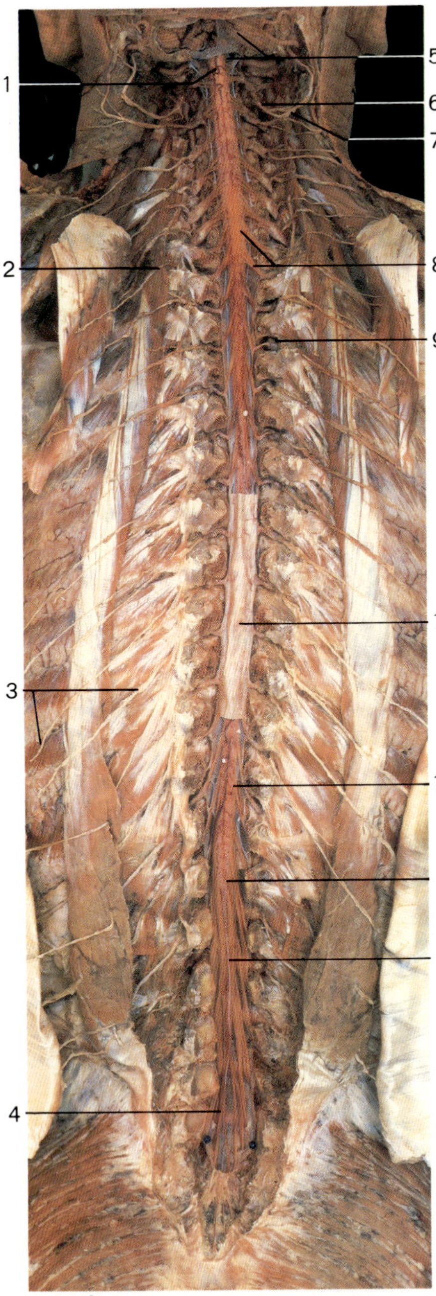

Fig. 3.17. Invervación del dorso. Se ha abierto el canal vertebral para exponer la médula espinal. Se ha resacado el dorsal largo y el iliocostal se ha separado.

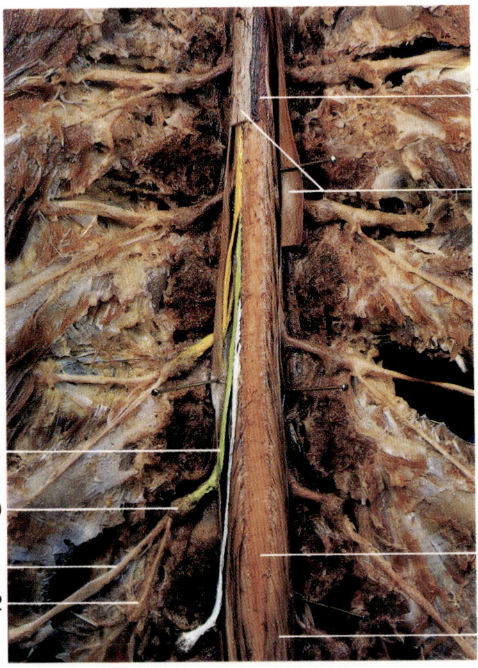

Fig. 3.18. Porción lumbar de la médula espinal. Note la diferencia entre el nivel en que se originan los nervios raquídeos de la médula espinal (indicados en diferentes colores) y el nivel al que salen a través de los agujeros intervertebrales.

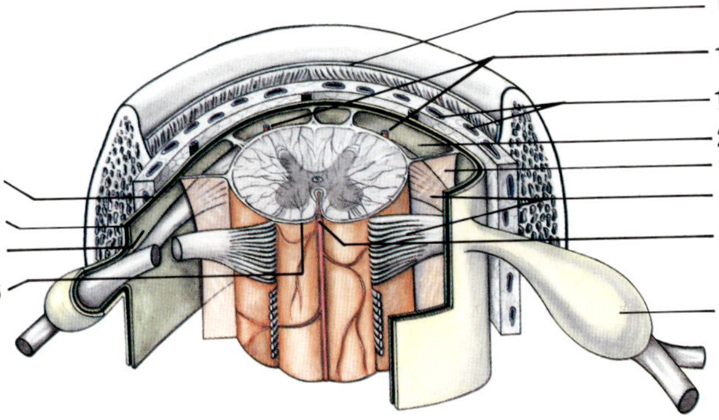

Fig. 3.19. Cubiertas meníngeas de la médula espinal, vista anterior (diagrama esquemático).

Durante el desarrollo fetal temprano, la médula espinal y la columna vertebral tienen casi la misma longitud; más tarde, como la columna vertebal crece más que la médula espinal, ésta es traccionada hacia arriba. En los segmentos superiores, los nervios raquídeos emergen a través de los agujeros intervertebrales (de conjunción), siguiendo una dirección casi horizontal, mientras que en los segmentos inferiores, los nervios raquídeos se extienden gradualmente hacia abajo. En el extremo inferior de la médula espinal los nervios se extienden verticalmente y rodean al *filum terminale* para formar la cola de caballo (*cauda equina*). La parte más baja de la médula espinal en el adulto se localiza al nivel de la primera o segunda vértebra lumbar, mientras que en el neonato se extiende hasta la tercera lumbar.

1. Bulbo raquídeo
2. Ramo primario posterior
3. Ramas laterales del ramo primario posterior del nervio raquídeo (musculocutáneo)
4. *Filum terminale*
5. Cerebelo y cisterna magna (bulbocerebelosa)
6. Nervio occipital mayor (de Arnold, C2)
7. Tercer nervio cervical
8. Raíces posteriores
9. Ganglio de la raíz posterior
10. Duramadre
11. Aracnoides
12. Cono medular
13. Cola de caballo (Cauda equina)
14. Rama anterior del nervio raquídeo (nervio intercostal)
15. Espacio subdural
16. Piamadre
17. Periostio del canal vertebral
18. Arterias espinales posteriores
19. Espacio epidural con plexos venosos y tejido graso
20. Espacio subaracnoideo
21. Ligamento dentado
22. Raíces anterior y posterior del nervio raquídeo
23. Arteria espinal anterior

4. Cinturas y extremidades

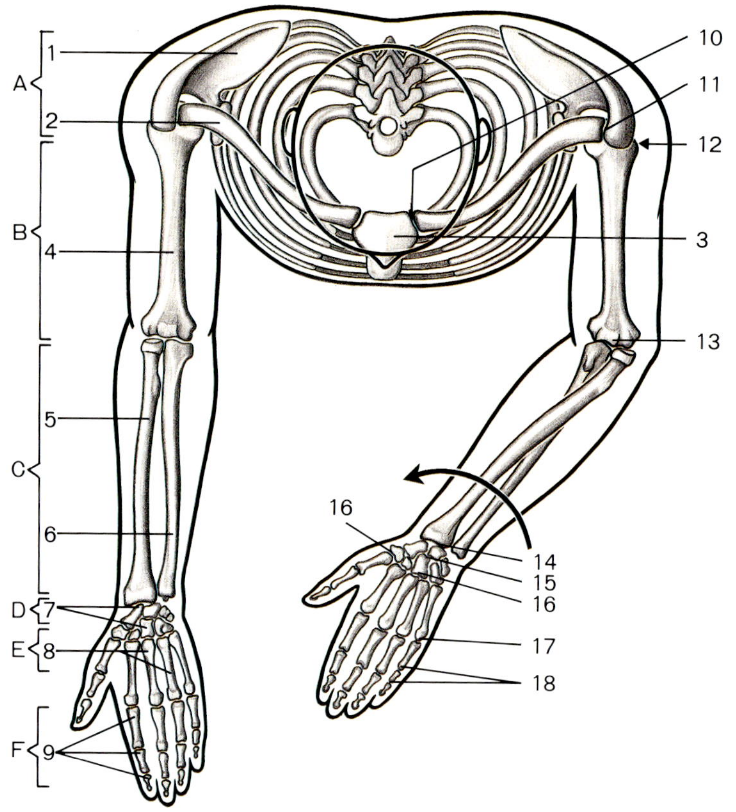

Fig. 4.1. **Estructura de la cintura escapular y el miembro superior** (vistas anterior y superior). Se observan las dos posiciones del antebrazo que son esenciales para las habilidades manuales del ser humano: supinación (antebrazo derecho) y pronación (antebrazo izquierdo).

A. Cintura escapular
B. Brazo
C. Antebrazo
D. Muñeca
E. Mano (palma)
F. Dedos

1. Omóplato (escápula)
2. Clavícula
3. Esternón
4. Húmero
5. Radio
6. Cúbito
7. Huesos del carpo
8. Metacarpianos
9. Falanges
10. Articulación esternoclavicular
11. Articulación acromioclavicular
12. Articulación escapulohumeral
13. Articulación del codo
14. Articulación radiocarpiana
15. Articulación mediocarpiana
16. Articulación carpometacarpiana
17. Articulación metacarpofalángica
18. Articulaciones interfalángicas
19. Acromion
20. Troquíter
21. Cabeza humeral
22. Cavidad glenoidea
23. Cuello quirúrgico del húmero
24. Escotadura coracoidea
25. Apófisis coracoides
26. Tubérculo infraglenoideo (carilla subglenoidea)
27. Cuello anatómico del húmero
28. Espina del omóplato

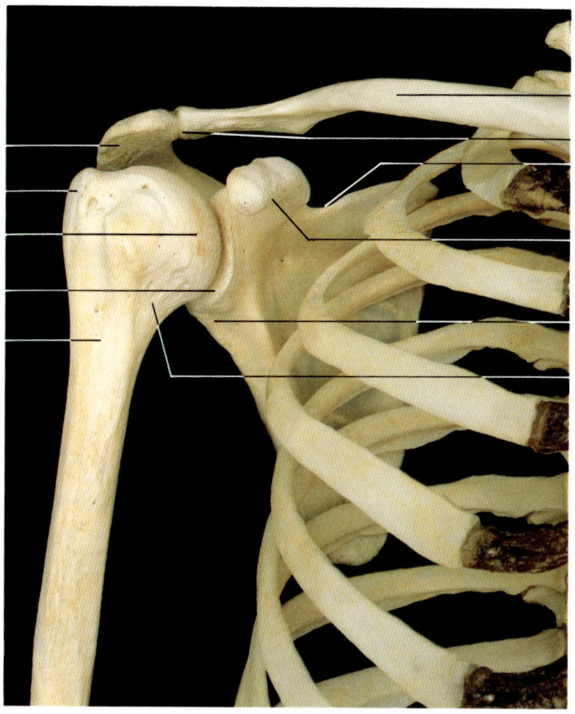

A

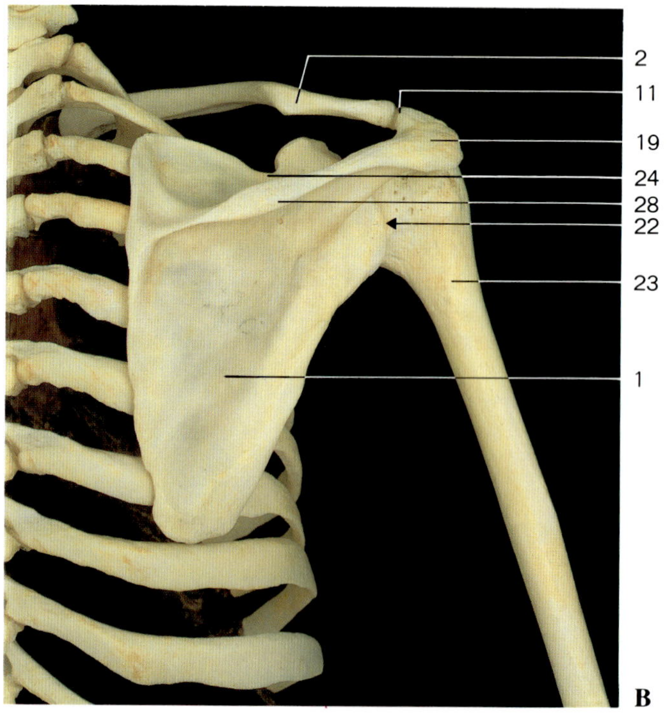

B

Fig. 4.2. Huesos de la articulación del hombro. Vistas anterior (A) y posterior (B).

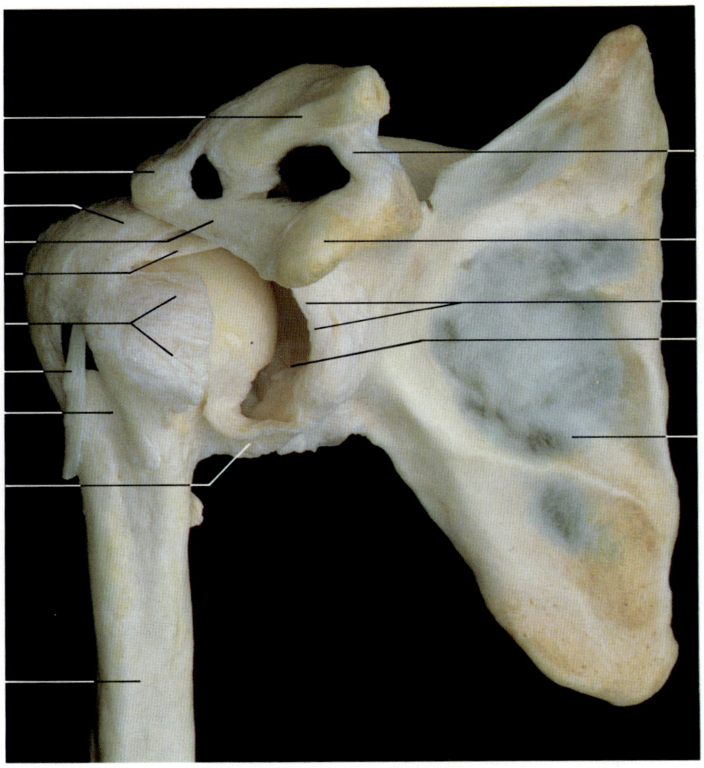

Fig. 4.3. **Articulación del hombro derecho.** La parte anterior de la cápsula articular ha sido resecada y la cabeza humeral ha sido ligeramente rotada hacia afuera para exponer la cavidad de la articulación.

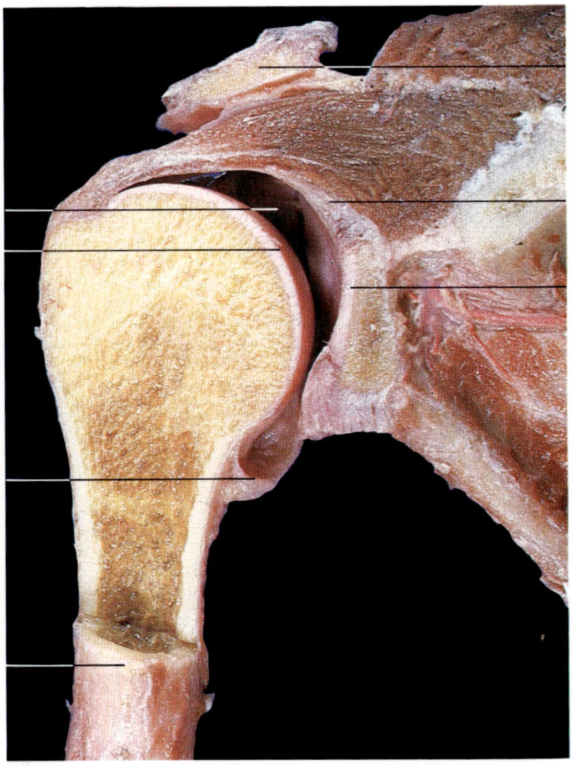

Fig. 4.4. Corte frontal (coronal) a través del hombro derecho (vista anterior).

La articulación del hombro (escapulohumeral) es una articulación de tipo enartrosis (esférica) y permite la mayor movilidad entre las articulaciones sinoviales debido a la poca profundidad de su cavidad glenoidea.

El **manguito musculotendinoso** da mayor resistencia y movilidad; se le conoce como manguito de rotación y está formado por tejido muscular con fibras tendinosas insertadas de los músculos supraespinoso, infraespinoso y redondo menor, que se flexionan con la cápsula articular.

Además, el movimiento de la cintura escapular suplementa la movilidad del húmero, lo que permite su máximo movimiento.

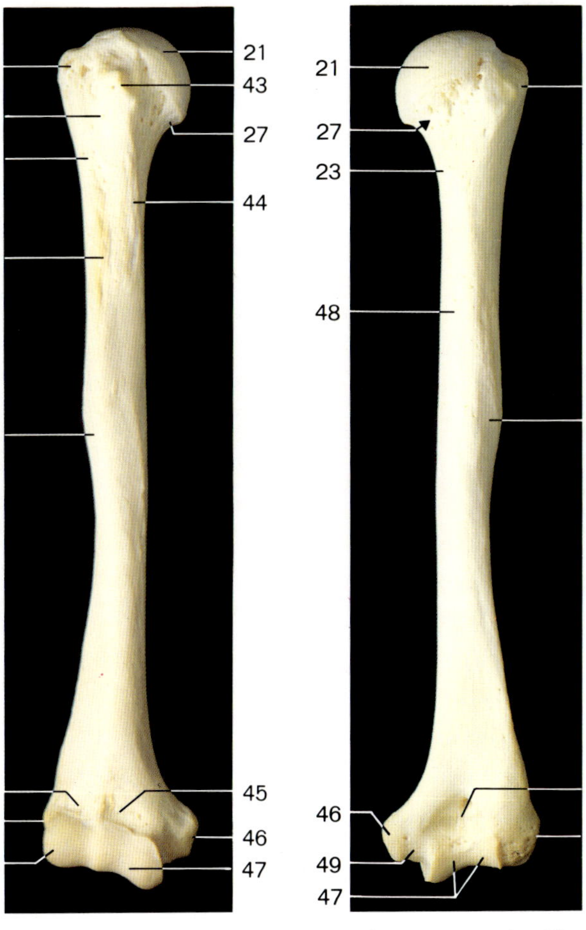

Fig. 4.5. Húmero derecho, vistas anterior (A) y posterior (B).

29. Tendón del músculo supraespinoso (insertado en la cápsula articular)
30. Ligamento coracoacromial
31. Tendón de la porción larga del bíceps braquial
32. Tendón del subescapular (insertado en la cápsula articular)
33. Corredera bicipital
34. Cápsula articular de la articulación escapulohumeral
35. Ligamento trapezoideo
36. Rodete glenoideo
37. Cartílago articular
38. Labio externo (anterior) de la corredera bicipital
39. Impresión deltoidea
40. Fosa radial (supracondílea)
41. Epicóndilo
42. Cóndilo humeral
43. Troquín
44. Labio interno (posterior) de la corredera bicipital
45. Fosa coronoidea
46. Epitróclea
47. Tróclea
48. Diáfisis humeral
49. Surco para el nervio cubital
50. Canal de torsión
51. Fosa olecraniana

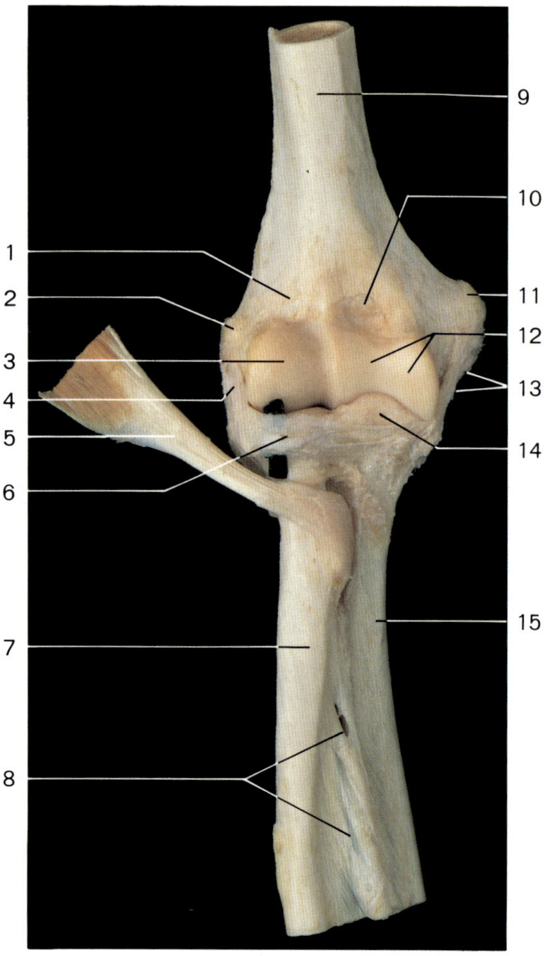

Fig. 4.6. Articulación del codo con sus ligamentos (vista anterior). Se quitó la cápsula articular para exponer el ligamento anular.

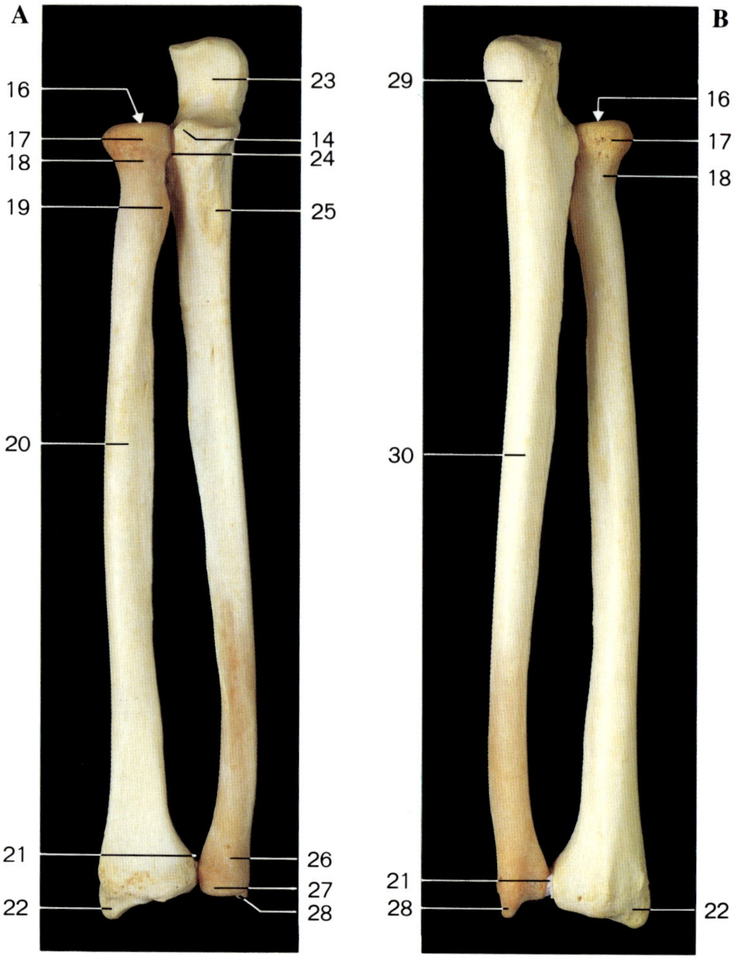

Fig. 4.7. Huesos del antebrazo derecho, radio y cúbito. Vistas anterior (A) y posterior (B).

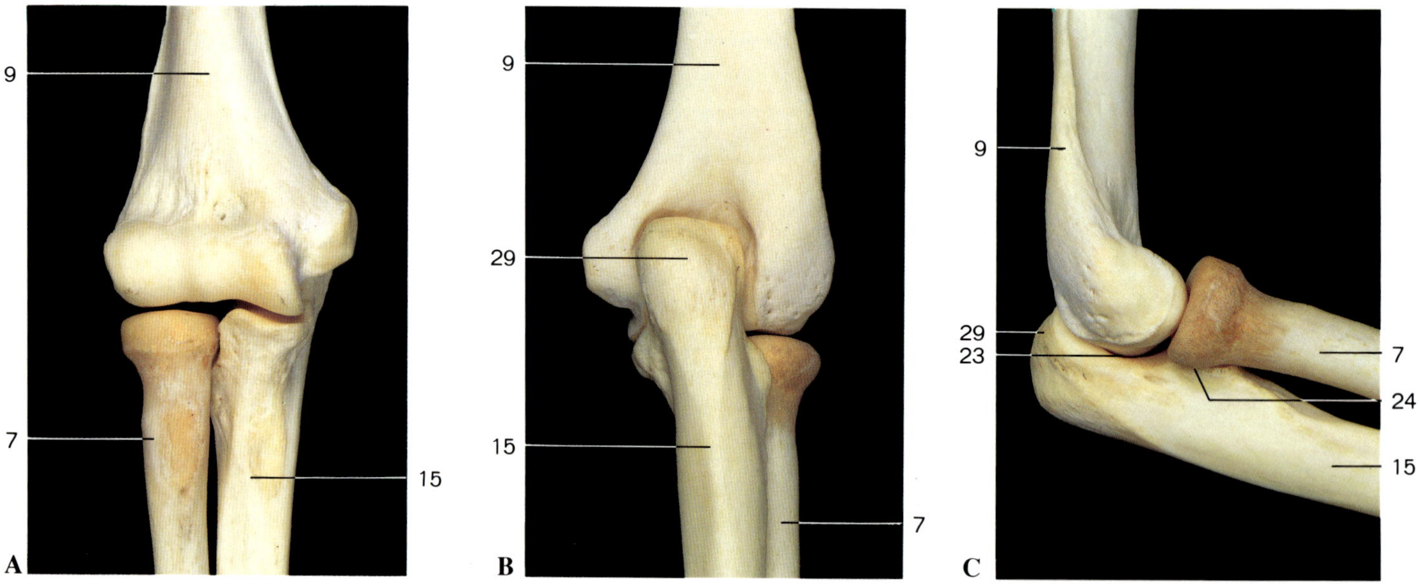

Fig. 4.8. Articulación del codo derecho. Vistas anterior (A), posterior (B) y lateral (C). En la vista lateral la articulación está ligeramente flexionada.

Los huesos del antebrazo se articulan con los huesos del carpo y forman una articulación de tipo condílea (elíptica) que limita el movimiento de la mano en dos direcciones, lateral y anteroposterior. El radio y el cúbito se sitúan paralelamente, o bien, el radio cruza sobre el cúbito en el movimiento de rotación del antebrazo. Con la palma de la mano dirigida hacia adelante (en supinación) los huesos del antebrazo se sitúan paralelamente; con la palma de la mano dirigida hacia atrás (en pronación) los huesos del antebrazo se disponen cruzados, al trabajar las articulaciones trocoides en ambos extremos del antebrazo.

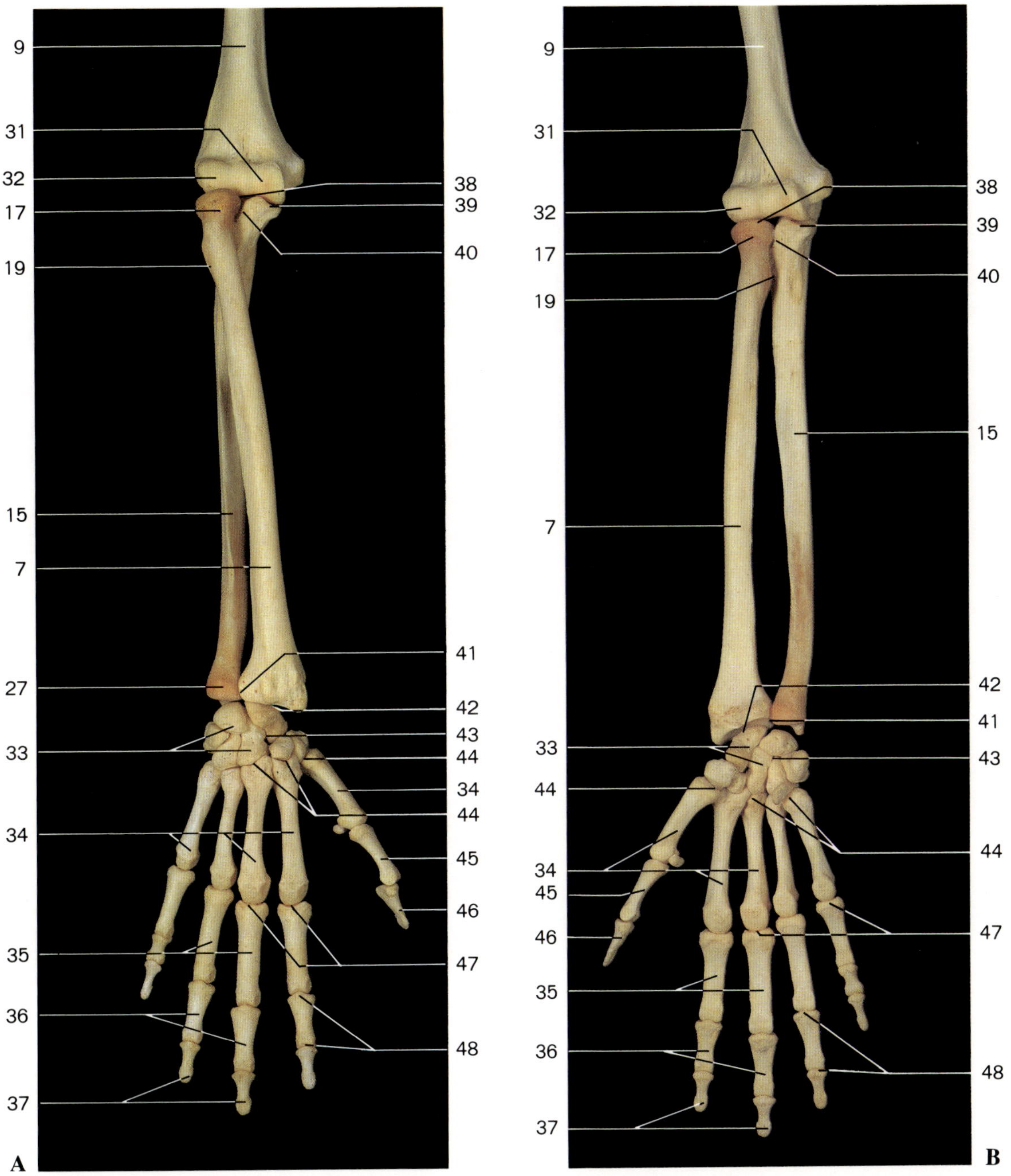

Fig. 4.9. Esqueleto del antebrazo y mano derechas en pronación (A) **y supinación** (B).

1. Fosa radial (supracondílea)
2. Epicóndilo
3. Cóndilo
4. Ligamento lateral externo (radial)
5. Tendón del bíceps braquial
6. Ligamento anular del radio
7. Radio
8. Membrana interósea
9. Húmero
10. Fosa coronoidea
11. Epitróclea
12. Tróclea
13. Ligamento lateral interno
14. Apófisis coronoides del cúbito
15. Cúbito
16. Cabeza del radio
17. Circunferencia articular del radio (cabeza)
18. Cuello del radio
19. Tuberosidad bicipital
20. Diáfisis radial
21. Carilla sigmoidea mayor para el cúbito
22. Apófisis estiloides del radio
23. Cavidad sigmoidea mayor del cúbito
24. Cavidad sigmoidea menor del cúbito
25. Rugosidad de inserción del braquial anterior
26. Cabeza del cúbito
27. Circunferencia articular del cúbito
28. Apófisis estiloides del cúbito
29. Olécranon
30. Diáfisis del cúbito
31. Tróclea
32. Cóndilo humeral
33. Huesos del carpo
34. Metacarpianos
35. Falanges proximales (primera)
36. Falanges medias (segunda, falangina)
37. Falanges distales (tercera, falangeta)
38. Articulación humeroradial
39. Articulación humerocubital
40. Articulación radiocubital superior
41. Articulación radiocubital inferior
42. Articulación radiocarpiana
43. Articulación mediocarpiana
44. Articulación carpometacarpiana
45. Falange proximal del pulgar (primera)
46. Falange distal del pulgar (falangeta)
47. Articulaciones metacarpofalángicas
48. Articulaciones interfalángicas

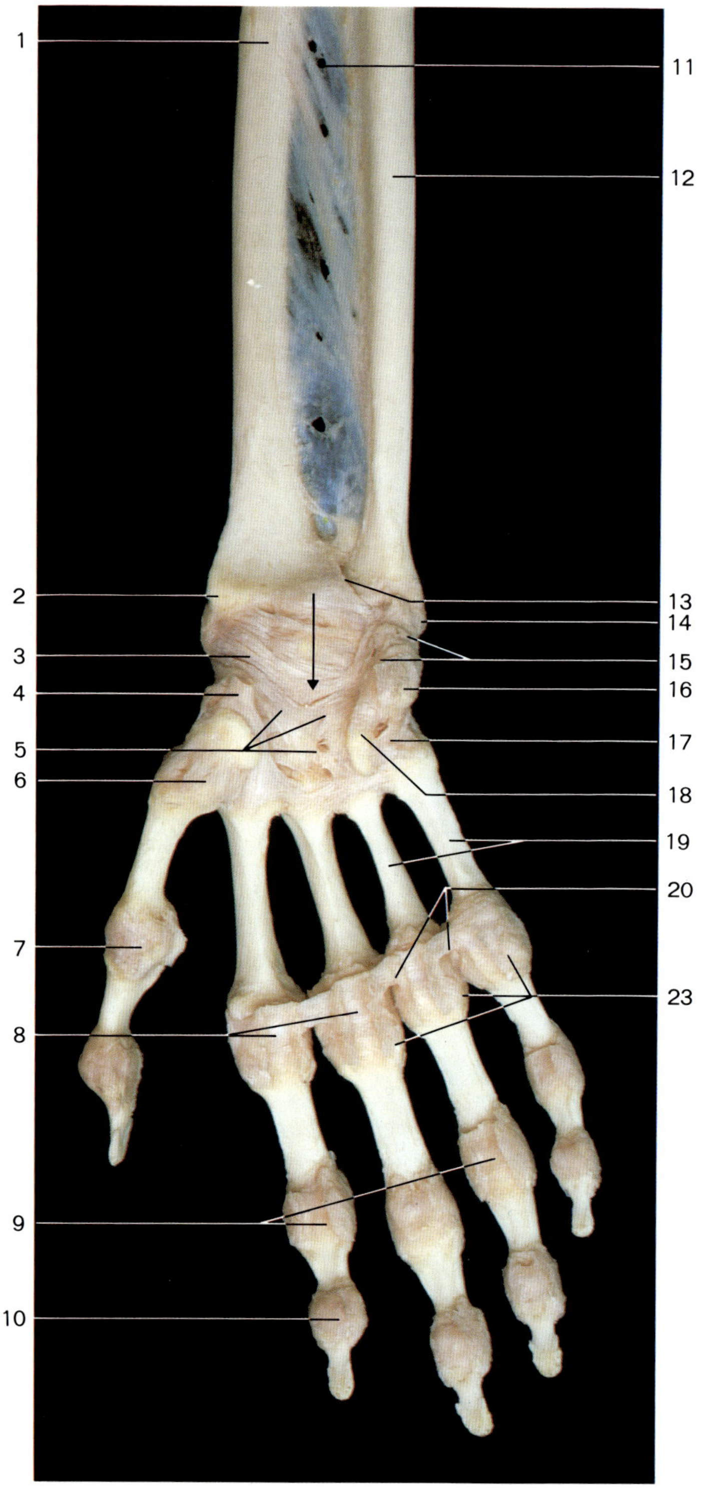

Fig. 4.10. Ligamentos del antebrazo y mano derechos (vista palmar). La flecha indica la localización del túnel del carpo.

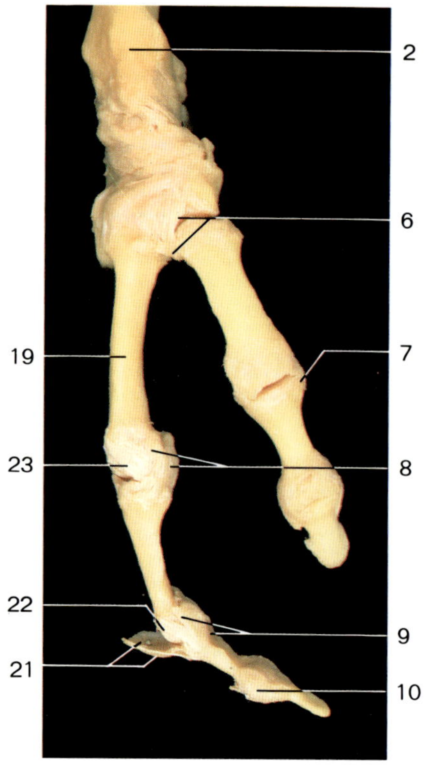

Fig. 4.11. Ligamentos de los dedos (vista lateral).

1. Radio
2. Apófisis estiloides del radio
3. Ligamento radiocarpiano anterior (palmar)
4. Tendón del palmar mayor (seccionado)
5. Ligamento carpiano radiado
6. Cápsula de la articulación carpometacarpiana del pulgar
7. Cápsula de la articulación metacarpofalángica del pulgar
8. Ligamentos palmares y cápsula de las articulaciones metacarpofalángicas
9. Ligamentos palmares y cápsula de las articulaciones interfalángicas
10. Cápsulas articulares
11. Membrana interósea
12. Cúbito
13. Articulación radiocubital inferior (distal)
14. Apófisis estiloides del cúbito
15. Ligamento cúbitocarpiano palmar
16. Hueso pisiforme con el tendón del cubital anterior
17. Ligamento posimetacarpiano
18. Ligamento inferior de la articulación pisipiramidal
19. Metacarpianos
20. Ligamento metacarpiano transverso profundo (intermetacarpiano)
21. Tendones de los músculos extensores y cápsula articular (cortados)
22. Ligamentos laterales de las articulaciones interfalángicas
23. Ligamentos laterales de las articulaciones metacarpofalángicas

Las articulaciones carpometacarpianas segunda a quinta, las cuales pertenecen al tipo de las artrodias, tienen movilidad limitada. La articulación carpometacarpiana del pulgar (entre el trapecio y el primer metacarpiano), que pertenece a las articulaciones en silla de montar (encaje recíproco), tiene mayor movilidad; debido a que la dirección de esta articulación carpometacarpiana no es paralela al plano palmar se facilita el movimiento de pinza (oposición).

El movimiento de las articulaciones intercarpianas es mínimo debido a varios ligamentos; sin embargo, el deslizamiento de los huesos carpianos permite la aducción y abducción de la mano.

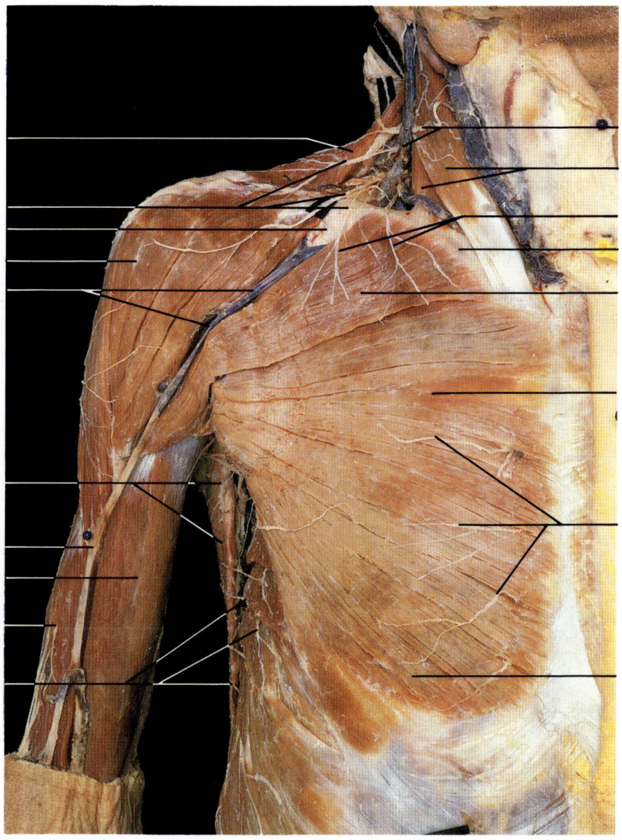

Fig. 4.12. **Hombro derecho y pared torácica,** capa superficial (vista anterior). Disección de las venas y nervios superficiales.

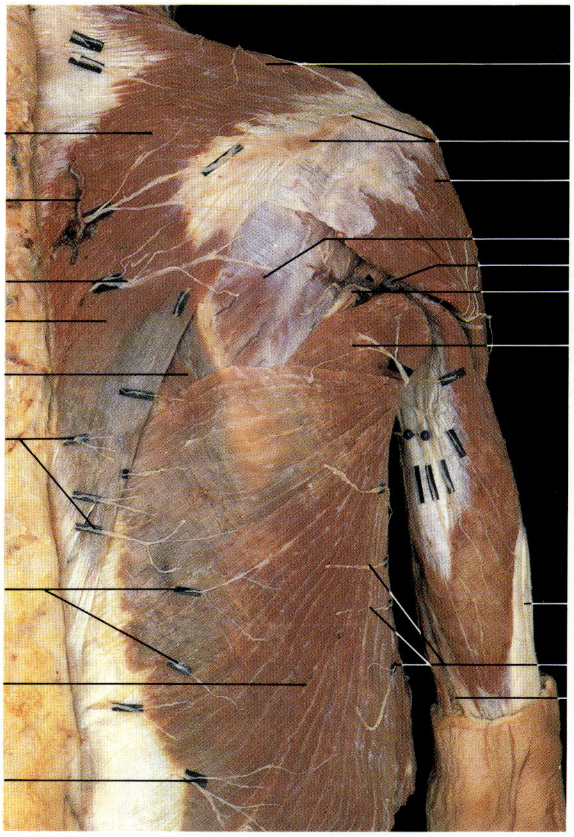

Fig. 4.13. Región dorsal del hombro, capa superficial. Note la disposición segmentaria de los nervios cutáneos del dorso.

1. Trapecio
2. Nervios supraclaviculares
3. Triángulo deltopectoral (inicio del surco)
4. Deltoides
5. Vena cefálica en el surco deltopectoral
6. Dorsal ancho
7. Vena cefálica en el surco bicipital externo
8. Bíceps braquial
9. Tríceps braquial
10. Ramas cutáneas laterales de los nervios intercostales
11. Nervio cervical transverso y vena yugular externa
12. Esternocleidomastoideo
13. Clavícula
14. Porción clavicular del pectoral mayor
15. Porción esternocostal del pectoral mayor
16. Ramas cutáneas anteriores de los nervios intercostales
17. Porción abdominal del pectoral mayor
18. Ramas posteriores de la arteria y vena intercostales posteriores (ramas cutáneas internas)
19. Ramas internas de las ramas primarias posteriores de los nervios raquídeos
20. Romboides mayor
21. Ramas externas de las ramas primarias posteriores de los nervios raquídeos
22. Espina del omóplato
23. Infraespinoso y fascia
24. Espacio triangular (omotricipital) con la arteria y vena circunflejas escapulares
25. Redondo menor
26. Redondo mayor
27. Tendón del tríceps braquial
28. Ramos cutáneos laterales de los nervios intercostales
29. Nervio braquial cutáneo interno
30. Fibras posteriores del deltoides
31. Porción larga del tríceps braquial
32. Vasto externo del tríceps braquial
33. Nervio cubital

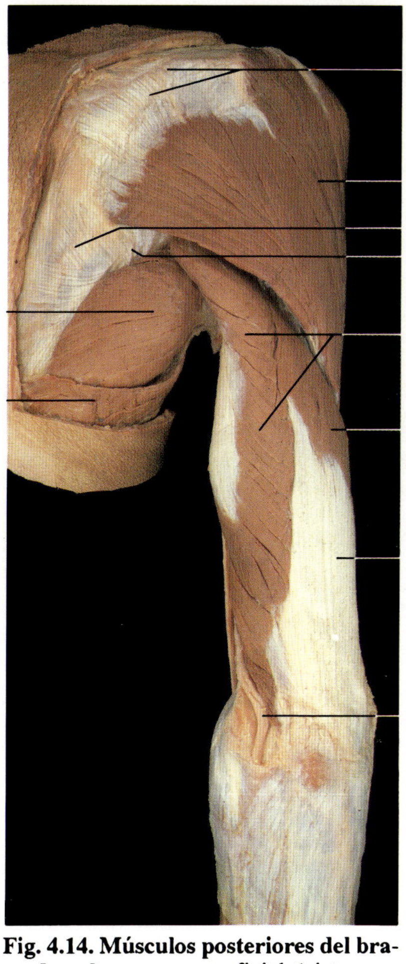

Fig. 4.14. Músculos posteriores del brazo derecho, capa superficial (vista posterior).

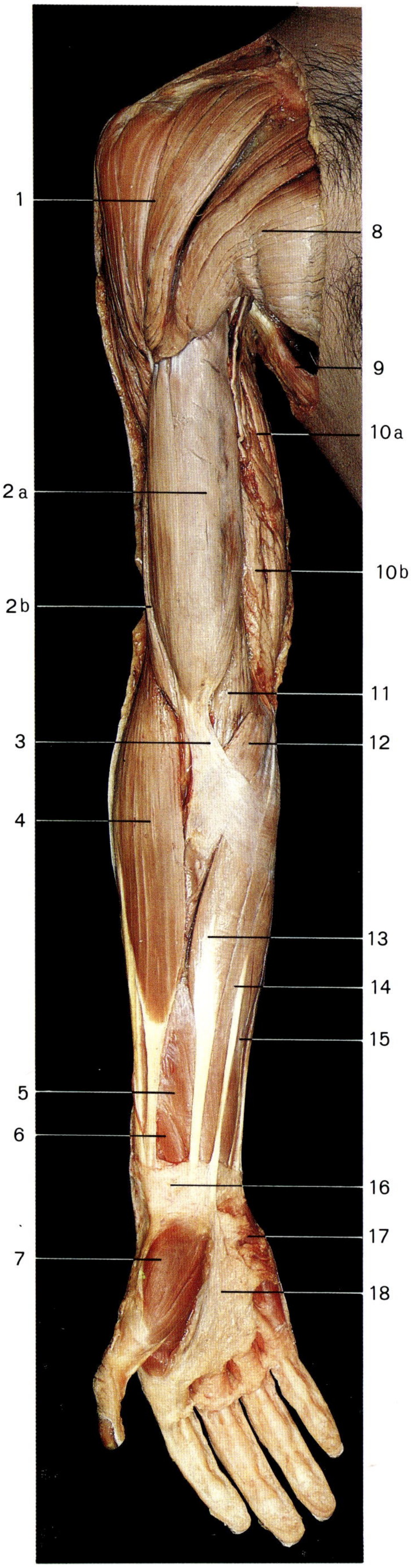

Fig. 4.15. Músculos superficiales del miembro superior derecho (vista anterior).

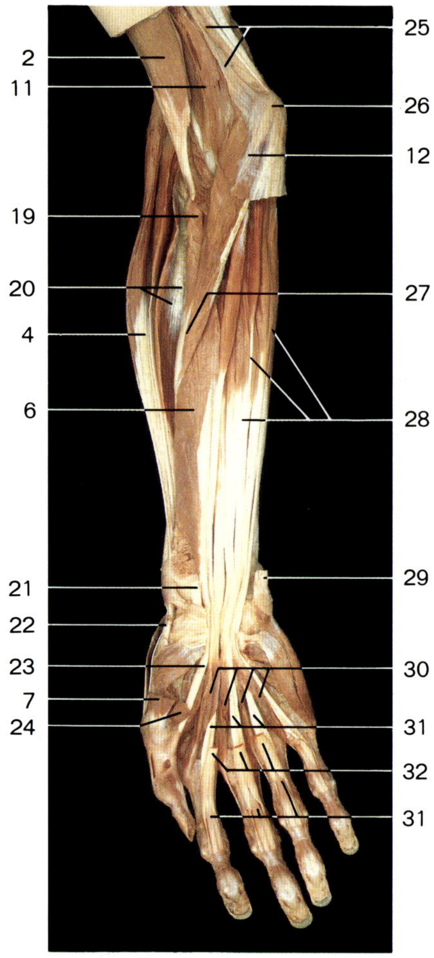

Fig. 4.16. Músculos del antebrazo, segundo plano (vista anterior). Los músculos palmar mayor, palmar menor y cubital anterior han sido parcialmente retirados. El retináculo flexor está seccionado.

1. Deltoides
2. Bíceps braquial
   a) Porción corta.
   b) Porción larga
3. Expansión bicipital
4. Supinador largo
5. Flexor común superficial de los dedos
6. Flexor largo del pulgar
7. Abductor corto del pulgar
8. Pectoral mayor
9. Dorsal ancho
10. Tríceps braquial
    a) Porción larga
    b) Vasto interno
11. Braquial anterior
12. Pronador redondo (fascículo epitroclear)
13. Palmar mayor
14. Palmar menor
15. Cubital anterior
16. Retináculo flexor (ligamento anular anterior del carpo)
17. Palmar cutáneo
18. Aponeurosis palmar
19. Supinador corto
20. Radio y segundo radial externo
21. Tendón del palmar mayor (seccionado)
22. Tendón del abductor largo del pulgar
23. Tendón del flexor largo del pulgar
24. Fascículo superficial del flexor corto del pulgar (seccionado)
25. Tabique intermuscular interno
26. Epitróclea
27. Pronador redondo (inserción en el radio)
28. Flexor común profundo de los dedos
29. Tendón del cubital anterior (seccionado)
30. Músculos lumbricales
31. Tendones del flexor común profundo de los dedos
32. Tendones del flexor común superficial de los dedos, seccionados

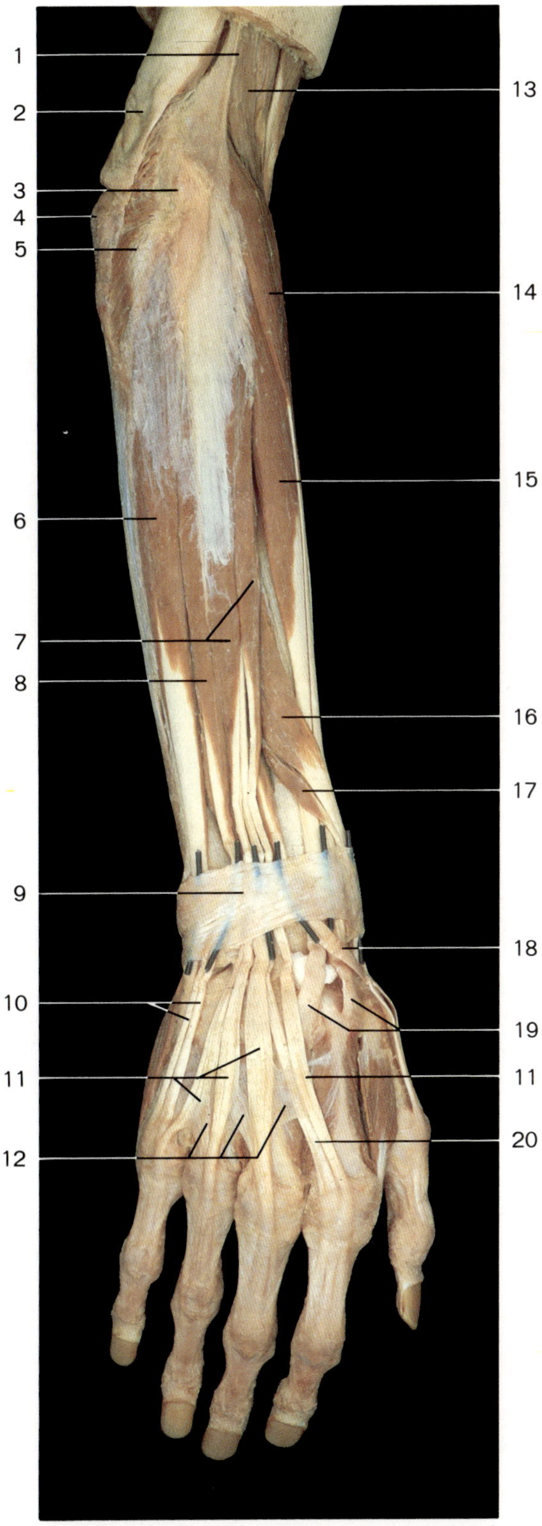

Fig. 4.17. Músculos extensores del antebrazo y la mano, capa superficial (vista posterior). Los túneles para los tendones extensores se han marcado con indicadores.

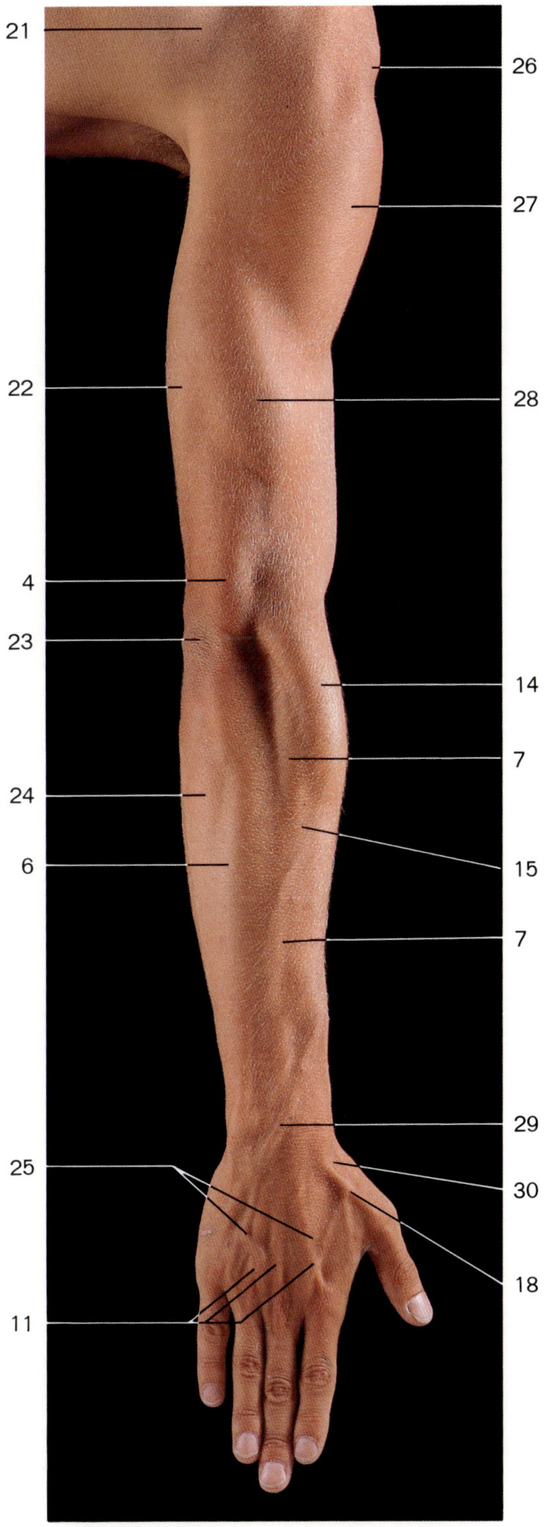

Fig. 4.18. Anatomía de la superficie de la extremidad superior derecha (vista posterior).

1. Tabique intermuscular externo
2. Tendón del tríceps braquial
3. Epicóndilo humeral
4. Olécranon
5. Ancóneo
6. Cubital posterior
7. Extensor común de los dedos
8. Extensor propio del meñique
9. Retináculo extensor (ligamento anular posterior del carpo)
10. Tendones del extensor propio del meñique
11. Tendones del extensor común de los dedos
12. Conexiones intertendinosas
13. Supinador largo
14. Primer radial externo
15. Segundo radial externo
16. Abductor corto del pulgar
17. Extensor corto del pulgar
18. Tendón del extensor largo del pulgar
19. Tendones del primer y segundo radiales externos
20. Tendón del extensor propio del índice
21. Redondo mayor
22. Vasto interno del tríceps braquial
23. Sitio de palpación del nervio cubital
24. Cubital anterior
25. Acromion
27. Deltoides
28. Vasto externo del tríceps braquial
29. Vena cefálica
30. Tabaquera anatómica

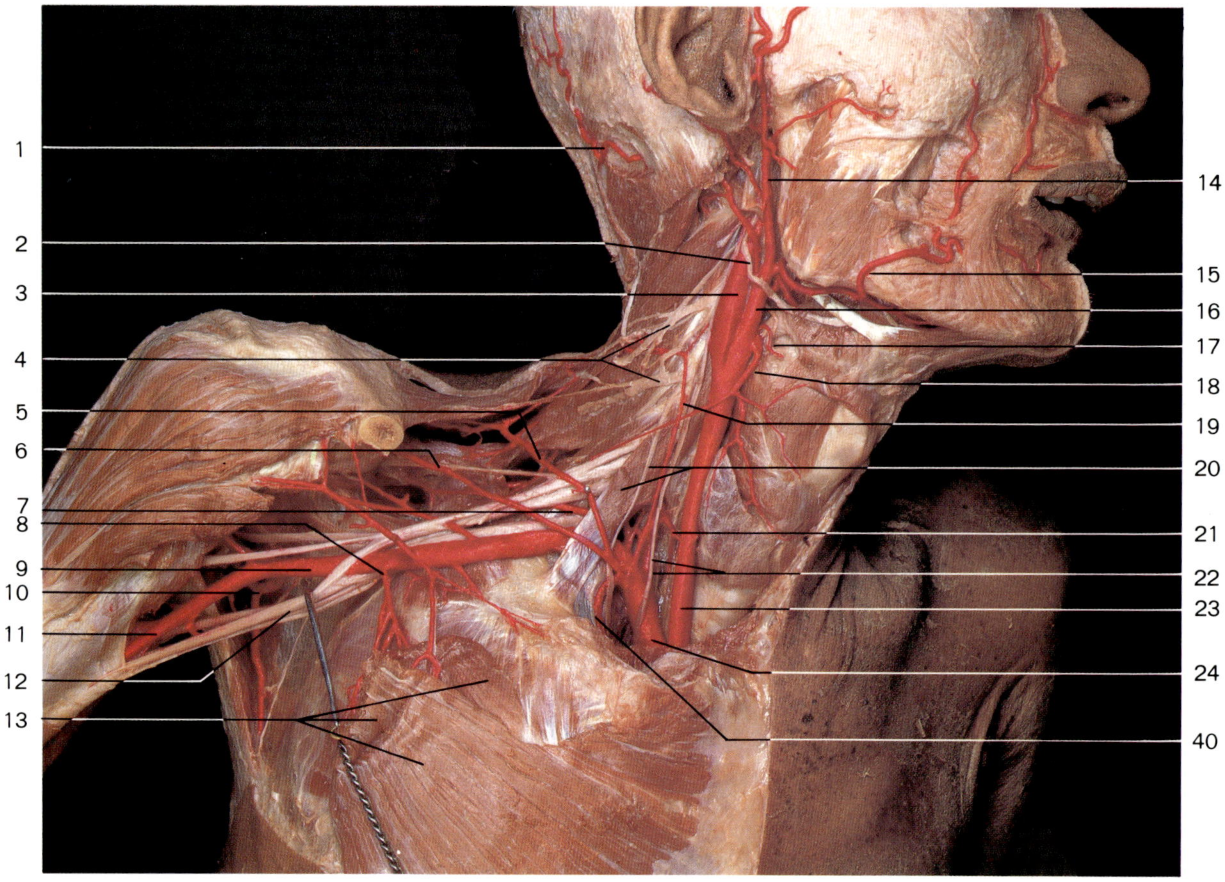

Fig. 4.19. Ramas principales de las arterias subclavia y axilar derechas (vista anterior). Nótese que la clavícula está seccionada.

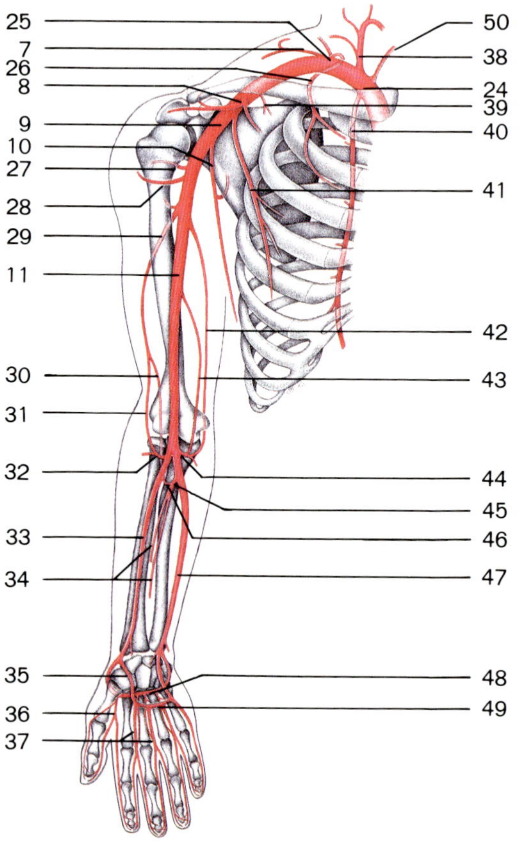

Fig. 4.20. Arterias de la extremidad superior derecha, vista anterior (diagrama semiesquemático).

1. Arteria occipital
2. Nervio hipogloso
3. Arteria carótida interna
4. Plexo cervical
5. Arteria cervical superficial
6. Arteria supraescapular
7. Rama profunda de la arteria cervical transversa (arteria escapular descendente)
8. Arteria acromiotorácica
9. **Arteria axilar**
10. Arteria subescapular
11. **Arteria humeral**
12. Plexo braquial
13. Pectorales mayor y menor
14. Arteria temporal superficial
15. Arteria facial
16. Arteria carótida externa
17. Arteria laríngea superior
18. Arteria tiroidea superior
19. Arteria cervical ascendente
20. Músculo escaleno anterior, nervio frénico
21. Arteria tiroidea inferior
22. Arteria vertebral, nervio vago
23. Arteria carótida primitiva derecha
24. **Arteria subclavia derecha**
25. Tronco cervicointercostal
26. Primera arteria intercostal
27. Arteria circunfleja posterior (axilar)
28. Arteria circunfleja anterior (axilar)
29. Arteria humeral profunda
30. Rama posterior de la humeral profunda
31. Rama anterior de la humeral profunda
32. Arteria recurrente radial anterior
33. **Arteria radial**
34. Arterias interóseas anterior y posterior
35. Arteria radiopalmar
36. Arteria colateral interna del pulgar
37. Arterias interóseas palmares
38. Tronco tirocervical
39. Arteria torácica superior
40. Arteria mamaria interna
41. Arteria mamaria externa
42. Arteria colateral interna superior
43. Arteria colateral interna inferior
44. Arteria recurrente cubital
45. Tronco de las interóseas
46. Arteria recurrente radial posterior
47. **Arteria cubital**
48. Arco palmar profundo
49. Arco palmar superficial
50. Arteria vertebral

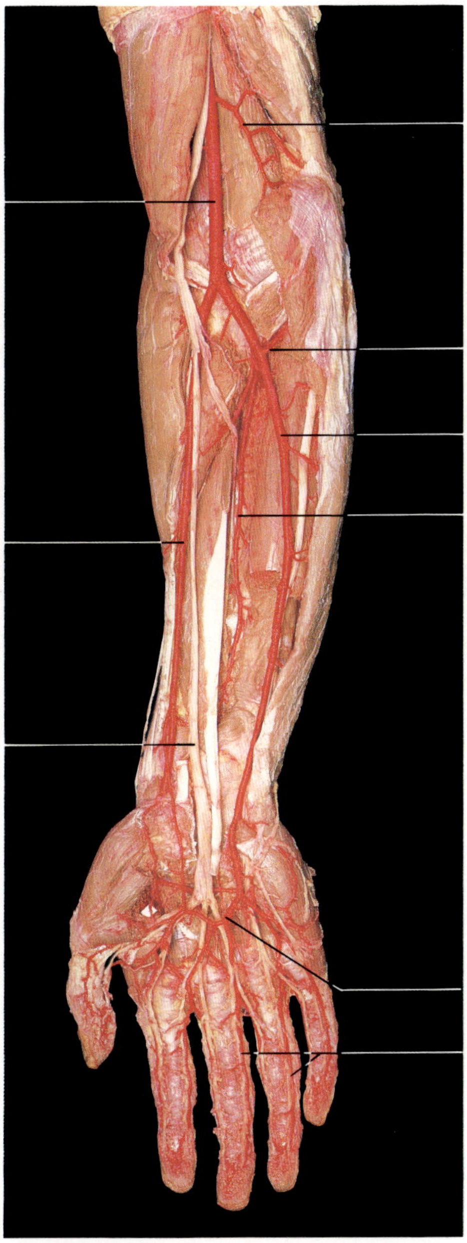

Fig. 4.21. Arterias y nervios del antebrazo y mano derechos (vista anterior).

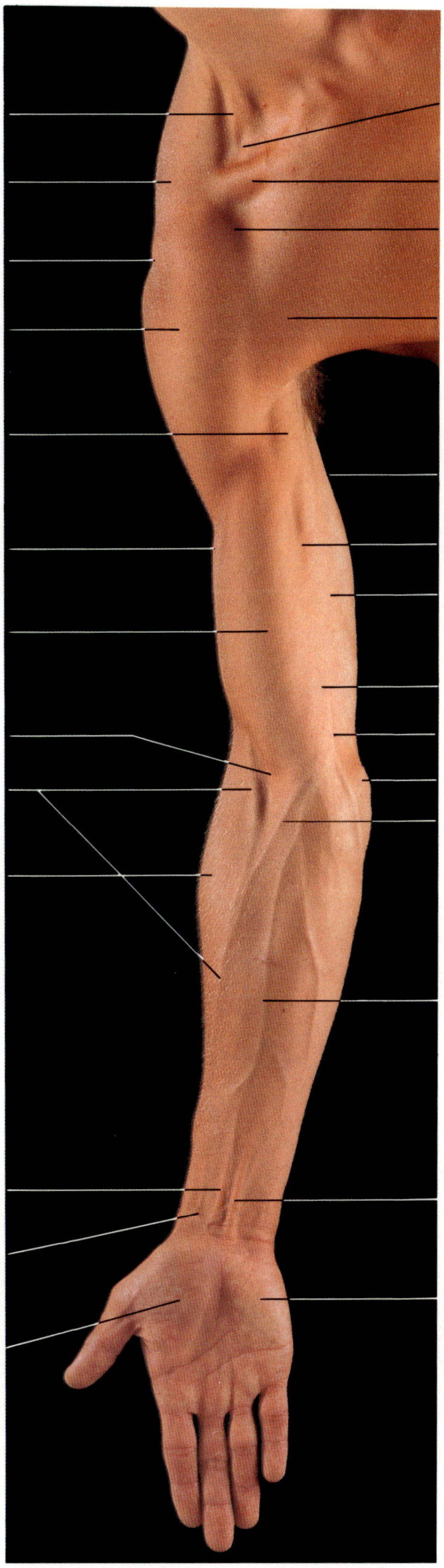

Fig. 4.22. Anatomía superficial de la extremidad superior derecha (vista anterior).

1. Arteria humeral
2. Arteria radial
3. Nervio mediano
4. Arteria colateral interna inferior
5. Tronco de las recurrentes cubitales
6. Arteria cubital
7. Arteria interósea anterior
8. Arco palmar superficial
9. Arterias colaterales palmares de los dedos
10. Cutáneo del cuello
11. Trapecio
12. Acromion
13. Deltoides
14. Coracobraquial
15. Vasto externo del tríceps braquial
16. Bíceps braquial
17. Fosa cubital
18. Vena cefálica
19. Supinador largo
20. Tendón del palmar mayor
21. Canal del pulso radial
22. Eminencia tenar
23. Fosa supraclavicular
24. Clavícula
25. Triángulo deltopectoral
26. Pectoral mayor
27. Porción larga del tríceps braquial
28. Surco bicipital interno
29. Vasto interno del tríceps braquial
30. Braquial anterior
31. Vena basílica
32. Epitróclea humeral
33. Vena mediana basílica
34. Vena mediana
35. Tendón del palmar menor
36. Eminencia hipotenar

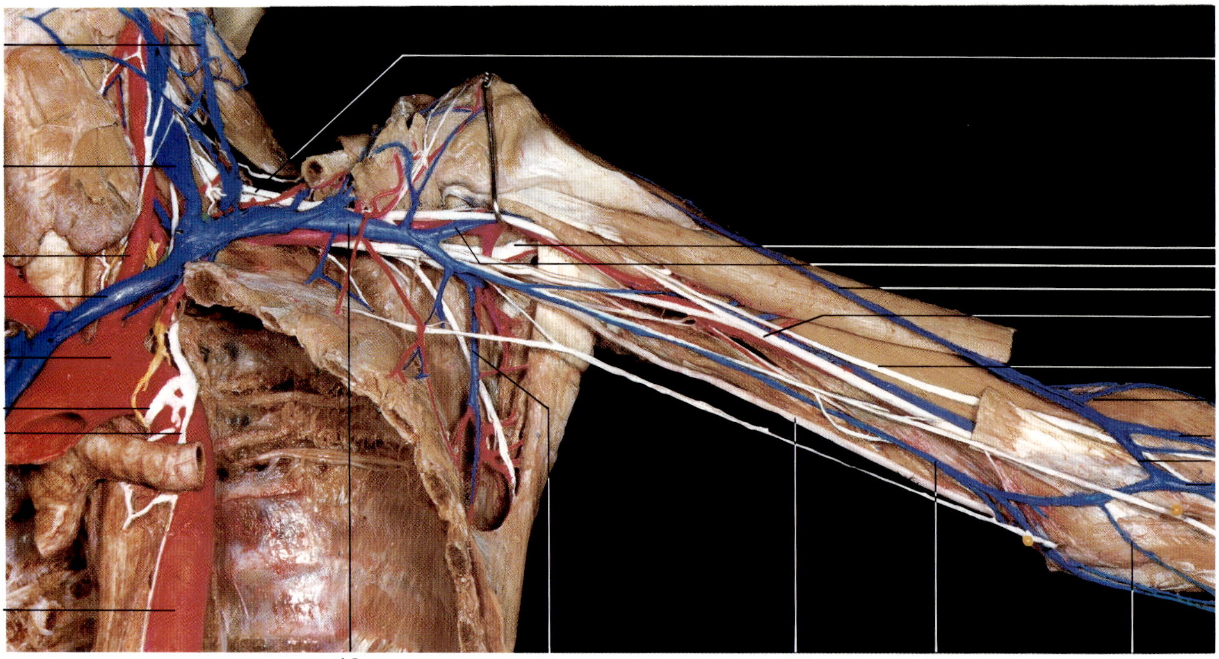

Fig. 4.23. Venas y nervios del brazo izquierdo (vista anterior). Se han resecado la parte interna de la clavícula y la pared anterior del tórax. El hombro se ha separado ligeramente. Blanco: nervios; amarillo: nervio simpático del corazón.

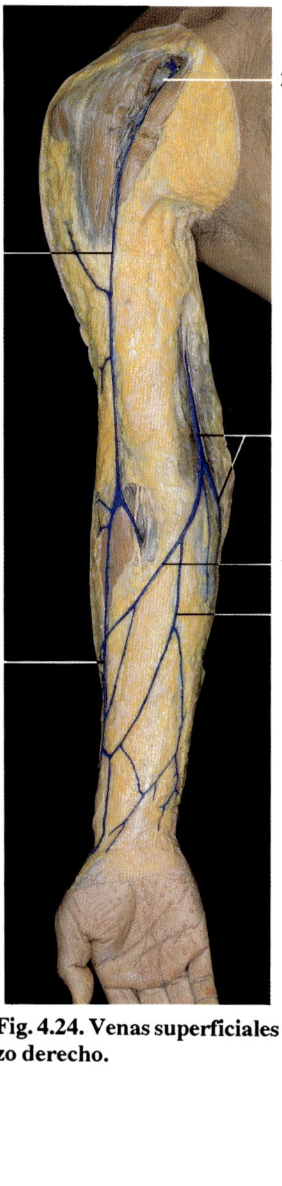

Fig. 4.24. Venas superficiales del brazo derecho.

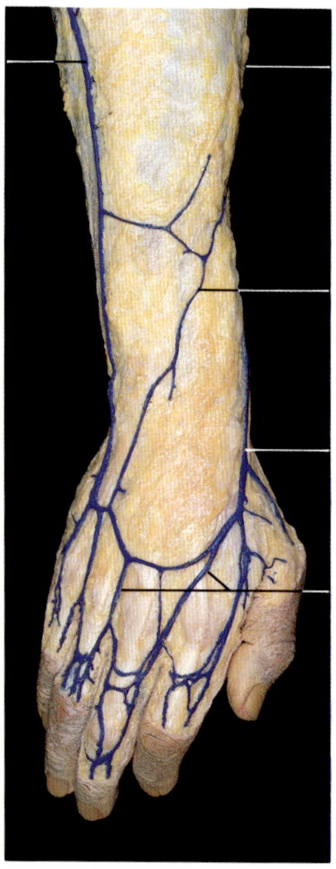

Fig. 4.25. Plexo venoso dorsal de la mano.

1. Vena yugular externa
2. **Vena yugular interna**
3. Arteria carótida primitiva
4. **Tronco venoso braquiocefálico**
5. Cayado aórtico
6. Nervio laríngeo recurrente
7. Nervio vago
8. Aorta descendente (torácica)
9. Plexo braquial
10. Nervio circunflejo
11. **Vena humerale**
12. **Vena cefálica**
13. Nervio mediano
14. Nervio musculocutáneo
15. Vena cefálica accesoria
16. Vena mediana cefálica
17. Vena mediana
18. **Vena axilar**
19. **Vena mamaria externa**
20. Nervio cubital
21. Vena basílica
22. Vena mediana basílica
23. Triángulo deltopectoral
24. Plexo venoso dorsal de la mano

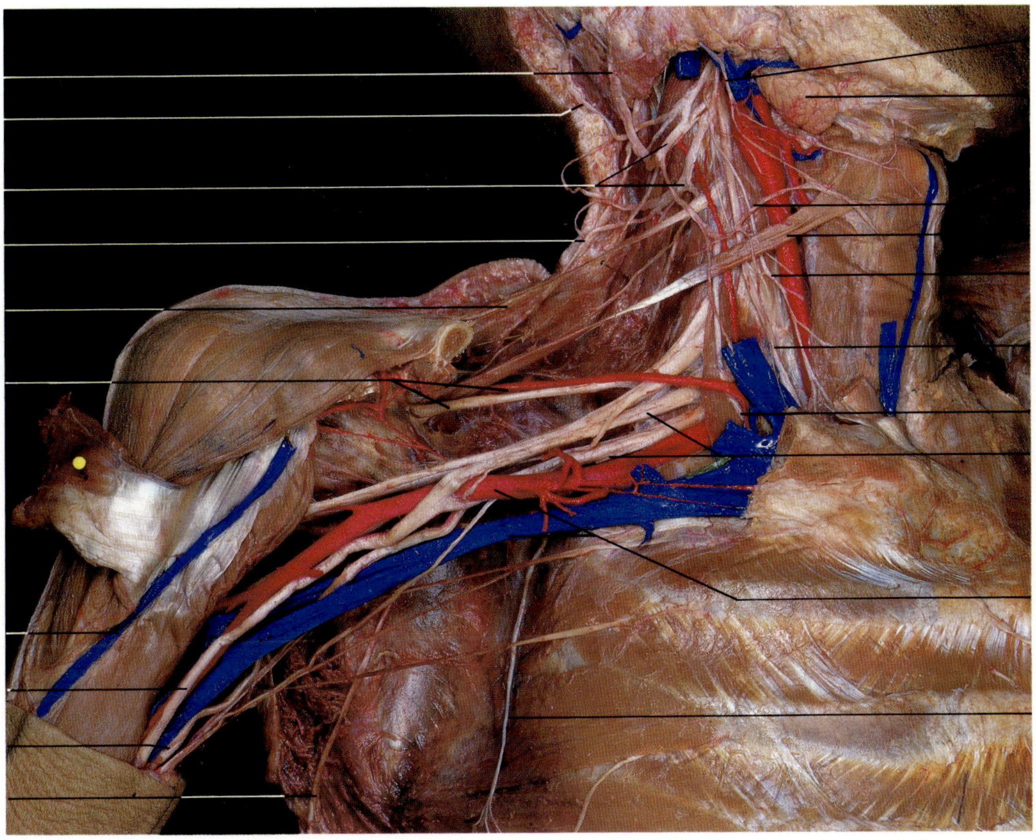

Fig. 4.26. Región axilar derecha (vista anterior). Los pectorales mayor y menor se han cortado y reflejado para exponer los vasos y nervios de la axila.

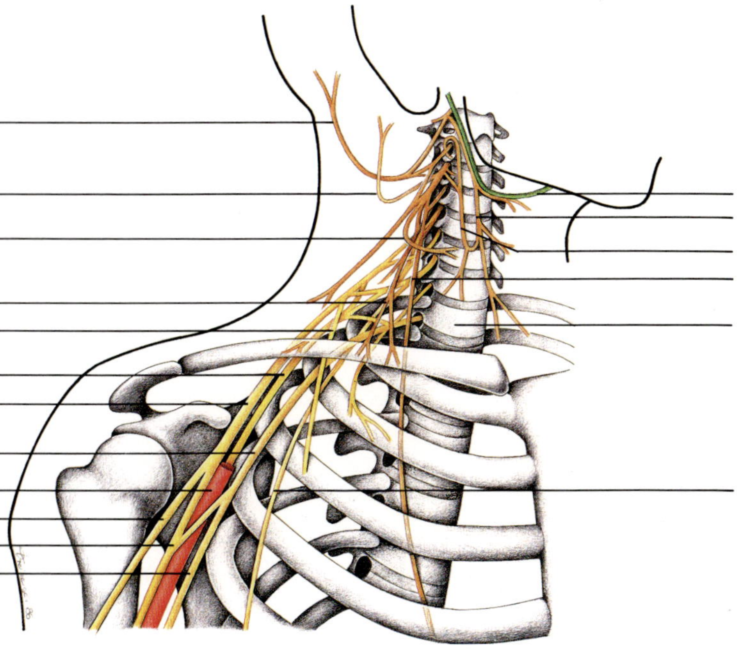

Fig. 4.27. Ramas principales de los plexos braquial y cervical (diagrama esquemático). Café: plexo cervical; Amarillo: plexo braquial

1. Nervio auricular
2. Nervio mastoideo
3. **Plexo cervical**
4. Nervio espinal
5. Nervios supraclaviculares
6. Arteria y nervio supraescapulares
7. Vena cefálica (seccionada y desplazada)
8. Nervio mediano
9. Nervio cubital
10. Nervio del dorsal ancho
11. Rama cervical del nervio facial
12. Glándula submaxilar
13. Nervio cervical transverso
14. Músculo omohioideo
15. Asa del hipogloso
    a. Rama superior (rama descendente interna)
    b. Rama inferior (rama descendente externa)
16. Nervio vago
17. Nervio frénico
18. **Plexo braquial**
19. Arteria y vena axilares
20. Nervio mamario externo
21. Nervio del pectoral mayor
22. Tronco secundario posterior del plexo braquial
23. Tronco secundario anteroexterno del plexo braquial
24. Tronco secundario anterointerno del plexo braquial
25. Arteria axilar
26. Nervio musculocutáneo
27. Nervio hipogloso (verde)
28. Primera vértebra dorsal (torácica)

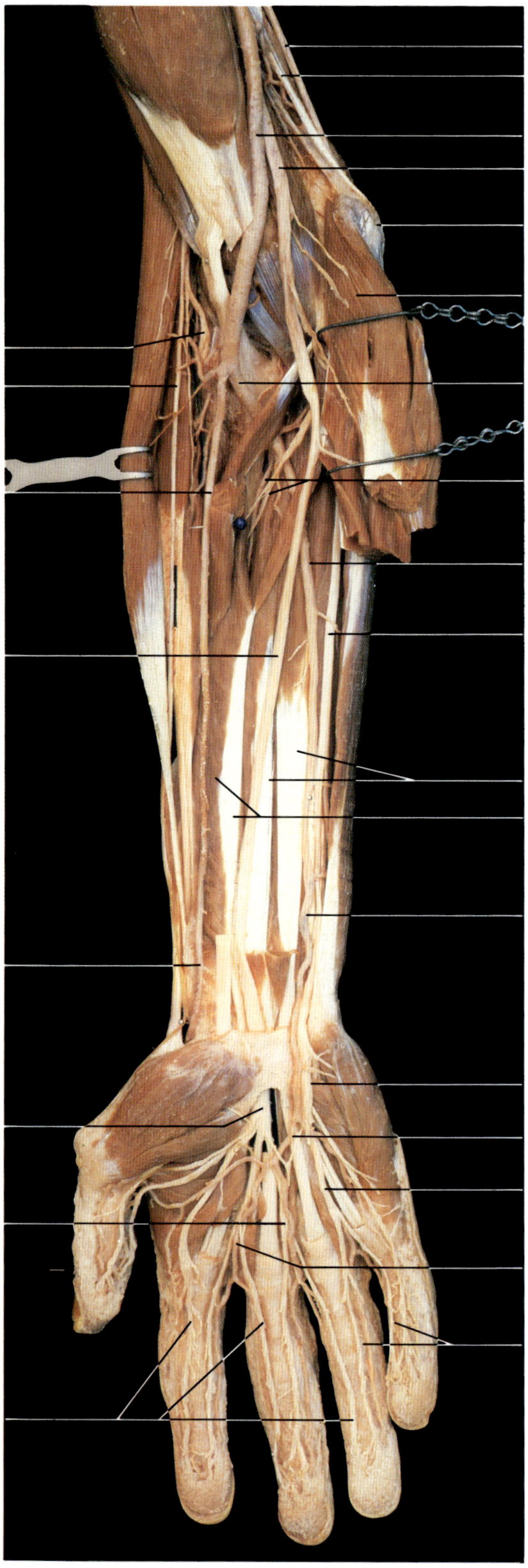

Fig. 4.28. Vasos y nervios del antebrazo y la mano, capa profunda (vista anterior). Se ha retirado la capa superficial de músculos flexores.

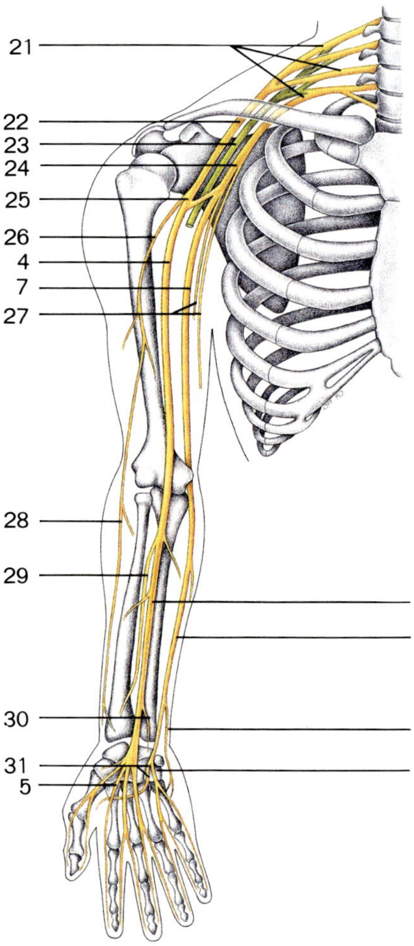

Fig. 4.29. Ramas principales de los nervios musculocutáneo, mediano y cubital (diagrama esquemático).

1. Rama profunda del nervio radial
2. Rama superficial del nervio radial
3. Arteria radial
4. **Nervio mediano**
5. Nervio interóseo palmar, rama del nervio mediano
6. Nervios colaterales de los dedos
7. **Nervio cubital**
8. Tabique intermuscular interno del brazo
9. Arteria humeral
10. Epitróclea humeral
11. Pronador redondo
12. Arteria cubital
13. Arteria y nervio interóseos anteriores
14. Flexor común profundo de los dedos
15. Flexor largo del pulgar
16. Rama superficial del nervio cubital
17. **Arco palmar superficial**
18. Nervio interóseo palmar, rama del nervio cubital
19. Arterias interóseas palmares
20. Nervios colaterales de los dedos, ramas del nervio cubital
21. Plexo braquial
22. Tronco secundario anteroexterno del plexo braquial
23. Tronco secundario posterior del plexo braquial
24. Tronco secundario anterointerno del plexo braquial
25. Raíces del nervio mediano
26. **Nervio musculocutáneo**
27. Nervios braquial cutáneo interno y accesorio del braquial cutáneo interno
28. Nervio cutáneo externo del antebrazo
29. Nervio interóseo anterior
30. Rama palmar del nervio mediano
31. Rama terminal profunda del nervio cubital
32. Rama dorsal del nervio cubital (nervio cutáneo dorsal de la mano)

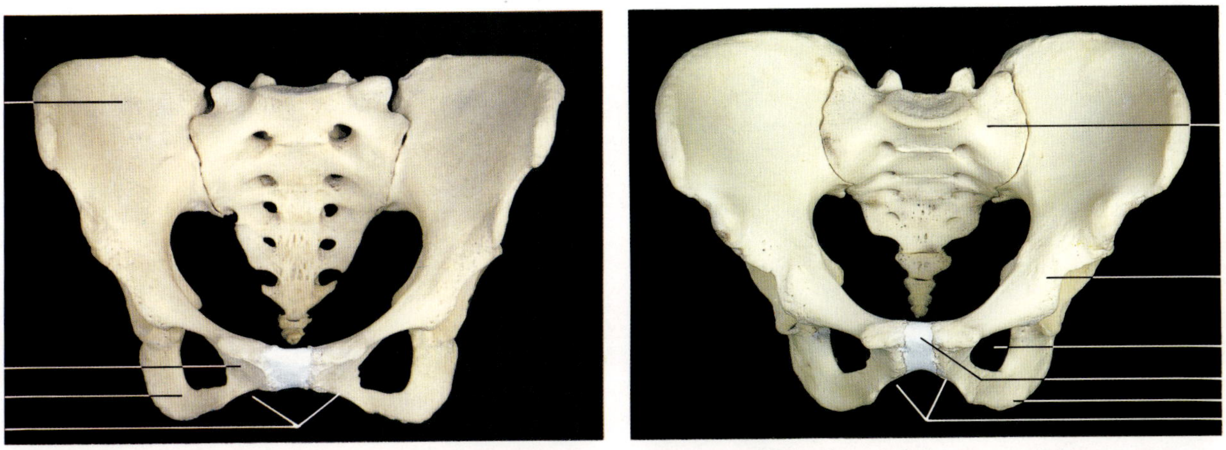

Fig. 4.30. Vista anterior de la pelvis de la mujer (A) **y del varón** (B) mostrando los huesos de la cintura pélvica.

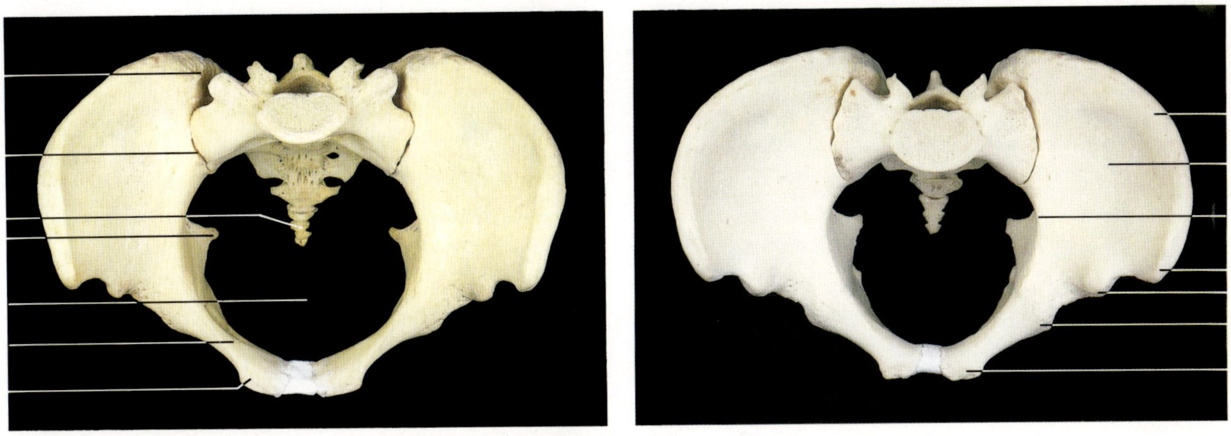

Fig. 4.31. Vista superior de la pelvis femenina (A) **y masculina** (B).

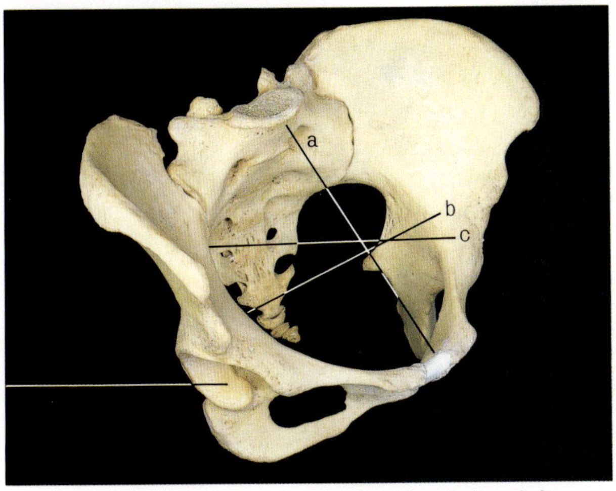

Fig. 4.32. Diámetros del estrecho superior de la pelvis.

a. Anteroposterior (diámetro conjugado verdadero)
b. Transverso
c. Oblicuo

1. Ilion
2. Pubis
3. Isquion
4. Arco púbico
5. Sacro
6. Eminencia iliopúbica (iliopectínea)
7. Agujero obturado
8. Sínfisis púbica
9. Tuberosidad isquiática
10. Angulo subpúbico
11. Espina ilíaca posterosuperior
12. Articulación sacroilíaca
13. Cóccix
14. Espina ciática
15. Cavidad pélvica
16. Superficie pectínea del pubis
17. Espina del pubis
18. Cresta ilíaca
19. Fosa ilíaca interna
20. Línea arqueada (innominada)
21. Espina ilíaca anterosuperior
22. Espina ilíaca anteroinferior
23. Acetábulo

La pelvis femenina es más ancha y más aplanada que la del varón como adaptación para permitir el paso de la cabeza fetal durante el parto; la cavidad pélvica es más grande en la mujer. El estrecho superior de la pelvis verdadera es elíptico en la mujer y en forma de corazón en el varón. Las ramas inferiores derecha e izquierda del pubis forman un ángulo más abierto en la mujer (arco púbico) y más agudo en el varón (ángulo subpúbico).

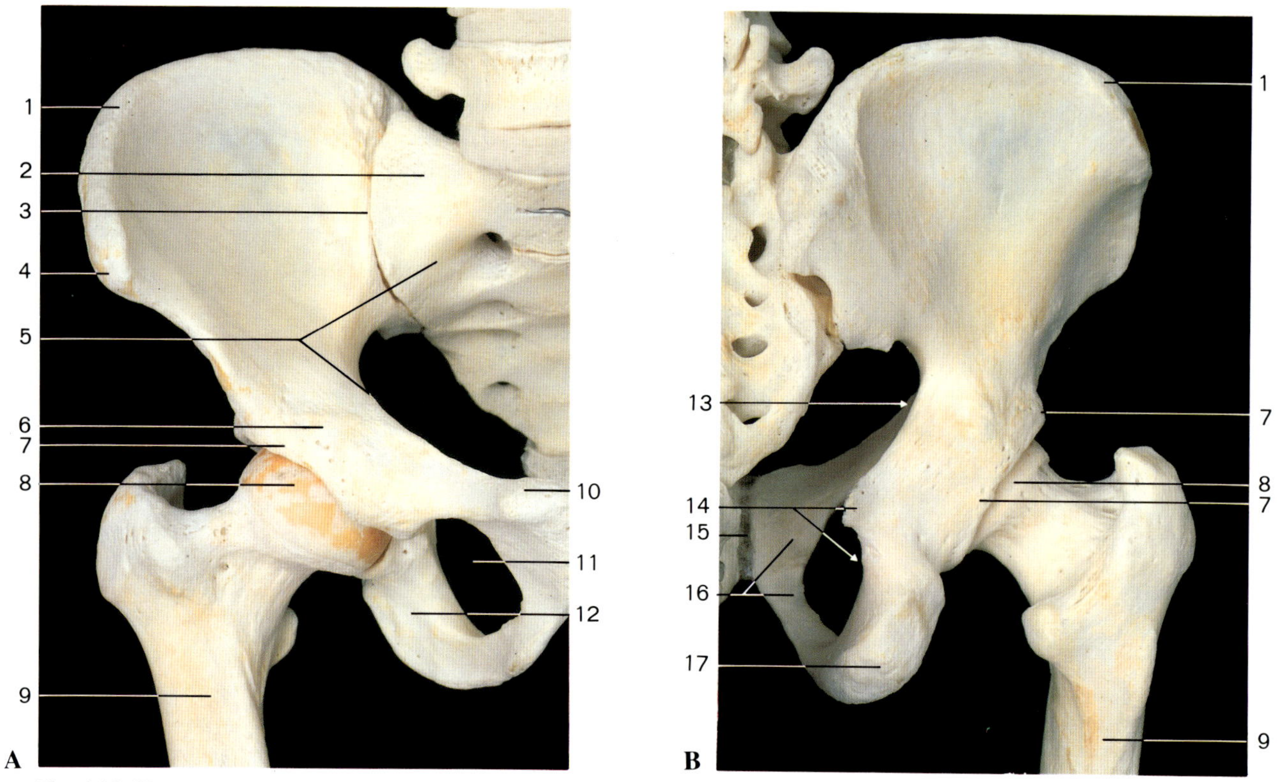

Fig. 4.33. Huesos de la articulación de la cadera (coxofemoral) derecha, vistas anterior (A) y posterior (B).

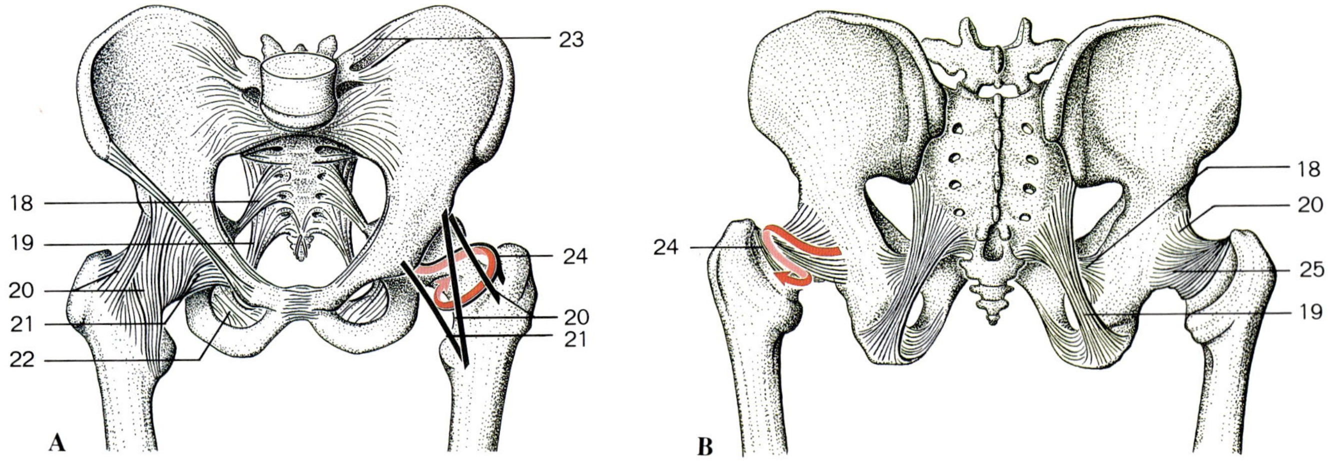

Fig. 4.34. Ligamentos de la pelvis y de la articulación de la cadera, vistas anterior (A) y posterior (B).

1. Cresta ilíaca
2. Ala del sacro
3. Articulación sacroilíaca
4. Espina ilíaca anterosuperior
5. Línea innominada (arqueada) y borde anterior del ala del sacro
6. Eminencia iliopúbica (iliopectínea)
7. Ceja acetabular
8. Cabeza femoral
9. Fémur
10. Espina del pubis
11. Agujero obturado
12. Rama del isquion
13. Escotadura ciática mayor
14. Espina ciática y escotadura ciática menor
15. Sínfisis púbica
16. Pubis
17. Tuberosidad isquiática
18. Ligamento sacrociático menor
19. Ligamento sacrociático mayor
20. Ligamento iliofemoral
21. Ligamento pubiofemoral
22. Membrana obturatriz
23. Ligamento iliolumbar
24. Zona orbicular de la cápsula de la articulación coxofemoral
25. Ligamento isquiofemoral

Al igual que la articulación del hombro, la articulación de la cadera pertenece al grupo de las enartrosis (articulaciones esféricas), sin embargo, su movilidad es más limitada debido a la profundidad del acetábulo, lo cual ayuda a soportar el peso del cuerpo. La luxación congénita de la cadera es producida por una falta de crecimiento de la porción superior del acetábulo. El ligamento redondo de la cabeza del fémur contiene vasos sanguíneos que irrigan parcialmente a la cabeza femoral.

El trocánter mayor puede palparse a través de la piel y, al igual que la espina ilíaca anterosuperior, sirve como punto de referencia para medir la longitud de la extremidad inferior.

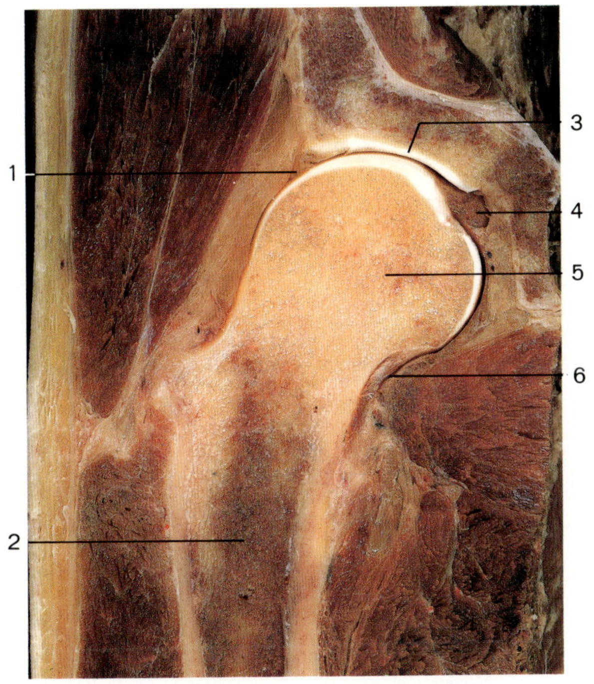

Fig. 4.35. Corte frontal (coronal) de la articulación de la cadera.

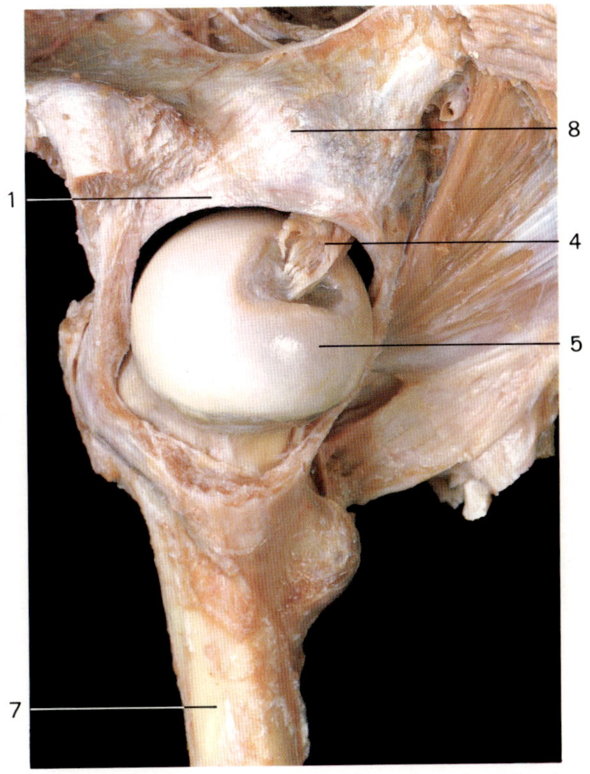

Fig. 4.36. Articulación de la cadera derecha (abierta, vista anterior). El fémur se encuentra en rotación externa. El ligamento redondo no tiene funciones mecánicas, contiene vasos sanguíneos (ramas de la arteria obturatriz) que nutren a la cabeza femoral.

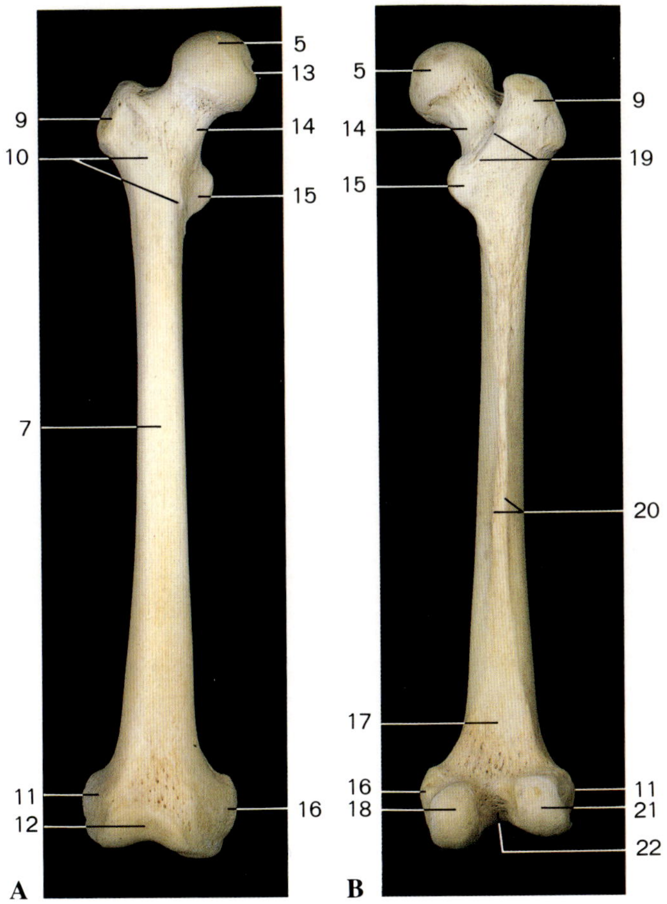

Fig. 4.37. Fémur derecho, vistas anterior (A) y posterior (B).

1. Rodete cotiloideo
2. Fémur
3. Acetábulo
4. Ligamento redondo
5. Cabeza femoral
6. Cavidad articular coxofemoral
7. Diáfisis del fémur
8. Ilion
9. Trocánter mayor
10. Línea intertrocantérea anterior
11. Tubérculo supracondíleo externo
12. Tróclea femoral
13. Fosa del ligamento redondo
14. Cuello femoral
15. Trocánter menor
16. Tubérculo supracondíleo interno
17. Triángulo poplíteo
18. Cóndilo interno
19. Cresta intertrocantérea posterior
20. Línea áspera
21. Cóndilo externo
22. Fosa intercondílea

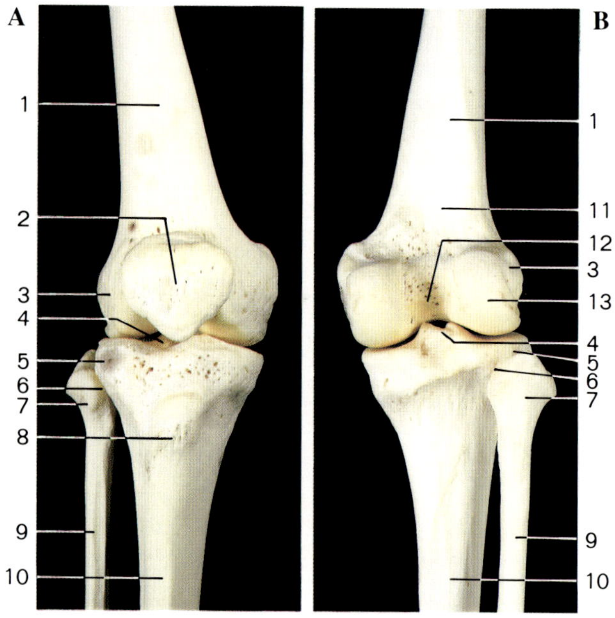

Fig. 4.38. **Huesos de la articulación de la rodilla derecha,** vistas anterior (A) y posterior (B).

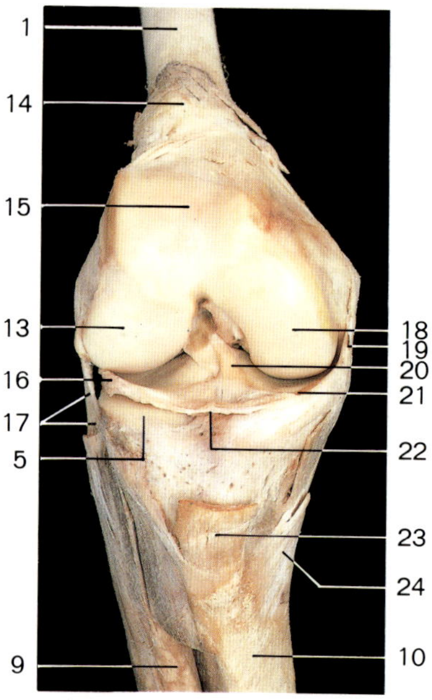

Fig. 4.39A Articulación de la rodilla derecha (abierta) **con sus ligamentos** (vista anterior). Se han retirado la rótula y la cápsula articular y el fémur se encuentra ligeramente flexionado.

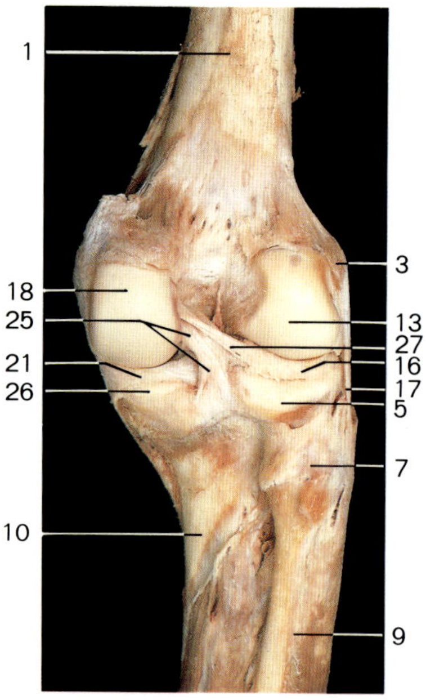

Fig. 4.39B Articulación de la rodilla derecha con sus ligamentos (vista posterior). La articulación se encuentra extendida y se ha retirado la cápsula articular.

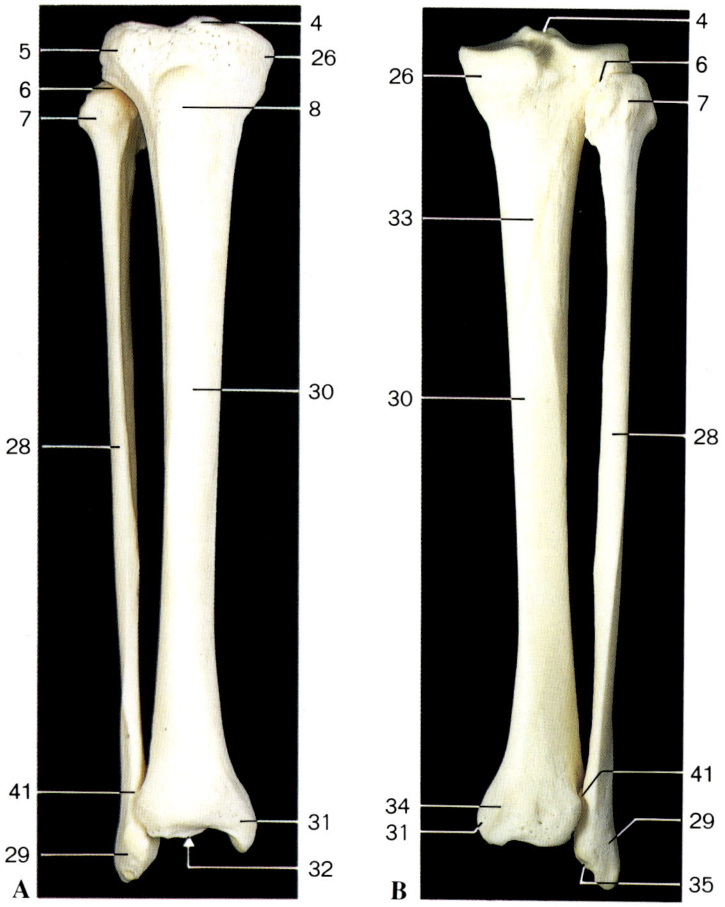

Fig. 4.40. Huesos de la pierna, tibia y peroné derechos, vistas anterior (A) y posterior (B).

1. **Fémur**
2. Rótula
3. Tubérculo supracondíleo externo del fémur
4. Espina de la tibia
5. Cóndilo externo de la tibia
6. Articulación peroneotibial proximal (superior)
7. Cabeza del peroné
8. Tuberosidad anterior de la tibia
9. **Peroné**
10. **Tibia**
11. Triángulo poplíteo
12. Fosa intercondílea del fémur
13. Cóndilo externo del fémur
14. Cápsula articular con bursa suprarrotuliana (subcuadricipital)
15. Tróclea femoral
16. Menisco externo (lateral)
17. Ligamento lateral externo (peroneo)
18. Cóndilo interno del fémur
19. Ligamento lateral interno (tibial)
20. Ligamento cruzado anterior
21. Menisco interno (medial)
22. Ligamento transverso (yugal) de la rodilla
23. Tendón rotuliano
24. Tendón común del sartorio, semitendinoso y recto interno del muslo (pata de ganso)
25. Ligamento cruzado posterior
26. Cóndilo interno de la tibia
27. Ligamento menisco femoral posterior
28. Diáfisis del peroné
29. Maléolo externo (peroneo)
30. Diáfisis de la tibia
31. Maléolo interno (tibial)
32. Superficie articular inferior de la tibia
33. Línea oblicua (del sóleo) de la tibia
34. Canal para el tendón del tibial posterior
35. Superficie articular maleolar del peroné

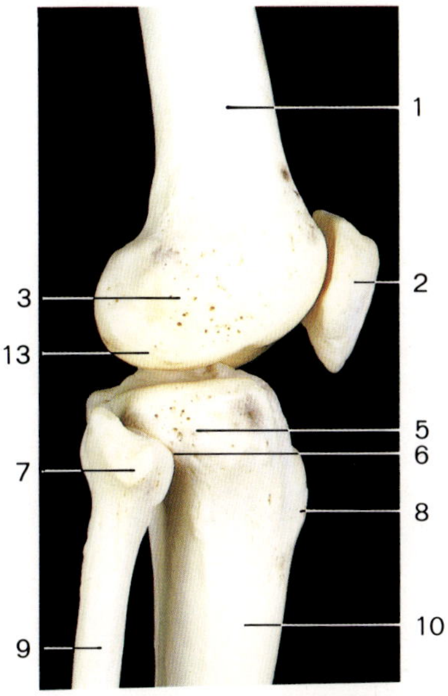

Fig. 4.41. **Huesos de la articulación de la rodilla derecha** (vista lateral).

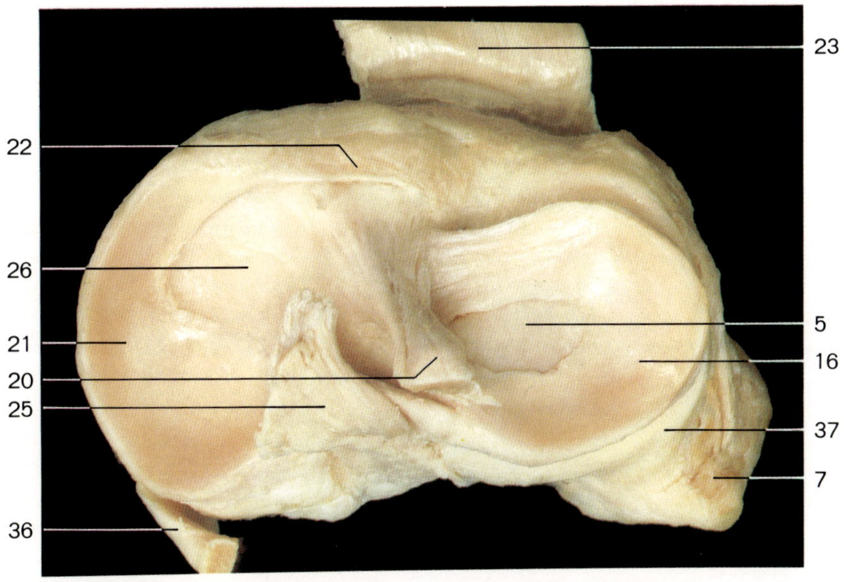

Fig. 4.42. Superficie articular de los meniscos tibiales y ligamentos cruzados derechos (vista superior). Borde anterior de la superfie articular tibial hacia arriba.

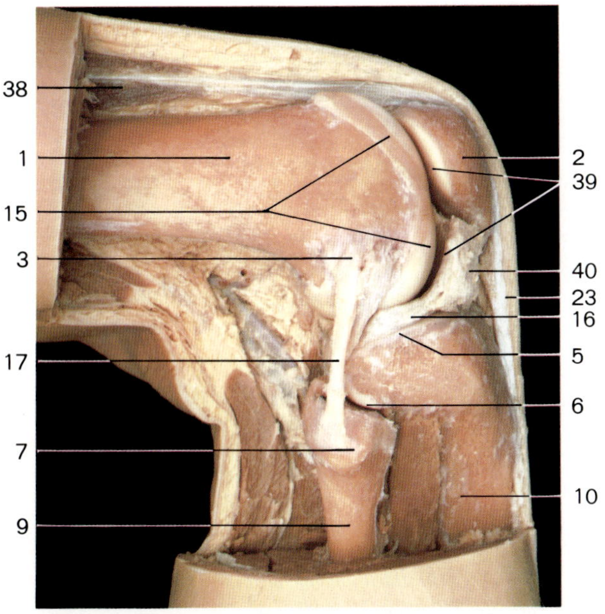

Fig. 4.43. Articulación de la rodilla y articulación peroneotibial superior derechas, con sus ligamentos. Nótese la localización del menisco externo.

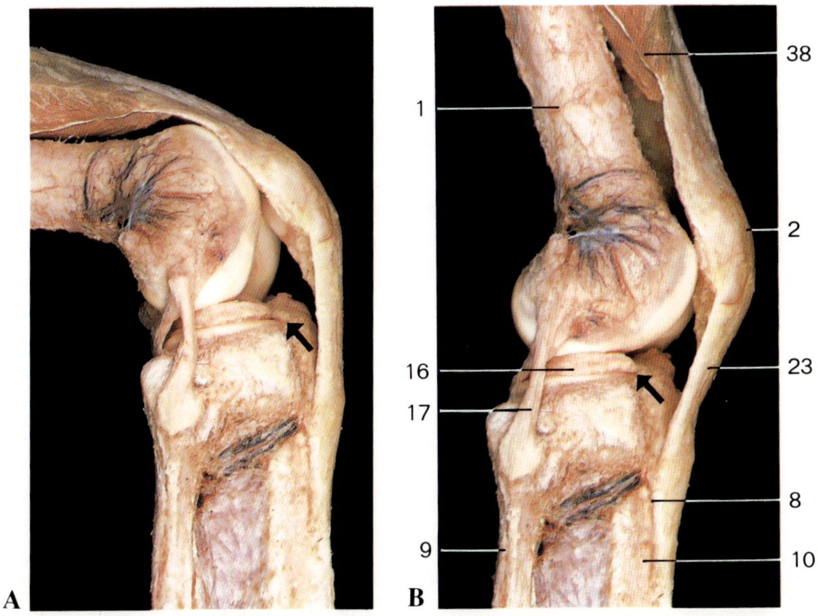

Fig. 4.44. Articulación de la rodilla derecha (vista lateral), con la pierna flexionada (A) y extendida (B). Con la flexión el menisco lateral se desliza hacia atrás (flechas).

36. Tendón del músculo semimembranoso
37. Inserción posterior a la cápsula articular de la rodilla
38. Músculo cuadríceps crural
39. Cavidad articular de la rodilla
40. Almohadilla grasa, infrarrotuliana
41. Articulación peroneotibial distal (inferior)

En la articulación de la rodilla, los dos anillos fibrocartilaginosos (meniscos) se insertan en la superficie articular superior de la tibia; así, forman una ceja ligeramente elevada para una mejor articulación con el extremo inferior del fémur. Esto se debe en parte a la concavidad irregular de la superficie articular inferior del fémur. Un par de ligamentos cruzados que se disponen longitudinal y oblicuamente en la articulación impiden que la tibia se desplace hacia adelante y hacia atrás, y alcanzan su máxima tensión cuando la articulación está extendida.

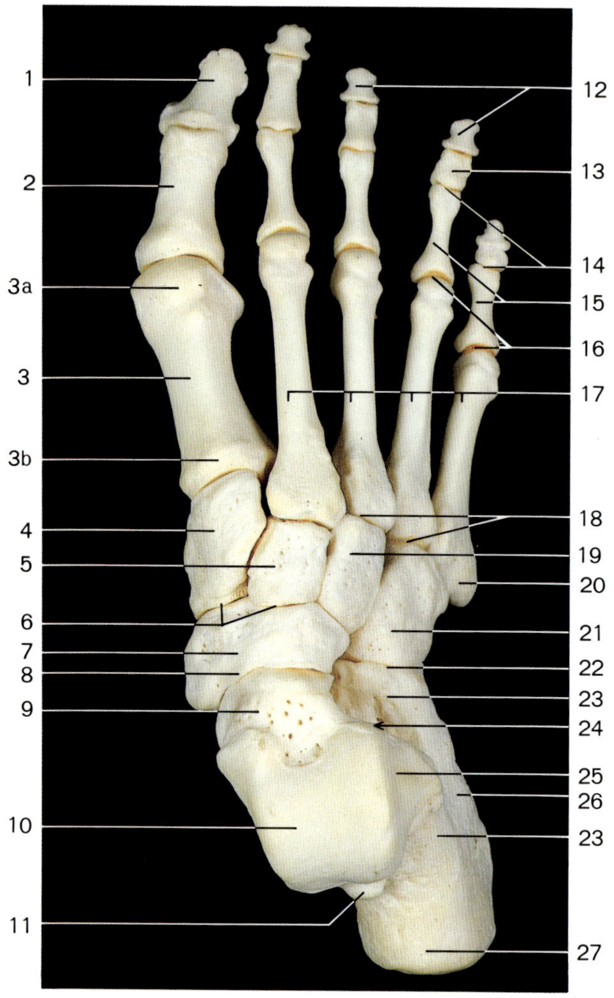

Fig. 4.45. Huesos del pie derecho (vista dorsal).

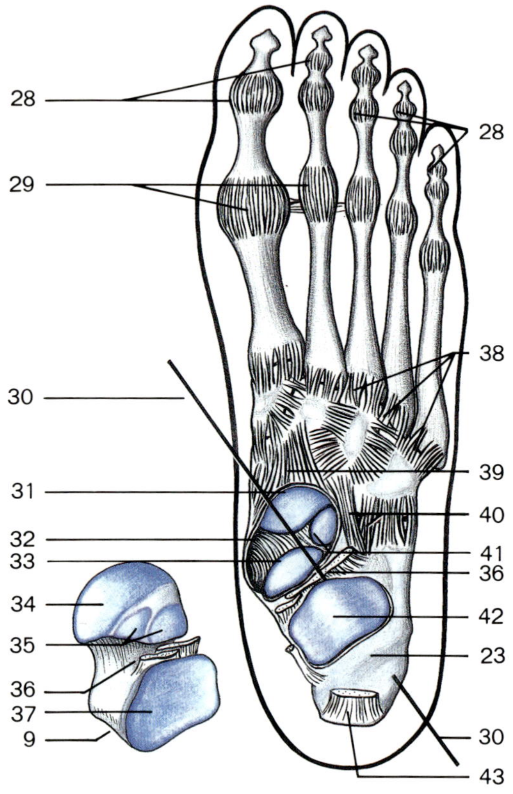

Fig. 4.46. Ligamentos del pie derecho y articulación astragalocalcaneoescafoidea (vista dorsal). El astrágalo se ha rotado para exponer las superficies articulares correspondientes de los tres huesos entre sí (diagrama esquemático).

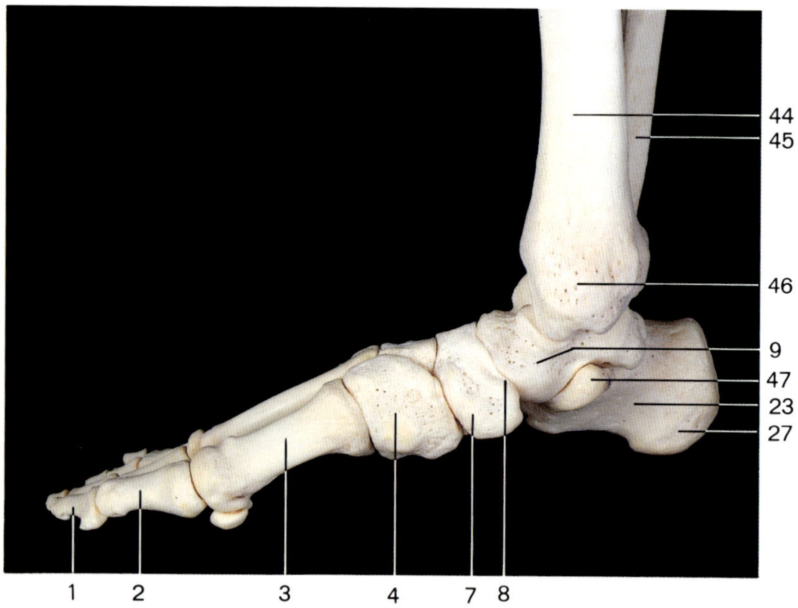

Fig. 4.47. Huesos del pie derecho (vista interna).

1. Falange distal del dedo grueso
2. Falange proximal del dedo grueso
3. Primer metatarsiano
   a. Cabeza
   b. Base
4. Primera cuña (interna)
5. Segunda cuña (media)
6. **Articulación escafoidocuneana**
7. Escafoides
8. **Articulación astragalocalcaneoescafoidea**
9. Astrágalo
10. Tróclea del astrágalo
11. Tubérculo posterior del astrágalo
12. Falanges distales
13. Falanges medias
14. **Articulaciones interfalángicas**
15. Falanges proximales
16. **Articulaciones metatarsofalángicas**
17. Segundo a quinto metatarsianos
18. **Articulaciones tarsometatarsianas**
19. Tercera cuña (externa)
20. Apófisis estiloides (tuberosidad) del quinto metatarsiano
21. Cuboides
22. **Articulación calcaneocuboidea**
23. Calcáneo
24. Seno del tarso
25. Superficie astragalina para el maléolo externo

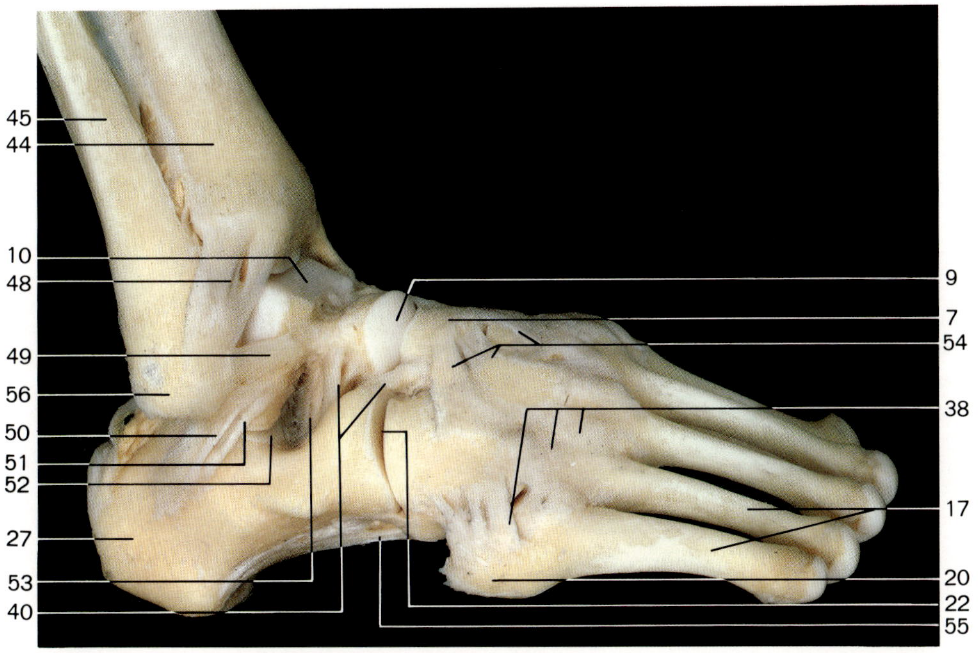

Fig. 4.48. Ligamentos del pie derecho (vista externa).

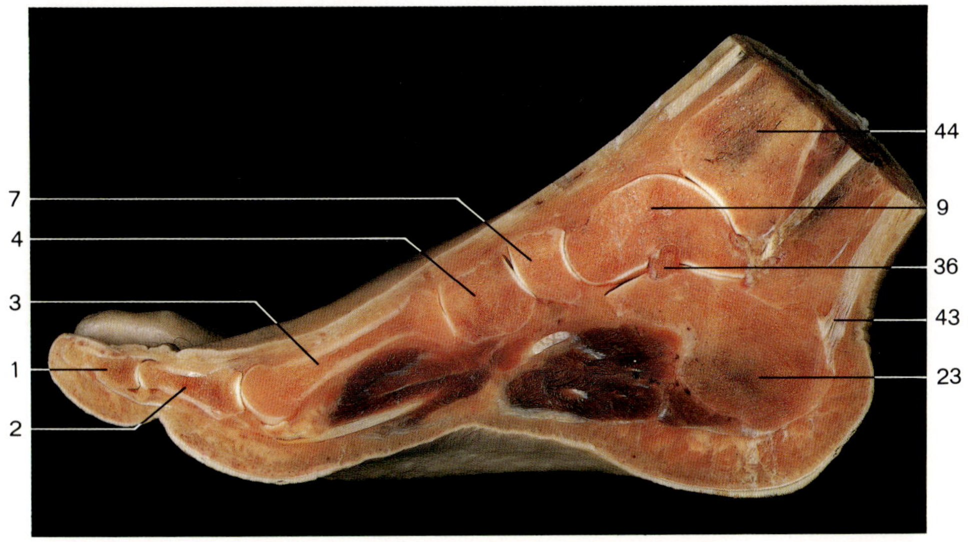

Fig. 4.49. Corte longitudinal del pie derecho a través del primer dedo.

26. Tubérculo externo del calcáneo
27. Tuberosidad calcánea
28. Cápsulas articulares interfalángicas
29. Cápsulas articulares metatarsofalángicas
30. Eje para el movimiento de inversión y eversión
31. Superficie articular del escafoides
32. Ligamento calcaneoescafoideo inferior (plantar)
33. Superficie articular anterointerna del calcáneo
34. Superficie articular para el escafoides de la cabeza del astrágalo
35. Superficie articular anterointerna del astrágalo
36. Ligamento interóseo astragalocalcáneo
37. Superficie articular posteroexterna del astrágalo
38. Ligamentos tarsometatarsianos dorsales
39. Ligamento astragaloescafoideo
40. Ligamento con Y (ligamento bifurcado)
41. Superficie articular anterointerna del calcáneo para el astrágalo
42. Superficie articular posteroexterna del calcáneo
43. Tendón de Aquiles
44. Tibia
45. Peroné
46. Maléolo interno de la tibia
47. Apófisis menor del calcáneo (*sustentaculum tali*)
48. Ligamento peroneotibial anterior (**articulación tibioperonea)**
49. Ligamento peroneoastragalino anterior
50. Ligamento peroneocalcáneo
51. Ligamento astragalocalcáneo externo
52. **Articulación subastragalina (astragalocalcánea)**
53. Ligamento interóseo calcaneoastragalino
54. Ligamentos escafoidocuneanos dorsales
55. Hoja superficial del ligamento calcaneocuboideo inferior
56. Maléolo externo (peroneo)

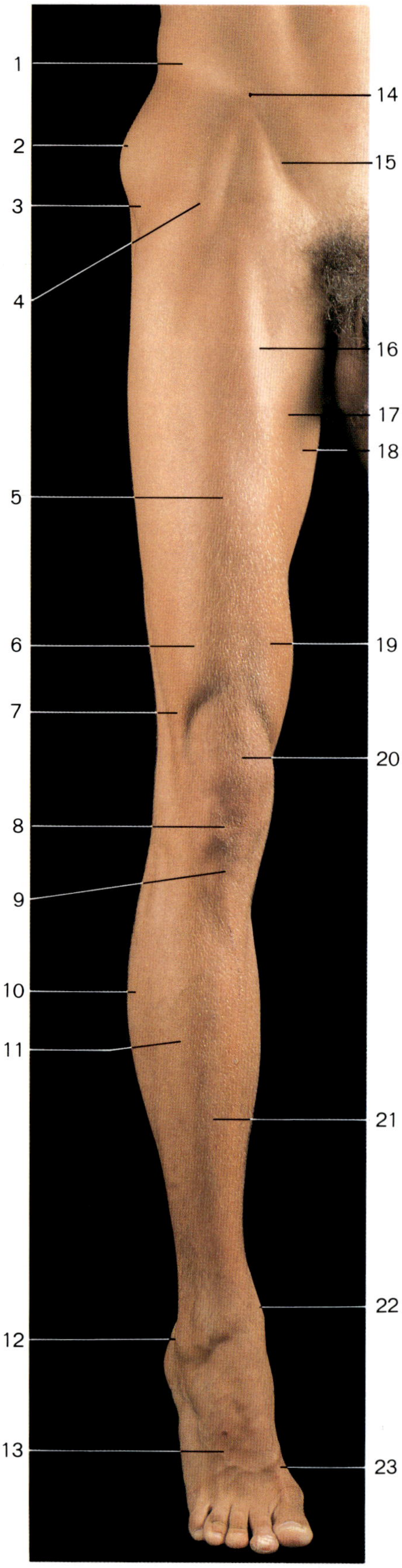

Fig. 4.50. Anatomía de la superficie de la extremidad inferior (vista anterior).

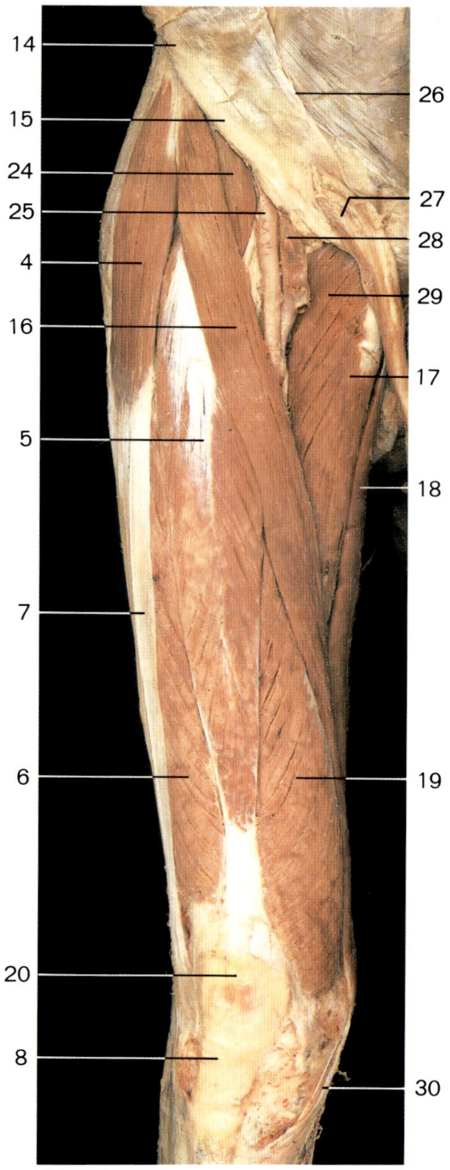

Fig. 4.51. Músculos extensores y aductores del muslo derecho (vista anterior).

1. Cresta ilíaca
2. Glúteo mediano
3. Trocánter mayor del fémur
4. Tensor de la *fascia lata*
5. Recto anterior del muslo
6. Vasto externo
7. Banda iliotibial
8. Tendón rotuliano
9. Tuberosidad anterior de la tibia
10. Gemelo externo
11. Tibial anterior
12. Maléolo externo (peroneo)
13. Arco venoso dorsal del pie
14. Espina ilíaca anterosuperior

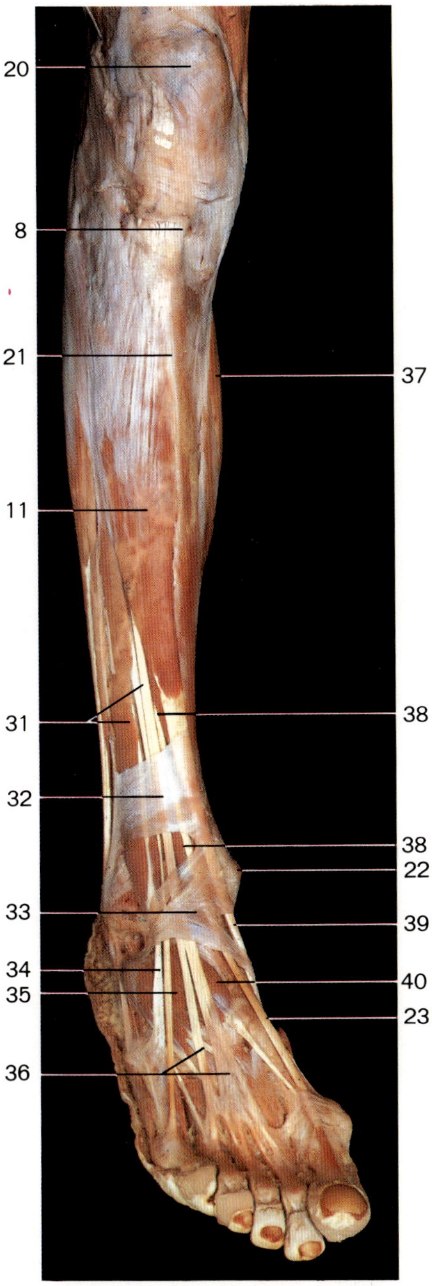

Fig. 4.52. **Músculos extensores de la pierna y pie derechos** (vista oblicua anterolateral).

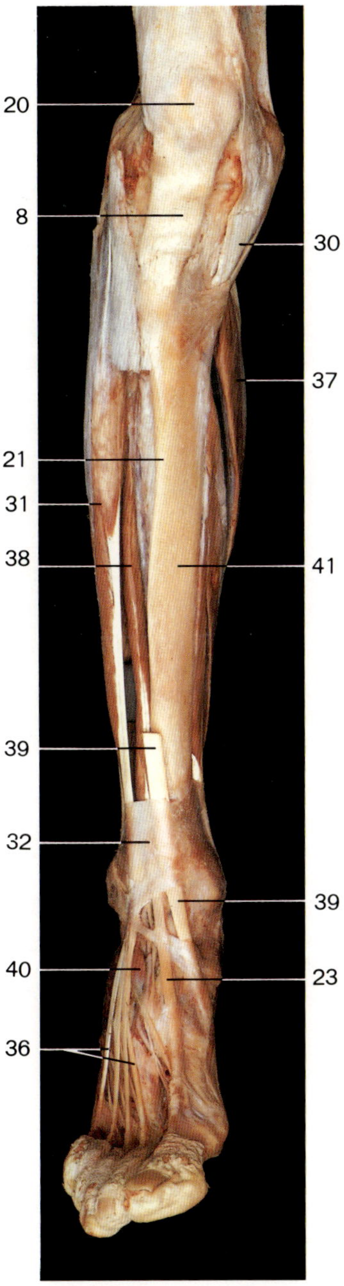

Fig. 4.53. Músculos extensores de la pierna y pie derechos (vista anterior). Se ha seccionado el tibial anterior.

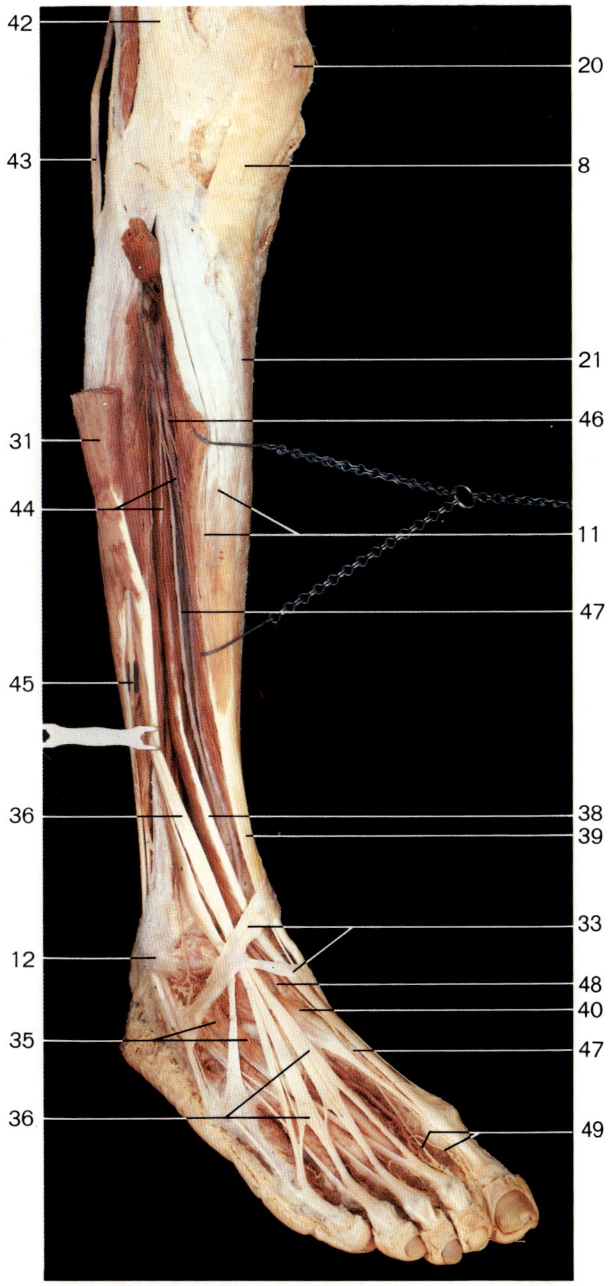

Fig. 4.54. Pierna y dorso del pie derechos, capa media (vista oblicua anterior). El extersor común de los dedos ha sido seccionado y separado lateralmente.

15. Arco crural
16. Sartorio
17. Aductor mediano
18. Recto interno del muslo
19. Vasto interno
20. Rótula
21. Borde anterior de la tibia
22. Maléolo interno (tibial)
23. Tendón del extensor propio del dedo gordo
24. Psoasilíaco
25. Arteria femoral
26. Aponeurosis del oblicuo mayor del abdomen
27. Cordón espermático
28. Vena femoral
29. Pectíneo
30. Tendón común del sartorio, semitendinoso y recto interno del muslo (pata de ganso)
31. Extensor común de los dedos
32. Retináculo extensor superior
33. Retináculo extensor inferior
34. Tendón del peroneo anterior
35. Extensor corto de los dedos (pedio)
36. Tendones del extensor común de los dedos
37. Sóleo
38. Extensor propio del dedo grueso
39. Tendón del tibial anterior
40. Extensor corto del dedo grueso (parte del pedio)
41. Tibia
42. Tendón del bíceps crural
43. Nervio ciático poplíteo externo
44. Ramas musculares del nervio tibial anterior
45. Nervio musculocutáneo
46. Arteria tibial anterior
47. Nervio tibial anterior
48. **Arteria dorsal del pie (pedia)**
49. **Nervios dorsales de los dedos (ramas terminales del nervio pedio)**

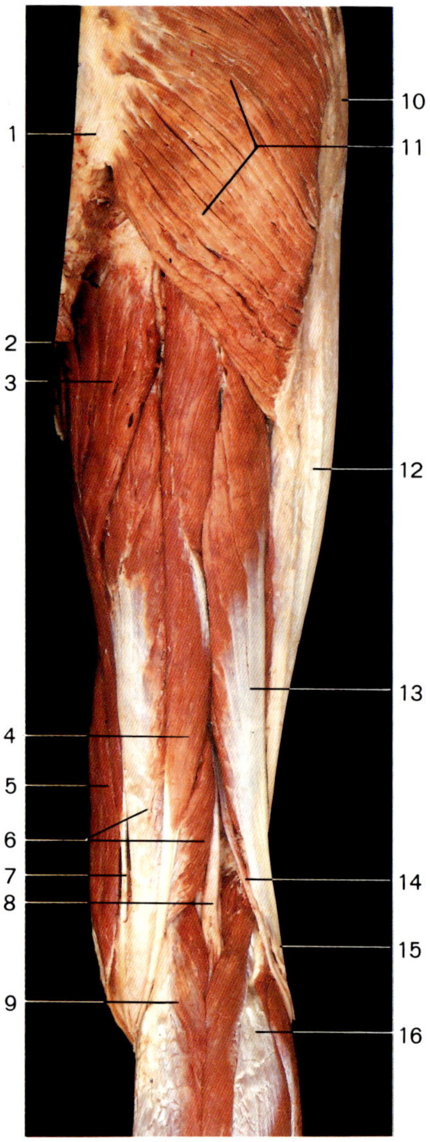

Fig. 4.55. **Músculos posteriores del muslo derecho, capa superficial** (vista posterior).

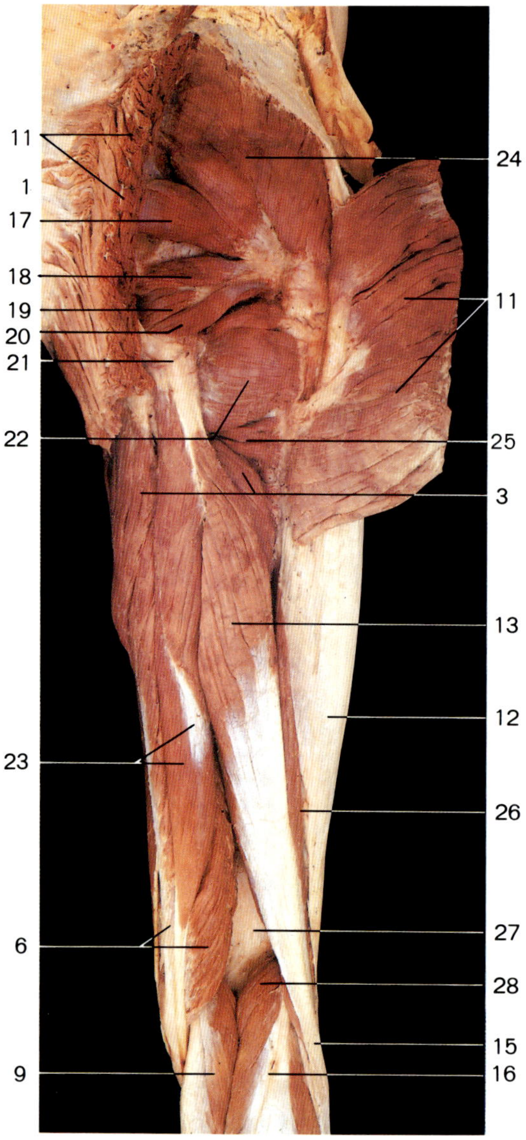

Fig. 4.56. Músculos posteriores del muslo derecho (vista posterior). El glúteo mayor ha sido seccionado y separado.

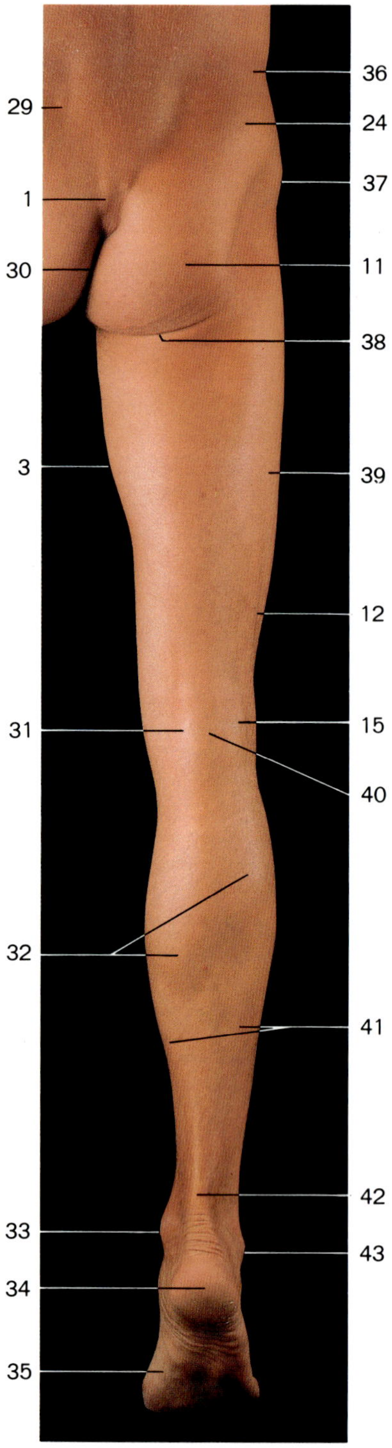

Fig. 4.57. Anatomía superficial de la extremidad inferior (vista posterior).

1. Cóccix
2. Ano
3. Aductor mayor
4. Semitendinoso
5. Sartorio
6. Semimembranoso
7. Tendón del recto interno del muslo
8. Nervio ciático poplíteo interno
9. Gemelo interno
10. Tensor de la *fascia lata*
11. Glúteo mayor
12. Banda iliotibial
13. Porción larga del bíceps crural
14. Nervio ciático poplíteo externo
15. Tendón del bíceps crural
16. Gemelo externo
17. Piramidal de la pelvis
18. Gémino superior
19. Obturador interno
20. Gémino inferior
21. Tuberosidad isquiática
22. Cuadrado crural
23. Semitendinoso con tendón intermedio
24. Glúteo mediano
25. Aductor menor
26. Porción corta del bíceps crural
27. Triángulo poplíteo del fémur
28. Plantar delgado
29. Espina ilíaca posterosuperior
30. Pliegue interglúteo
31. Tendones del semitendinoso y semimembranoso
32. Gemelos
33. Maléolo interno (tibial)
34. Calcáneo
35. Aductor del dedo grueso
36. Cresta ilíaca
37. Trocánter mayor del fémur
38. Pliegue glúteo
39. Vasto externo
40. Fosa poplítea
41. Sóleo
42. Tendón de Aquiles
43. Maléolo externo (peroneo)

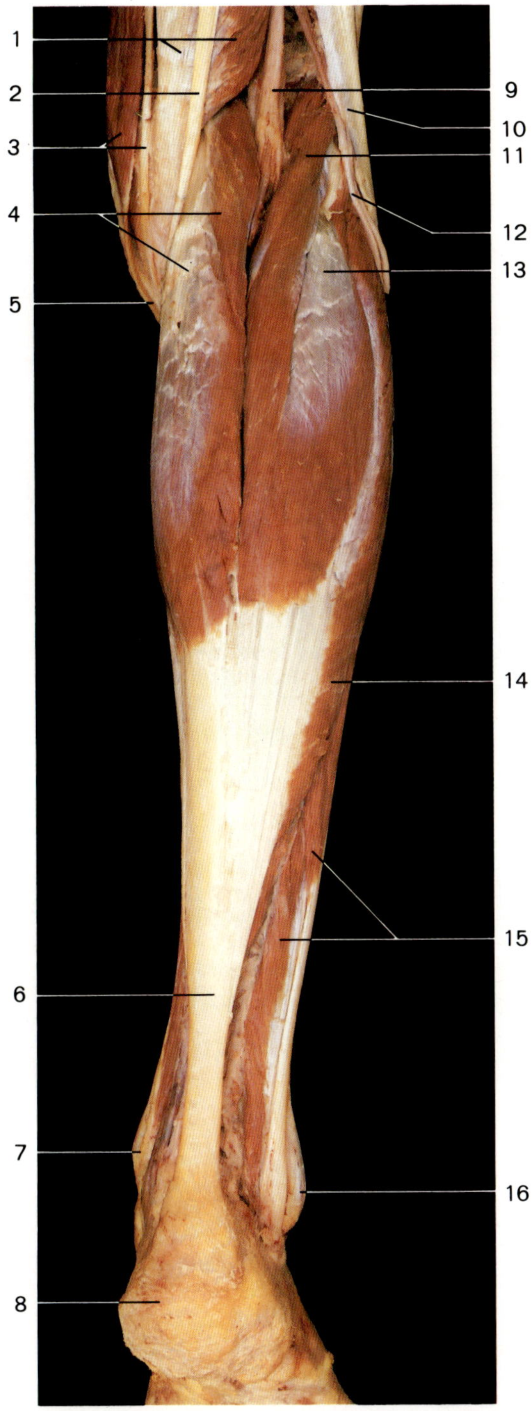

Fig. 4.58. Músculos flexores de la pierna derecha (vista posterior).

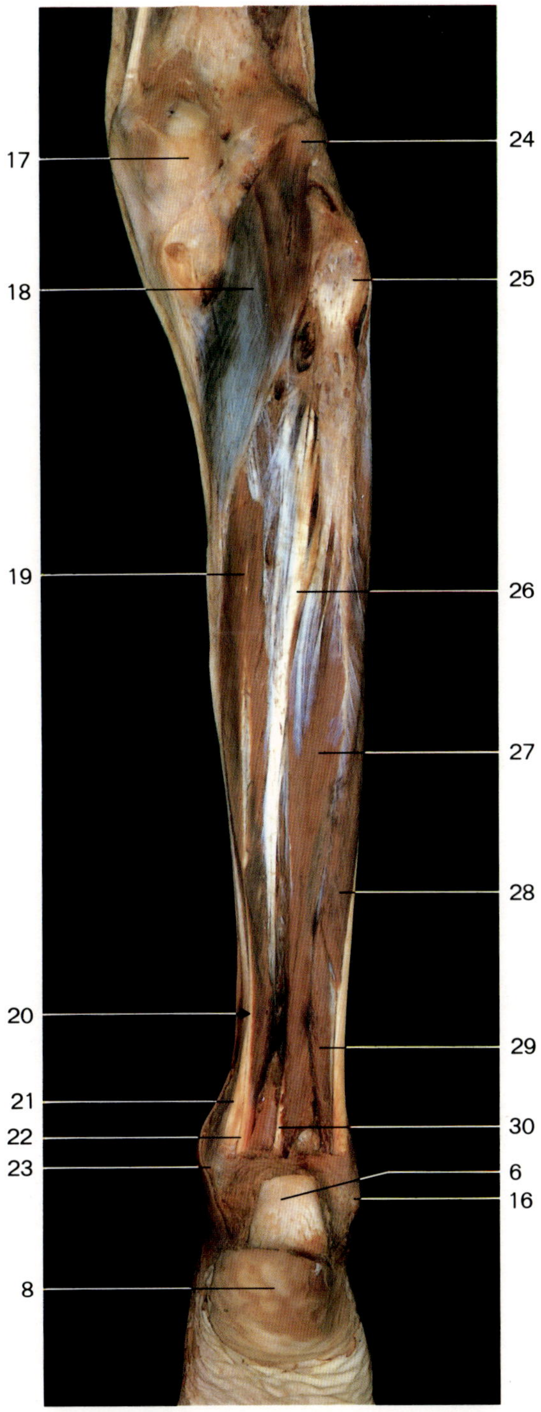

Fig. 4.59. Flexores profundos de la pierna derecha (vista posterior).

1. Semimembranoso
2. Semitendinoso
3. Sartorio y tendón del recto interno del muslo
4. Gemelo interno
5. Tendón común del sartorio, semitendinoso y recto interno del muslo (pata de ganso)
6. Tendón de Aquiles
7. Maléolo interno (tibial)
8. Tuberosidad del calcáneo
9. Nervio ciático poplíteo interno
10. Bíceps crural
11. Plantar delgado
12. Nervio ciático poplíteo externo
13. Gemelo externo
14. Sóleo
15. Peroneos laterales largo y corto
16. Maléolo externo (peroneo)
17. Cóndilo interno del fémur
18. Poplíteo
19. Flexor común de los dedos
20. Cruce de tendones en la pierna (tibial posterior y flexor común de los dedos)
21. Tendón del tibial posterior
22. Tendón del flexor común de los dedos
23. Maléolo interno
24. Cóndilo externo del fémur
25. Cabeza del peroné
26. Tibial posterior
27. Flexor largo del dedo grueso
28. Peroneo lateral largo
29. Peroneo lateral corto
30. Tendón del flexor largo del dedo grueso

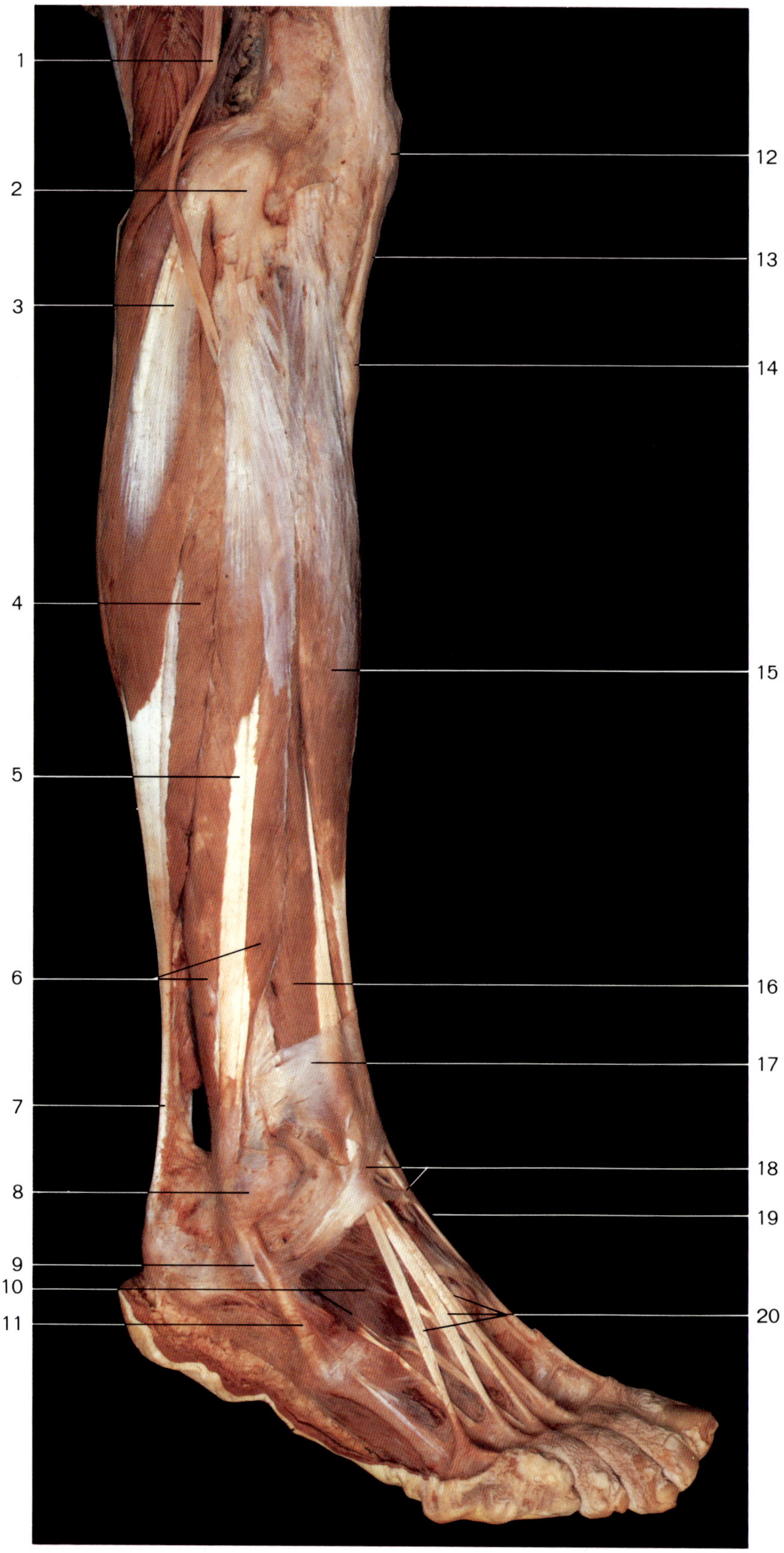

1. Nervio ciático poplíteo externo
2. Cabeza del peroné
3. Gemelo externo
4. Sóleo
5. Peroneo lateral largo
6. Peroneo lateral corto
7. Tendón de Aquiles
8. Maléolo externo (peroneo)
9. Tendón del peroneo lateral largo
10. Músculo pedio
11. Tendón del peroneo lateral corto
12. Rótula
13. Tendón rotuliano
14. Tuberosidad de la tibia
15. Tibial anterior
16. Extensor común de los dedos
17. Retináculo extensor superior
18. Retináculo extensor inferior
19. Tendón del extensor largo del dedo grueso
20. Tendones del extensor común de los dedos
21. Cóndilo interno del fémur
22. Tibia
23. Flexor común de los dedos
24. Cruce de tendones en la pierna (tibial posterior y flexor común de los dedos)
25. Tendón del tibial posterior
26. Aductor del dedo gordo
27. Tendón del flexor largo del dedo grueso
28. Cóndilo externo del fémur
29. Tibial posterior
30. Tendón del flexor común de los dedos
31. Retináculo flexor
32. Tuberosidad del calcáneo
33. Cruce de tendones en la planta (flexor común de los dedos y flexor largo del dedo grueso)
34. Accesorio del flexor común de los dedos (cuadrado carnoso de Sylvio)
35. Tendones del flexor corto plantar
36. Músculo lumbrical
37. Flexor corto del dedo pequeño
38. Flexor corto plantar
39. Abductor del dedo pequeño
40. Flexor corto del dedo grueso
41. Aponeurosis plantar (seccionada)
42. Interóseas dorsales
43. Interóseas plantares
44. Abductor del dedo pequeño
45. Apófisis estiloides (tuberosidad) del quinto metatarsiano
46. Hoja superficial del ligamento calcaneocuboideo inferior

Fig. 4.60. Músculos de la pierna y el pie (pierna derecha, vista lateral).

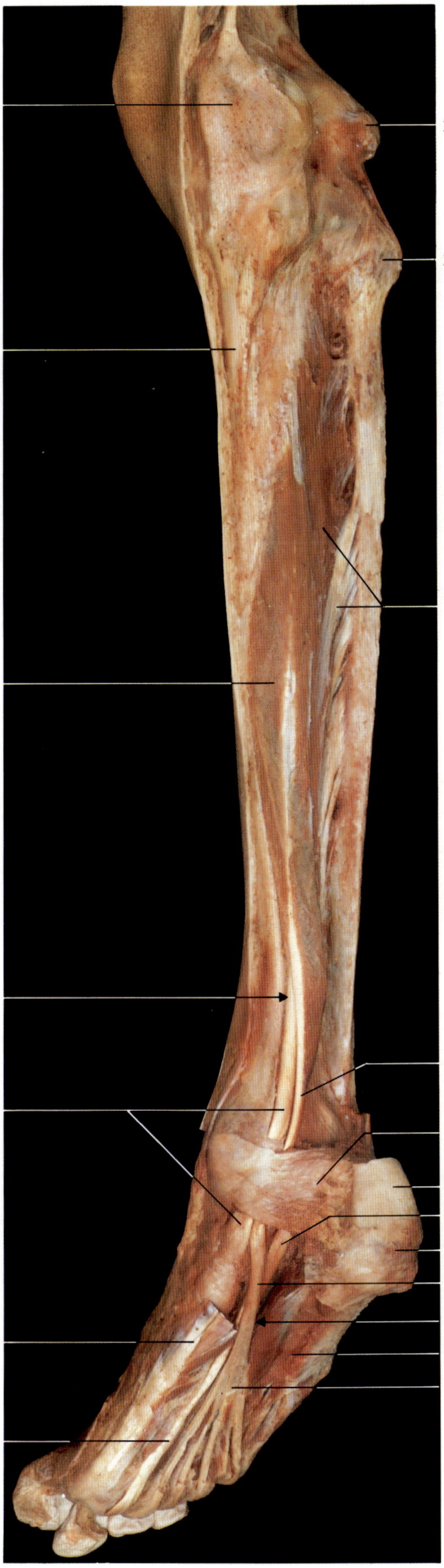

Fig. 4.61. **Flexores profundos de la pierna y el pie** (pierna derecha, vista oblicua posterointerna). Se han resecado el flexor corto plantar y el flexor largo del dedo grueso.

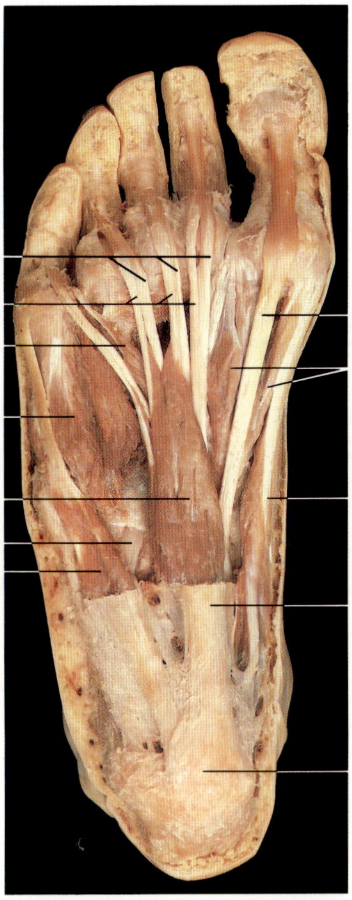

Fig. 4.62. Músculos de la planta del pie, capa superficial (vista inferior). Se han resecado la aponeurosis plantar y la fascia de los músculos superficiales.

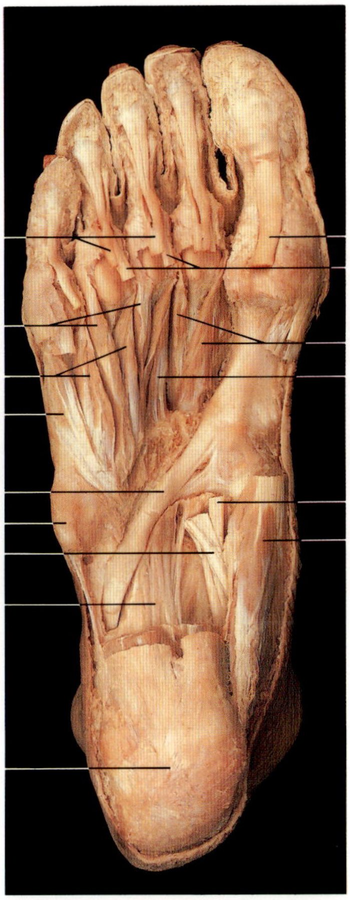

Fig. 4.63. Músculos de la planta del pie, capa más profunda (vista inferior). Se han expuesto los músculos interóseos y el canal para el tendón del peroneo lateral largo.

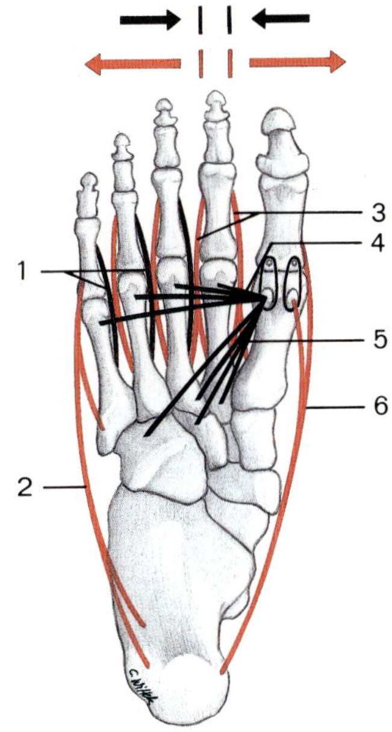

1. Interóseos plantares (negro)
2. Abductor del dedo pequeño (rojo)
3. Interóseos dorsales (rojo)
4. Fascículo transverso del aductor del dedo grueso (negro)
5. Fascículo oblicuo del aductor del dedo grueso (negro)
6. Abductor del dedo grueso (rojo)

Fig. 4.64. Disposición de los músculos aductores y abductores del pie (diagrama esquemático).
Flechas rojas: Abducción
Flechas negras: Aducción

Nota de traducción: En la figura 4.64 se ha mantenido la versión original en inglés en la que se utiliza el eje del pie (segundo dedo) como punto de referencia para los movimientos de aducción y abducción, afectando la denominación de los músculos del dedo grueso (el aductor pasa a ser abductor y viceversa), en el resto de las ilustraciones la denominación de aductor y abductor se hace en base al eje medio del cuerpo.

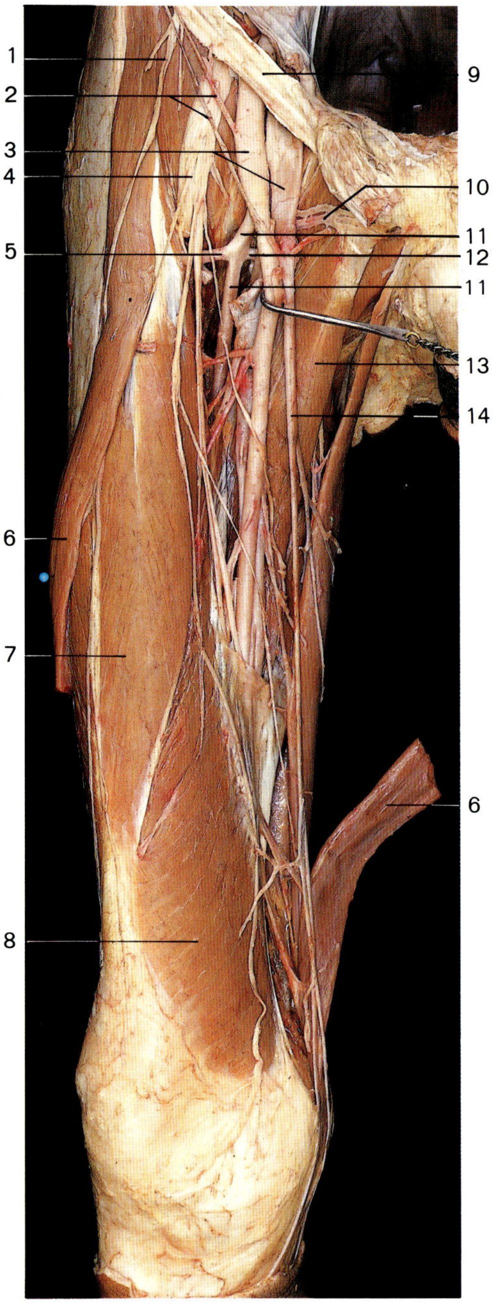

Fig. 4.65. Arterias principales del muslo derecho (vista anterior). Se eliminó parte de la vena femoral para exponer la arteria femoral profunda.

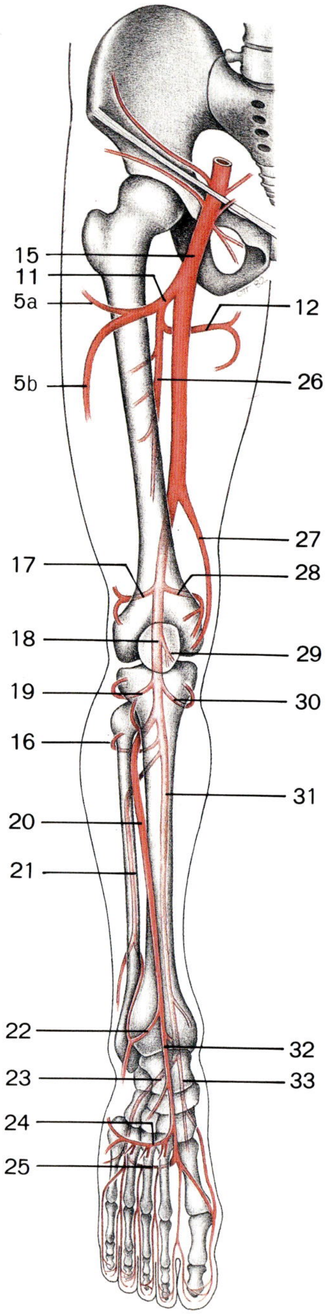

Fig. 4.66. Arterias principales de la extremidad inferior derecha (diagrama esquemático). (Vista anterior).

1. Nervio femorocutáneo
2. Arterias circunflejas ilíacas externas
3. Arteria y vena femorales
4. Nervio crural
5. Arteria circunfleja femoral externa
   a. Rama ascendente
   b. Rama descendente
6. Sartorio (seccionado)
7. Recto anterior del muslo
8. Vasto interno
9. Arco crural
10. Arteria y vena pudendas externas
11. Arteria femoral profunda
12. Arteria circunfleja femoral interna
13. Aductor mediano
14. Vena safena interna
15. Arteria femoral
16. Arteria recurrente tibial posterior
17. Arteria genicular externa superior
18. Arteria poplítea
19. Arteria genicular externa inferior
20. Arteria tibial anterior
21. Arteria peronea
22. Arteria maleolar externa
23. Arteria plantar externa
24. Arco dorsal con arterias metatarsianas dorsales
25. Arco plantar con arterias metatarsianas plantares
26. Arteria femoral profunda con arterias perforantes
27. Arteria anastomótica magna
28. Arteria genicular interna superior
29. Arteria genicular media
30. Arteria genicular interna inferior
31. Arteria tibial posterior
32. Arteria pedia
33. Arteria plantar interna

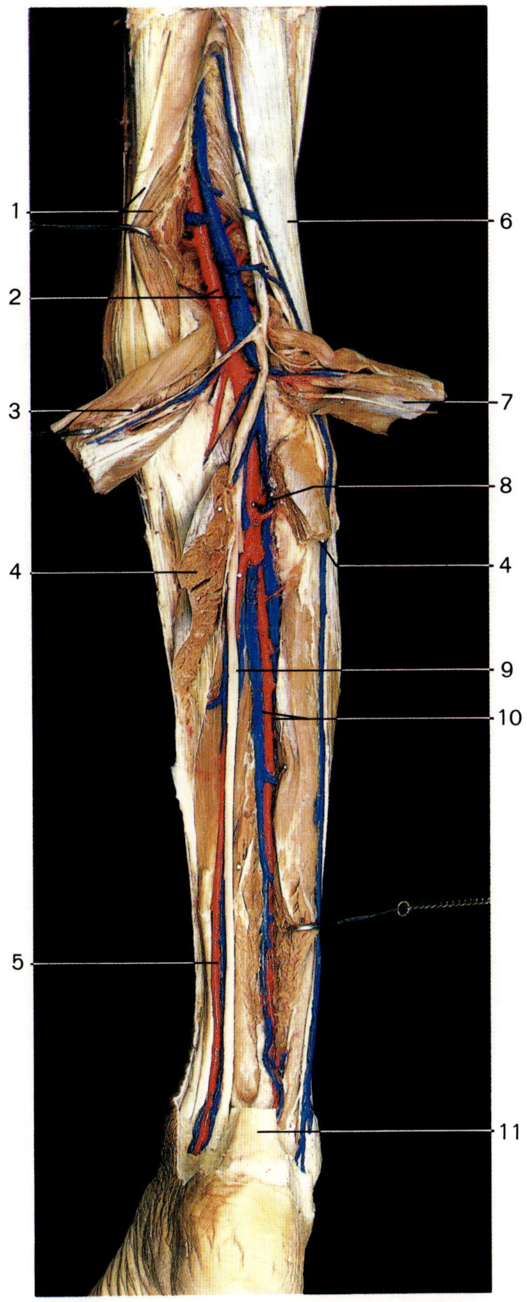

Fig. 4.67. Fosa poplítea derecha y arterias de la pierna (vista posterior).

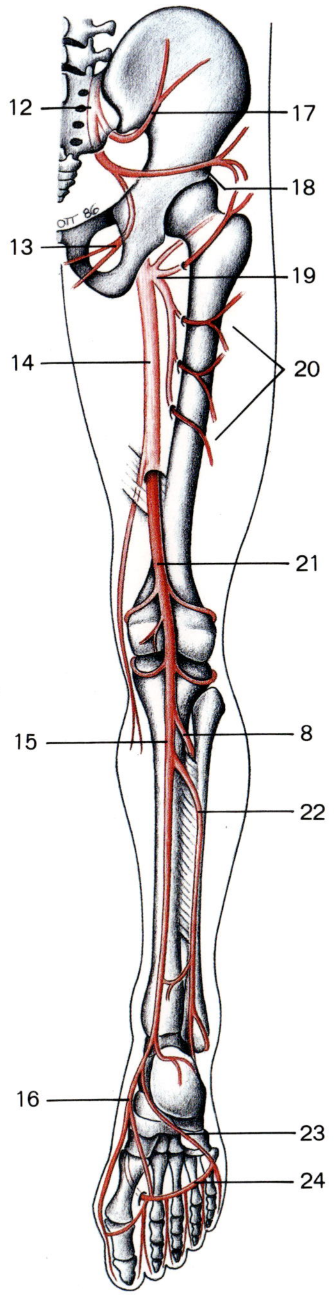

Fig. 4.68. Arterias de la extremidad inferior derecha, vista posterior (diagrama esquemático).

1. Semitendinoso, semimembranoso
2. Arteria y vena poplíteas
3. Gemelo interno (seccionado)
4. Sóleo
5. Arteria y vena tibiales posteriores
6. Bíceps crural
7. Gemelo externo (seccionado)
8. Arteria tibial anterior
9. Nervio tibial posterior
10. Arteria y vena peroneas
11. Tendón de Aquiles (seccionado)
12. Arteria ilíaca interna
13. Arteria obturatriz
14. Arteria femoral
15. Arteria tibial posterior
16. Arteria plantar interna
17. Arteria glútea
18. Arteria isquiática
19. Arteria femoral profunda
20. Arterias perforantes
21. Arteria poplítea
22. Arteria peronea
23. Arteria plantar externa
24. Arco plantar

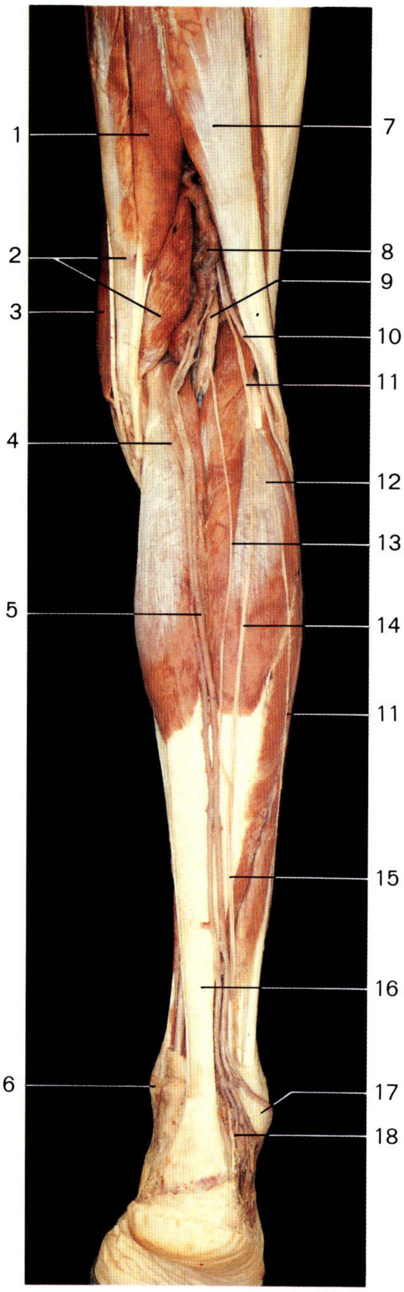

Fig. 4.69. Nervios y venas cutáneas de la pierna y pie derechos (vista posterior). Se han resecado la fascia crural y la fascia de los músculos.

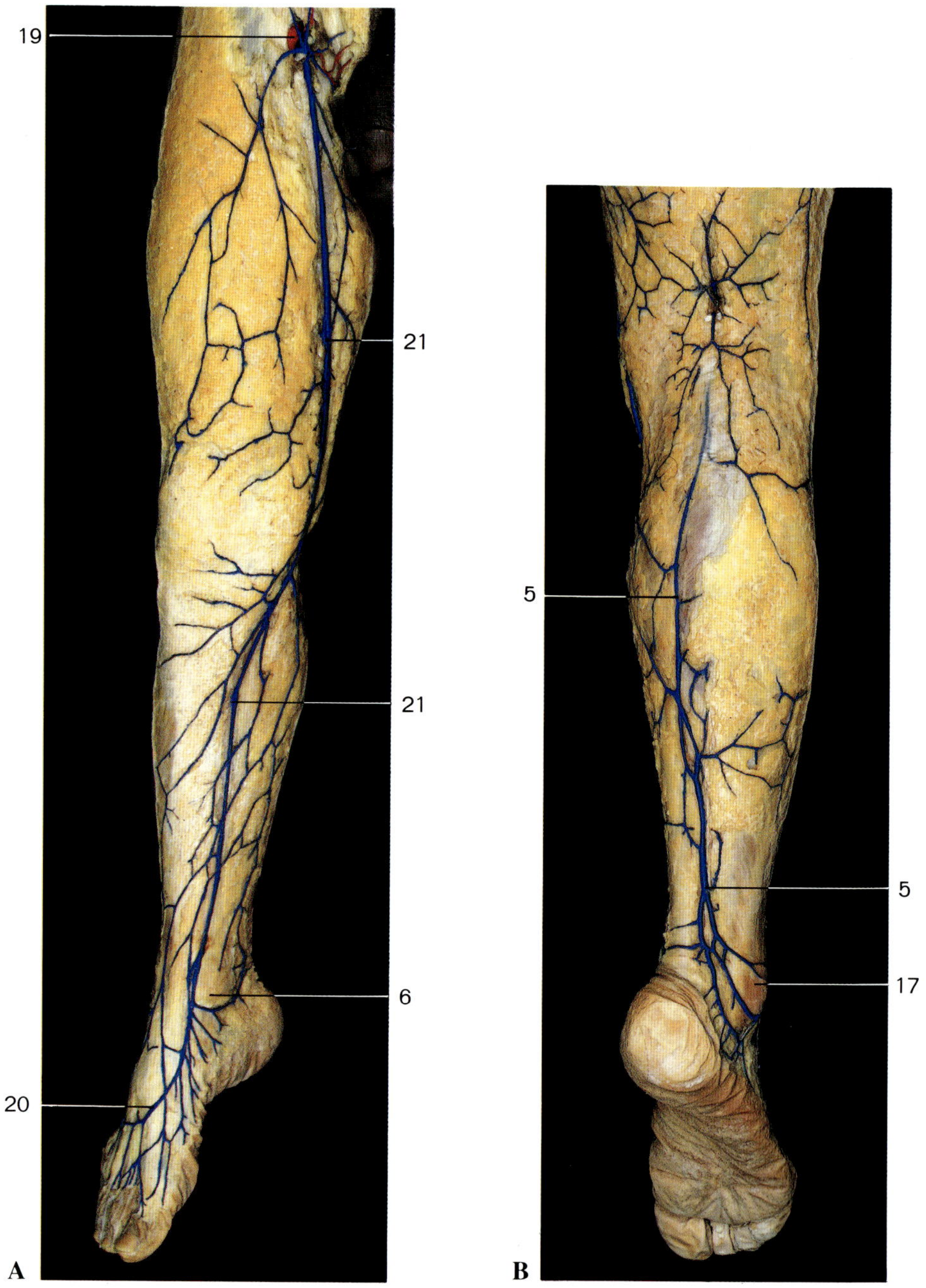

Fig. 4.70. Venas superficiales de la extremidad inferior derecha en vistas anterointerna (A) y posterior (B). Las venas han sido inyectadas con solución azul.

1. Semitendinoso
2. Semimembranoso
3. Sartorio
4. Gemelo interno
5. Vena safena externa (menor)
6. Maléolo interno (tibial)
7. Bíceps crural
8. Varicosidad en vena (patológica)
9. Nervio ciático poplíteo interno
10. Nervio ciático poplíteo externo
11. Nervio musculocutáneo
12. Gemelo externo
13. Nervio safeno externo
14. Nervio accesorio del safeno externo
15. Nervio safeno externo
16. Tendón de Aquiles
17. Maléolo externo (peroneo)
18. Ramas calcáneas externas del nervio safeno externo
19. Desembocadura de la safena interna en la vena femoral
20. Plexo venoso dorsal del pie
21. Vena safena interna (mayor)

Las venas safenas son venas cutáneas, sin arterias que las acompañen, y drenan en la vena femoral. La congestión puede ocurrir en la extremidad inferior como consecuencia de una baja presión venosa y por la acción de la gravedad; lo cual provoca venas varicosas.

El nervio ciático, el nervio más grueso y largo del cuerpo, sigue un trayecto de más de un metro para inervar los músculos coxales externos, los músculos perineales y los músculos y piel de la cara posterior de la extremidad inferior.

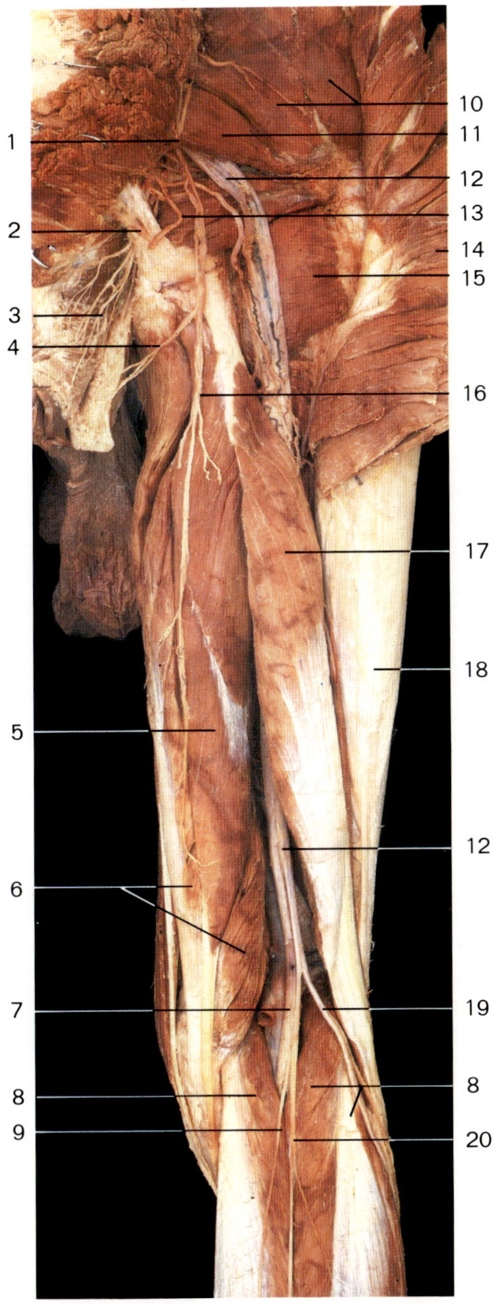

Fig. 4.71. Región femoral posterior y región glútea (lado derecho, vista posterior). El glúteo mayor ha sido seccionado y separado.

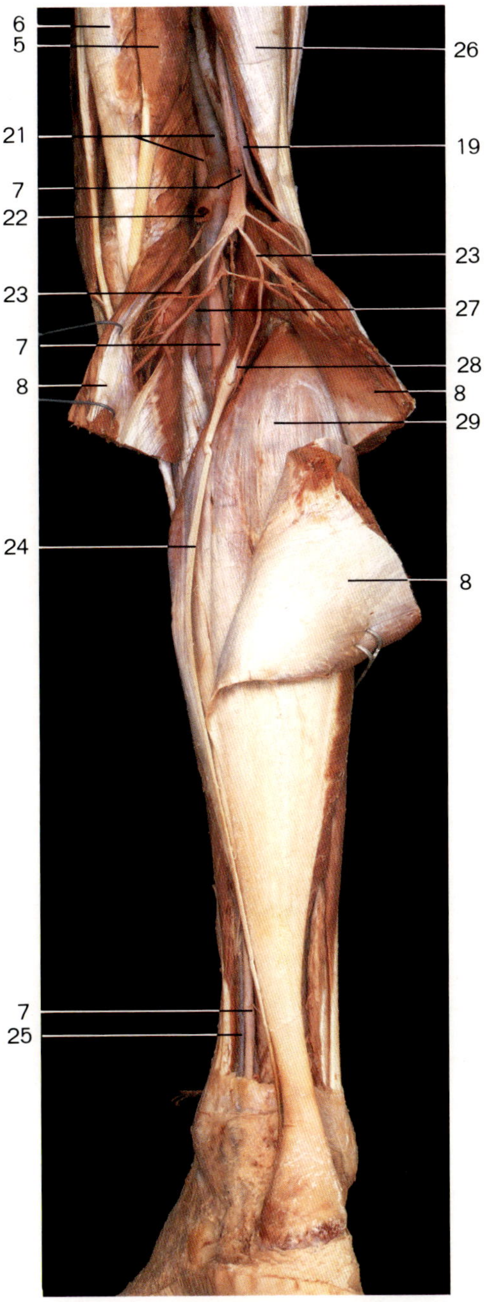

Fig. 4.72. Fosa poplítea derecha (capa media) y extremidad inferior (vista posterior). Se han retirado las venas y nervios cutáneos y se han seccionado los gemelos.

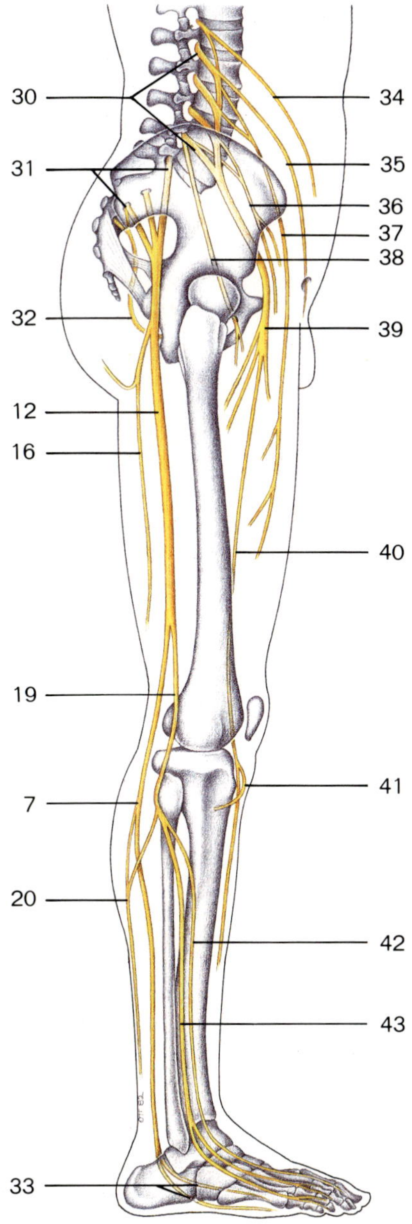

Fig. 4.73. Nervios de la extremidad inferior derecha, vista lateral (diagrama esquemático).

1. Nervio glúteo inferior
2. Ligamento sacrociático mayor
3. Ramas anales del nervio pudendo interno
4. Rama perineal del nervio cutáneo posterior del muslo
5. Semitendinoso
6. Semimembranoso
7. **Nervio ciático poplíteo interno**
8. Gemelos interno y externo, plantar delgado
9. Nervio safeno externo (rama interna)
10. Glúteo mediano
11. Piramidal de la pelvis
12. **Nervio ciático**
13. Arteria isquiática
14. Glúteo mayor
15. Cuadrado crural
16. Nervio cutáneo posterior del muslo
17. Porción larga del bíceps crural
18. Banda iliotibial
19. **Nervio ciático poplíteo externo**
20. Nervio safeno externo (rama externa)
21. Arteria y vena poplíteas
22. Vena safena externa (seccionada)
23. Ramas musculares del nervio ciático poplíteo interno
24. Tendón del plantar delgado
25. Arteria tibial posterior
26. Bíceps crural
27. Arterias gemelas
28. Plantar delgado
29. Sóleo
30. Plexo lumbar (T12; L1-L4)
31. Plexo sacro (L4-L5; S1-S4)
32. **Nervio pudendo interno**
33. Nervios plantares interno y externo
34. Nervio abdominogenital mayor (iliohipogástrico)
35. Nervio abdominogenital menor (ilioinguinal)
36. Nervio genitocrural
37. Nervio femorocutáneo
38. Nervio obturador
39. **Nervio crural**
40. Nervio safeno interno
41. Rama infrarrotuliana del nervio safeno interno
42. **Nervio tibial anterior**
43. **Nervio musculocutáneo**

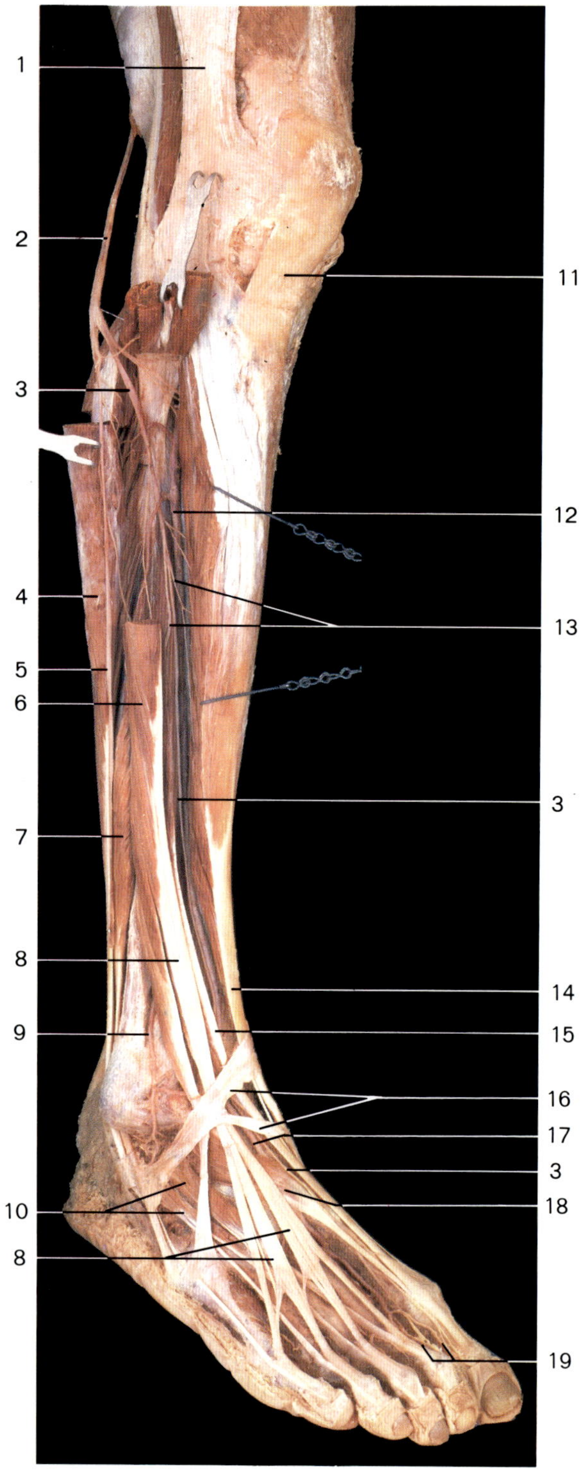

Fig. 4.74. Pierna y dorso del pie derechos, capa profunda (vista oblicua). El extensor común de los dedos y el peroneo lateral largo han sido seccionados y separados. Se ha elevado el nervio ciático poplíteo externo para mostrar su trayecto alrededor de la cabeza del peroné.

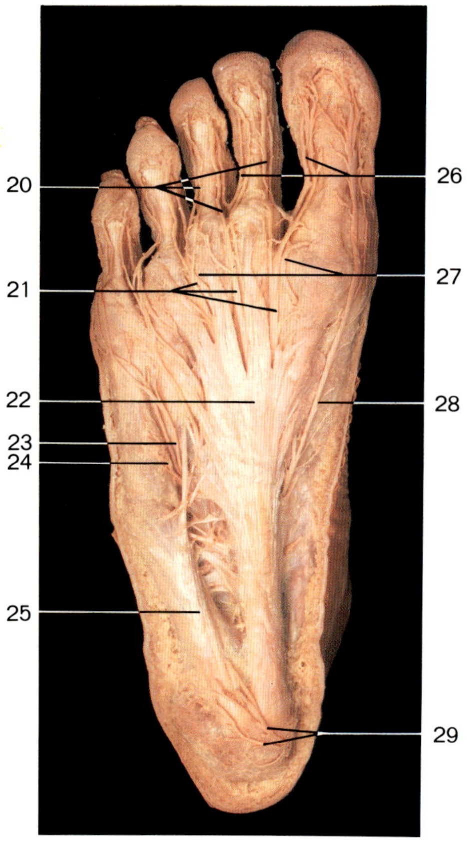

Fig. 4.75. Planta del pie derecho, capa superficial (vista inferior); disección de los vasos y nervios cutáneos.

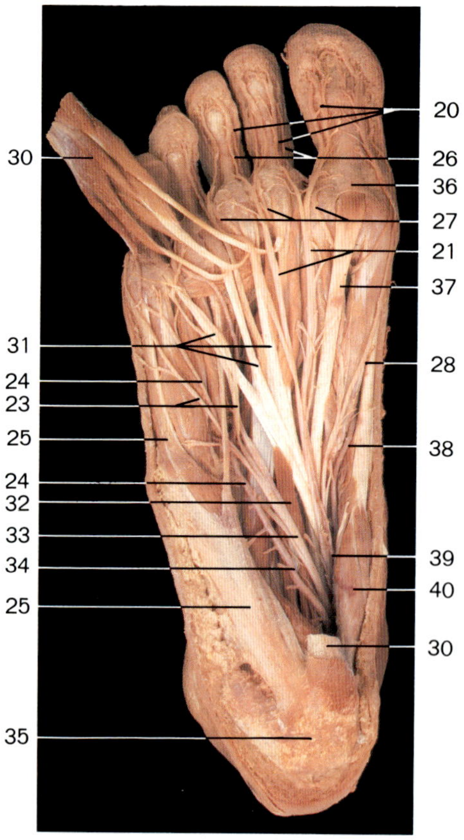

Fig. 4.76. Planta del pie derecho; capa media (vista inferior); disección de vasos y nervios. El flexor plantar corto ha sido seccionado y separado hacia adelante.

1. Tendón del bíceps crural
2. **Nervio ciático poplíteo externo**
3. **Nervio tibial anterior**
4. Peroneo lateral largo (seccionado)
5. Nervio musculocutáneo
6. Extensor común de los dedos (seccionado)
7. Peroneo lateral corto
8. Tendón del extensor común de los dedos
9. Arteria maleolar externa anterior
10. Músculo pedio
11. Tendón rotuliano
12. **Arteria tibial anterior**
13. Ramas musculares del nervio tibial anterior
14. Tendón del tibial anterior
15. Extensor largo del dedo grueso
16. Retináculo extensor
17. **Arteria pedia**
18. Extensor corto del dedo grueso (parte del pedio)
19. Nervios dorsales de los dedos (ramas terminales del nervio pedio)
20. Nervios colaterales plantares de los dedos
21. Nervios interóseos plantares
22. Aponeurosis plantar
23. Rama superficial del nervio plantar externo
24. Rama superficial de la arteria plantar externa
25. Abductor del dedo pequeño
26. Arterias colaterales plantares de los dedos
27. Arterias interóseas plantares
28. Primer nervio colateral plantar
29. Ramas calcáneas internas
30. Flexor plantar corto (seccionado)
31. Tendones del flexor común de los dedos
32. Accesorio del flexor común de los dedos (cuadrado carnoso de Sylvio)
33. **Nervio plantar externo**
34. **Arteria plantar externa**
35. Tuberosidad calcánea
36. Vaina sinovial de los dedos
37. Tendón del flexor largo del dedo grueso
38. **Arteria plantar interna**
39. **Nervio plantar interno**
40. Abductor del dedo gordo

5. Organos torácicos

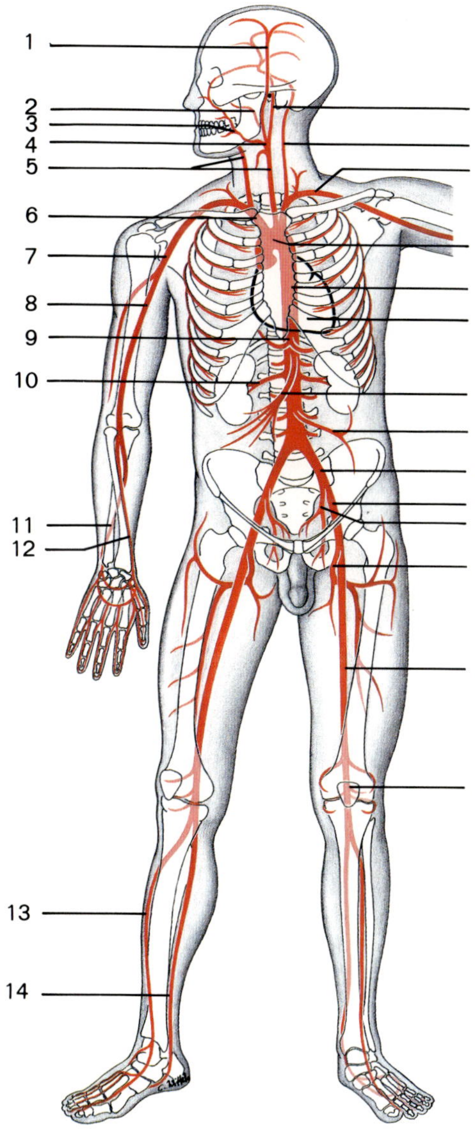

Fig. 5.1. Principales arterias del cuerpo humano (diagrama esquemático).

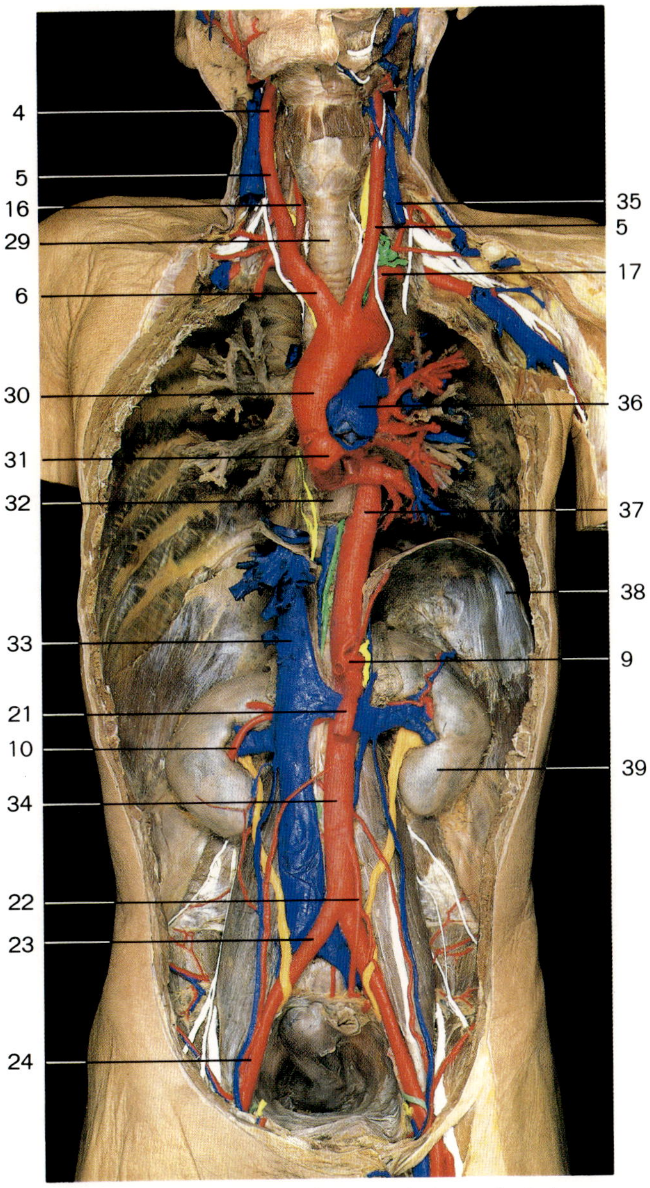

Fig. 5.2. Grandes vasos del tronco. Se han retirado los órganos digestivos y el corazón.
Rojo = arterias; azul = venas; verde = vasos linfáticos; blanco = nervios; amarillo = nervio simpático; naranja = uréter

1. Arteria temporal superficial
2. Arteria maxilar interna
3. Arteria facial
4. Arteria carótida externa
5. Arterias carótidas primitivas
6. Tronco arterial braquiocefálico
7. Arteria axilar
8. Arteria humeral
9. Tronco celíaco
10. Arteria renal
11. Arteria cubital
12. Arteria radial
13. Arteria tibial anterior
14. Arteria tibial posterior
15. Arteria carótida interna
16. Arteria vertebral
17. Arteria subclavia izquierda
18. Cayado aórtico
19. Aorta descendente
20. Corazón
21. Arteria mesentérica superior
22. Arteria mesentérica inferior
23. Arteria ilíaca primitiva
24. Arteria ilíaca externa
25. Arteria ilíaca interna
26. Arteria femoral profunda
27. Arteria femoral
28. Arteria poplítea
29. Tráquea
30. Aorta ascendente
31. Válvula aórtica (semilunar)
32. Esófago (cortado)
33. Vena cava inferior
34. Aorta abdominal
35. Vena yugular interna
36. Válvula y tronco de la pulmonar
37. Aorta descendente torácica
38. Diafragma
39. Riñón

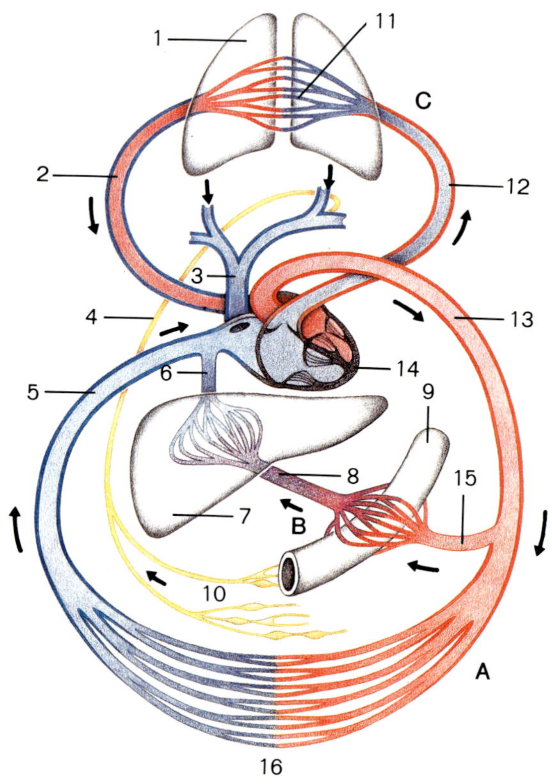

Fig. 5.3. Diagrama esquemático de la organización del sistema circulatorio en el que se aprecian las circulaciones sistémica y pulmonar, así como los vasos linfáticos. Las arterias del circuito sistémico y las venas pulmonares transportan sangre oxigenada (rojo), las venas sistémicas y las arterias pulmonares transportan sangre desoxigenada (azul), y los vasos linfáticos transportan linfa (amarillo).
Las flechas señalan la dirección del flujo.
A: Circulación sistémica
B: Circulación porta hepática
C: Circulación pulmonar

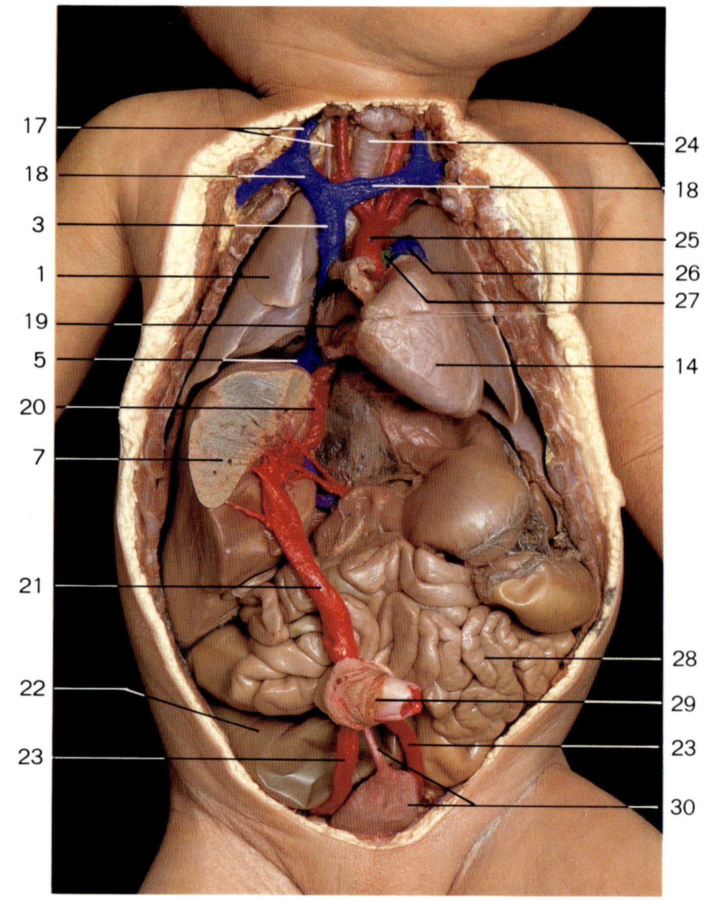

Fig. 5.4. Organos torácicos y abdominales en el recién nacido (vista anterior). Los vasos principales han sido coloreados para mostrar el sistema circulatorio fetal. Se ha abierto la aurícula derecha para exponer la fosa oval. Se ha resecado el lóbulo izquierdo del hígado.

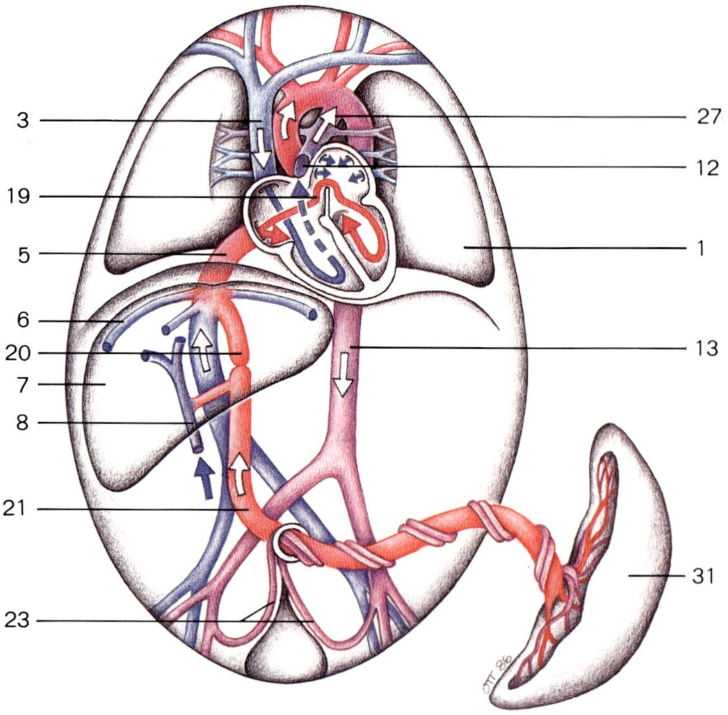

Fig. 5.5. Diagrama esquemático de la circulación fetal. Las flechas indican la dirección del flujo sanguíneo. Los vasos sanguíneos se han coloreado para mostrar el grado de oxigenación de la sangre. Rojo = oxigenada, azul = desoxigenada, púrpura = mezclada.

1. Pulmón
2. Vena pulmonar
3. Vena cava superior
4. Conducto torácico
5. Vena cava inferior
6. Vena hepática
7. Hígado
8. Vena porta
9. Intestino delgado con su sistema capilar
10. Vasos y ganglios linfáticos
11. Sistema capilar pulmonar
12. Arteria pulmonar
13. Aorta
14. Corazón
15. Arteria mesentérica superior
16. Sistema capilar sistémico
17. Vena yugular interna, arteria carótida primitiva (derechas)
18. Troncos venosos braquiocefálicos
19. Agujero oval
20. Conducto venoso de Arancio
21. Vena umbilical
22. Colon
23. Arterias umbilicales
24. Tráquea
25. Cayado aórtico
26. Arteria pulmonar izquierda
27. Conducto arterioso (conducto de Botal)
28. Intestino delgado
29. Ombligo
30. Uraco y vejiga urinaria
31. Placenta

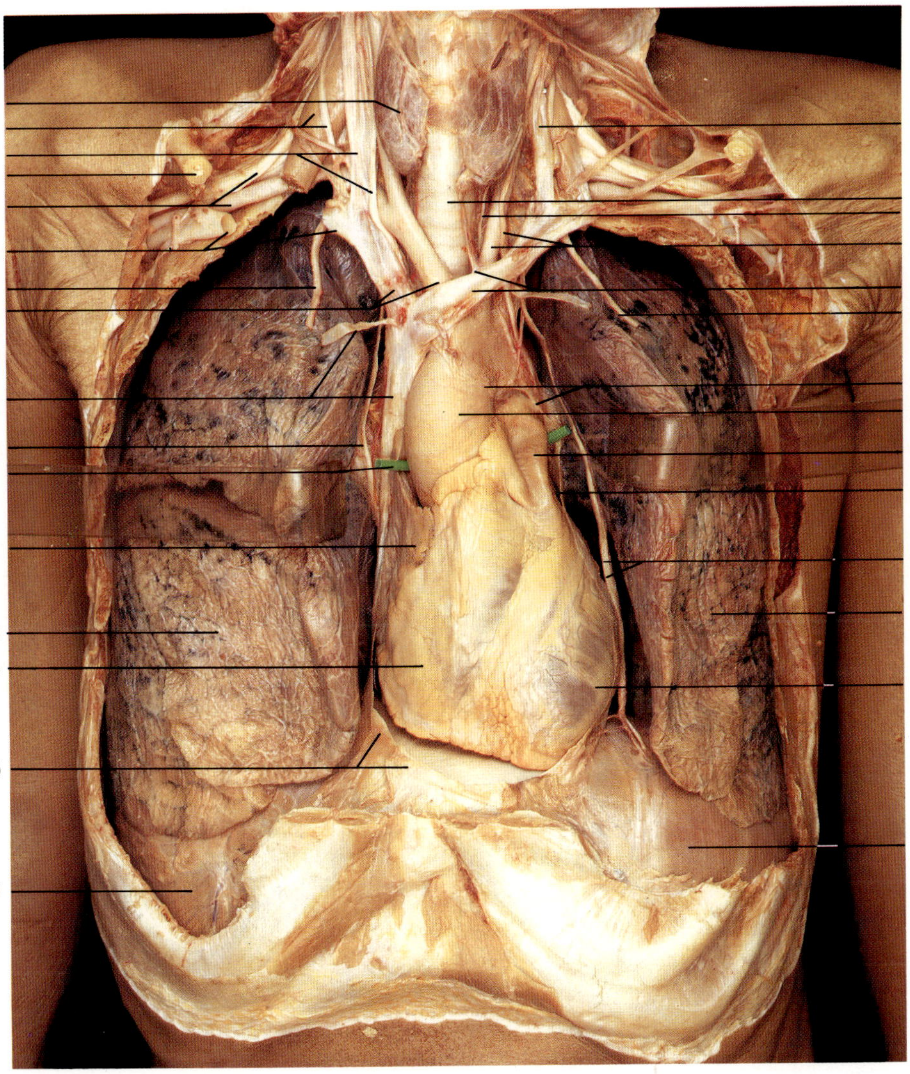

1. Glándula tiroides
2. Nervio frénico y escaleno anterior
3. Nervio vago, vena yugular interna
4. Clavícula (seccionada)
5. Plexo braquial y arteria subclavia
6. **Vena subclavia derecha (seccionada)**
7. Arteria mamaria interna, derecha
8. Tronco arterial braquiocefálico y tronco venoso braquiocefálico derecho
9. Vena cava superior y vena tímica
10. Nervio frénico derecho
11. Seno transverso del pericardio (señalador)
12. Aurícula derecha
13. Lóbulo medio del pulmón derecho
14. Ventrículo derecho
15. Borde del corte en pericardio
16. Diafragma
17. Vena yugular interna
18. Tráquea
19. Nervio laríngeo recurrente izquierdo
20. Arteria carótida primitiva y nervio vago izquierdos
21. Tronco venoso braquiocefálico izquierdo y vena tiroidea inferior
22. Arteria mamaria interna, izquierda (seccionada)
23. Borde superior del saco pericárdico
24. Aorta ascendente
25. Tronco pulmonar
26. Nervio frénico, arteria y vena toracofrénica izquierdos
27. Lóbulo superior del pulmón izquierdo
28. Ventrículo izquierdo

Fig. 5.6. Organos torácicos; posición del corazón, mediastino medio (vista anterior). La pared anterior del tórax, la pleura costal y el pericadio han sido removidos y los pulmones se han separado ligeramente.

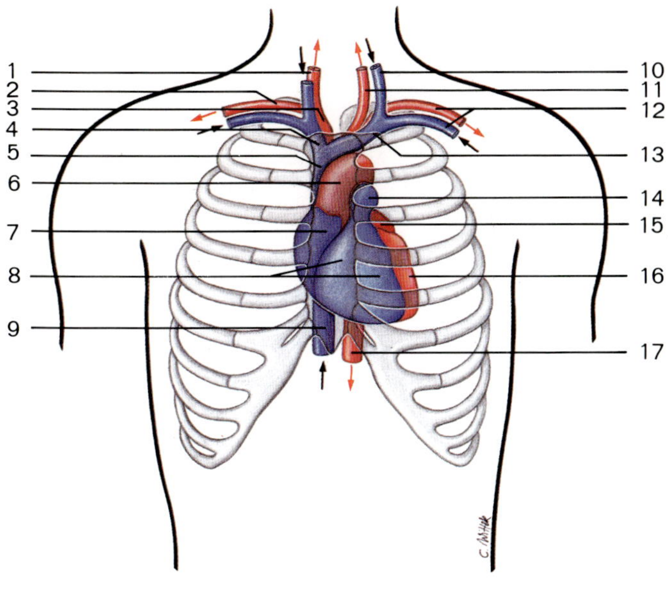

1. Arteria carótida primitiva derecha
2. Arteria subclavia derecha
3. Tronco arterial braquiocefálico
4. Tronco venoso braquiocefálico derecho
5. Vena cava superior
6. Aorta ascendente
7. Aurícula derecha
8. Ventrículo derecho
9. Vena cava inferior
10. Vena yugular interna izquierda
11. Arteria carótida primitiva izquierda
12. **Arteria** y vena axilares izquierdas
13. Tronco venoso braquiocefálico izquierdo
14. Tronco pulmonar
15. Aurícula izquierda
16. Ventrículo izquierdo
17. Aorta descendente

Fig. 5.7. Localización del corazón y los grandes vasos en el tórax (diagrama esquemático).

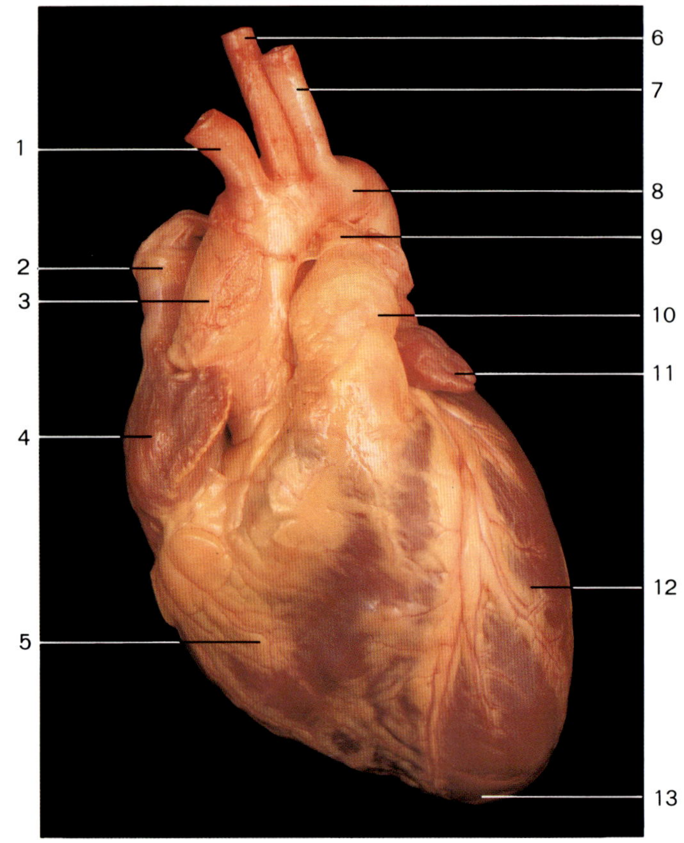

Fig. 5.8. Corazón en diástole, vista anterior. Los ventrículos están relajados, las aurículas están contraídas.

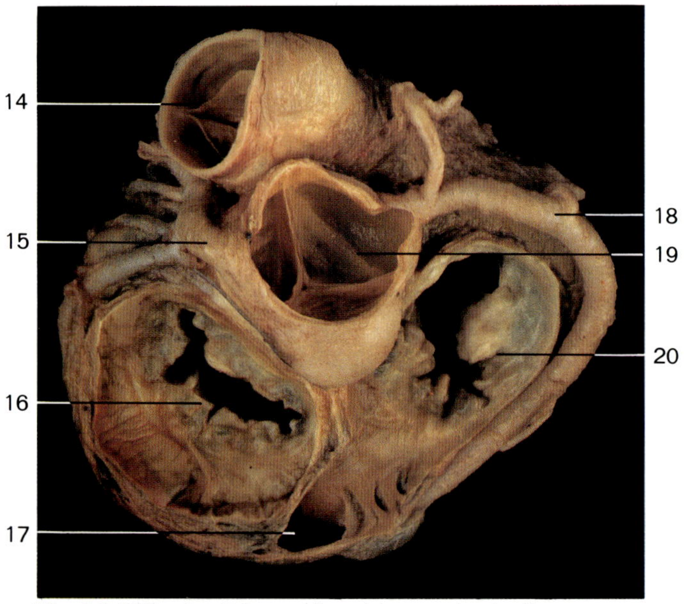

Fig. 5.9. Válvulas del corazón, vista superior (arriba: pared anterior del corazón).

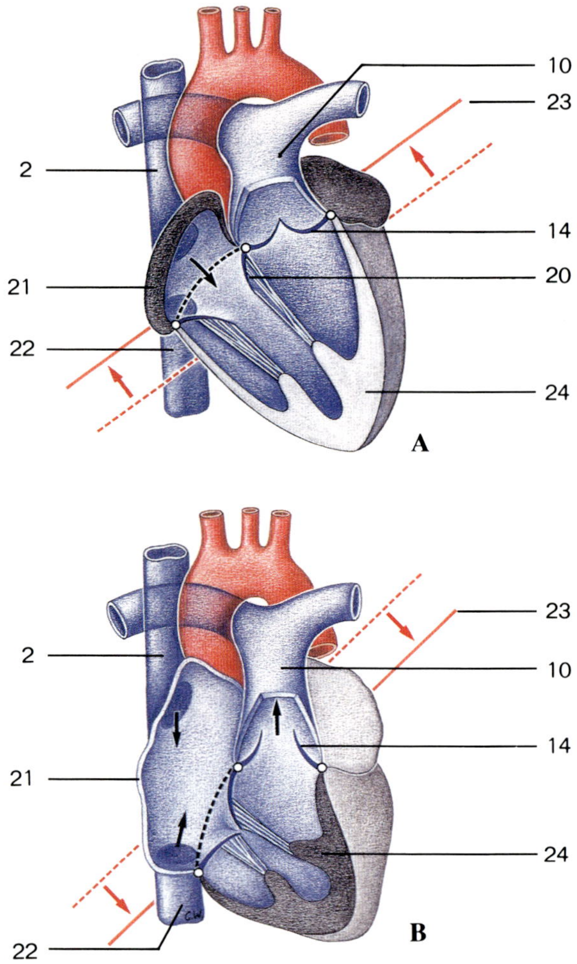

Fig. 5.10. Cambios morfológicos durante los movimientos cardiacos (diagrama esquemático según los conceptos de Gauer). Nótese los cambios en la posición de las válvulas. Las porciones contraídas del corazón se indican en gris obscuro.

A. **Diástole,** los músculos de los ventrículos están relajados; las válvulas auriculoventriculares están abiertas y las semilunares cerradas.

B. **Sístole,** los músculos de los ventrículos están contraídos, las válvulas auriculoventriculares están cerradas y las semilunares abiertas.

1. Tronco arterial braquiocefálico
2. Vena cava superior
3. Aorta ascendente
4. Orejuela derecha
5. Ventrículo derecho
6. Arteria carótida primitiva izquierda
7. Arteria subclavia izquierda
8. Cayado aórtico
9. Ligamento arterial
10. Tronco pulmonar
11. Orejuela izquierda
12. Ventrículo izquierdo
13. Punta del corazón
14. Válvula semilunar pulmonar
15. Arteria coronaria izquierda
16. Válvula mitral (bicúspide, válvula auriculoventricular izquierda)
17. Seno coronario
18. Arteria coronaria derecha
19. Válvula semilunar aórtica
20. Válvula tricúspide (válvula auriculoventricular derecha)
21. Miocardio de la aurícula derecha
22. Vena cava inferior
23. Posición de las válvulas
24. Miocardio del ventrículo derecho

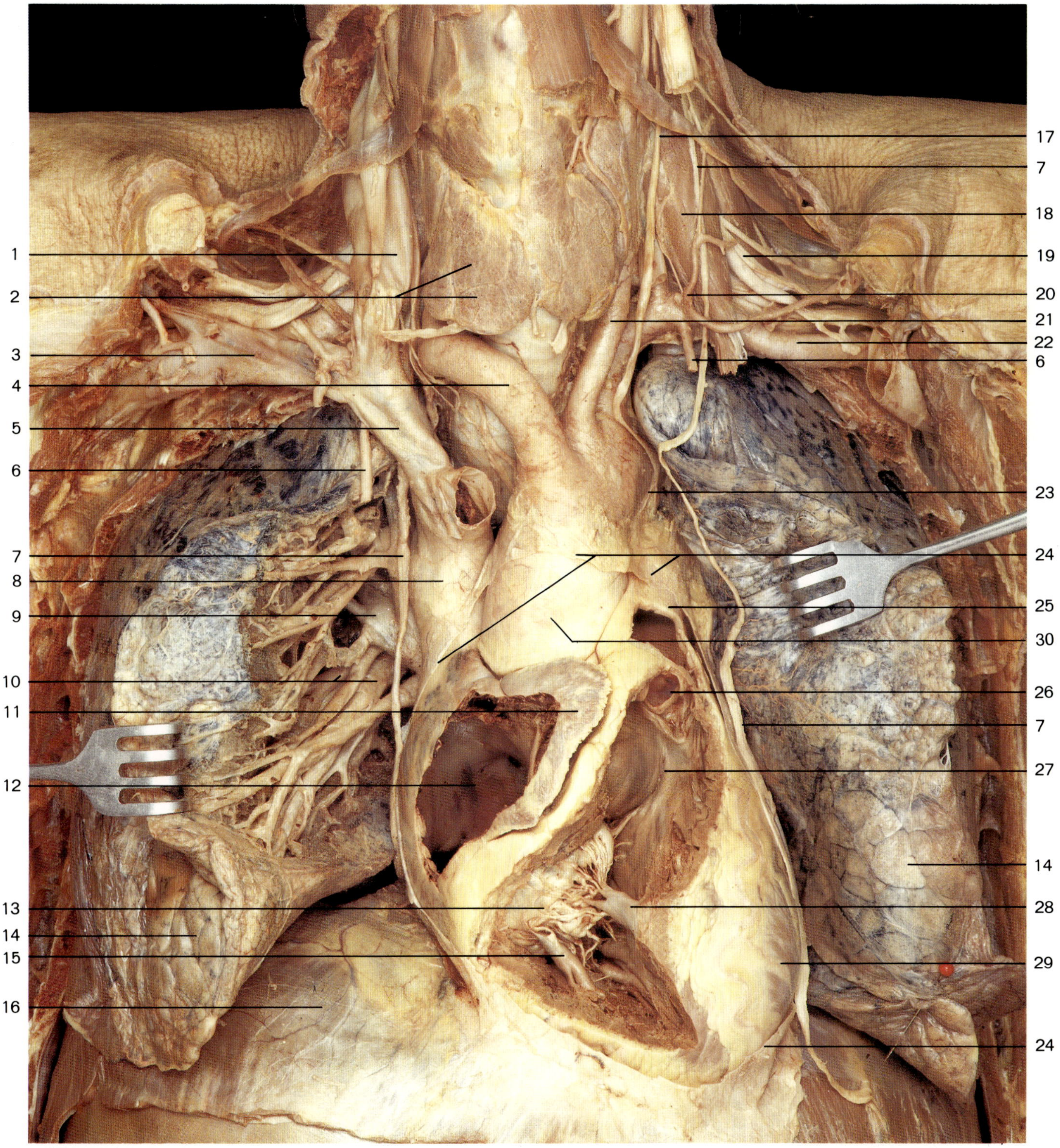

Fig. 5.11. Corazón con válvulas *in situ* (vista anterior). Se han removido la pared anterior del tórax, la pleura y la porción anterior del pericardio. Se han abierto la aurícula y el ventrículo derechos para exponer las válvulas auriculoventricular y pulmonar.

1. Vena yugular interna
2. Glándula tiroides
3. Vena subclavia derecha
4. Tronco arterial braquiocefálico
5. Tronco venoso braquiocefálico derecho
6. Arterias mamarias internas
7. Nervios frénicos
8. Vena cava superior
9. Vena pulmonar derecha
10. Rama de la arteria pulmonar derecha
11. Orejuela derecha
12. Aurícula derecha
13. Válvula tricúspide (valva anterior) con sus cuerdas tendinosas
14. Pulmón
15. Músculo papilar posterior
16. Diafragma
17. Nervio vago izquierdo
18. Músculo escaleno anterior
19. Plexo braquial
20. Tronco tirocervical (tirobicervicoescapular)
21. Arteria carótida primitiva izquierda
22. Arteria subclavia izquierda
23. Nervio laríngeo recurrente izquierdo
24. Borde del corte en pericardio
25. Tronco pulmonar (abierto)
26. Válvula semilunar pulmonar
27. Infundíbulo cardiaco (cono arterioso)
28. Músculo papilar anterior
29. Ventrículo izquierdo
30. Aorta ascendente

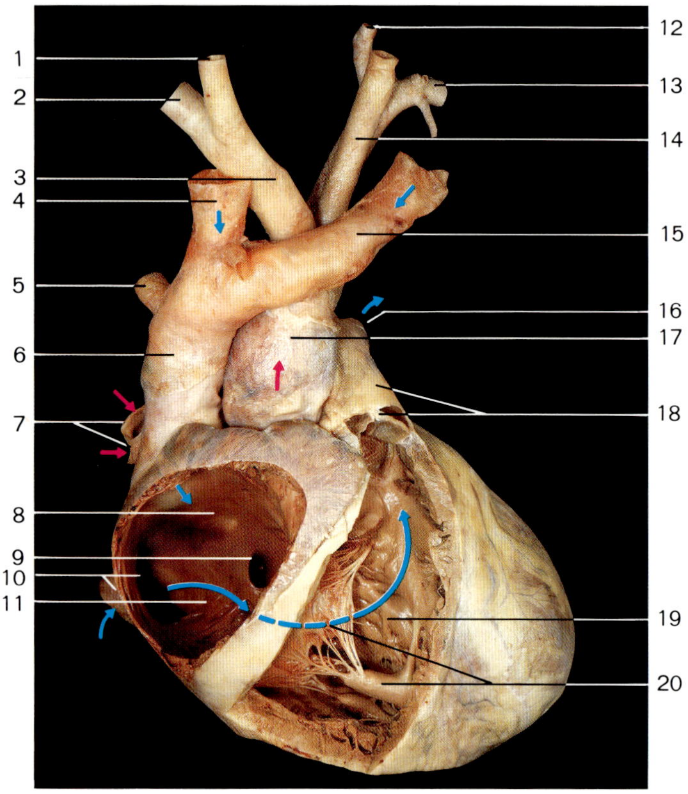

Fig. 5.12A Circulación de la sangre dentro del corazón (vista anterior). Se han removido parcialmente la pared anterior de la aurícula y el ventrículo derechos. Se ha abierto el tronco pulmonar para exponer la válvula semilunar pulmonar. Las flechas indican la dirección del flujo.

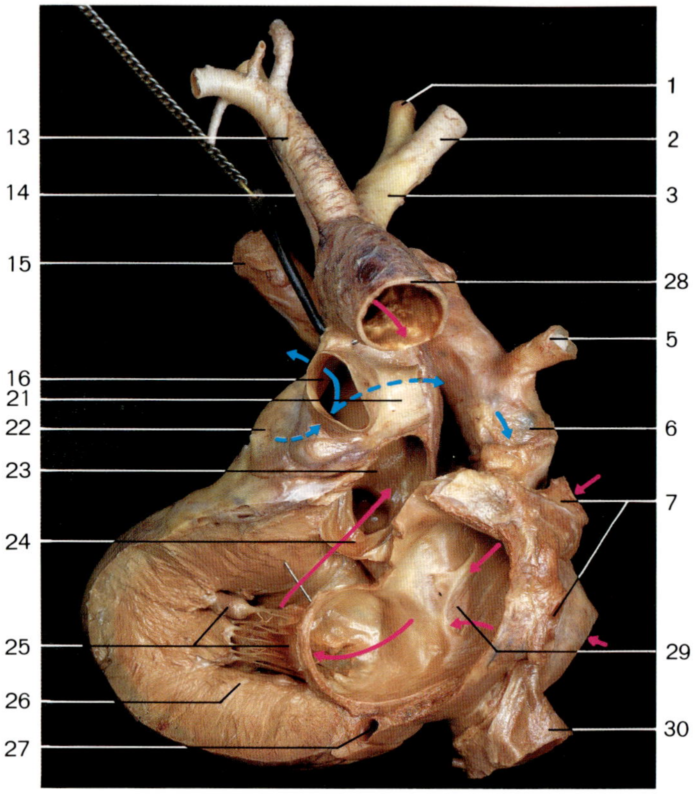

Fig. 5.12B Circulación de la sangre dentro del corazón (vista posterior). Se han removido la pared posterior de la aurícula y el ventrículo izquierdos. Se ha abierto el botón aórtico. Las flechas indican la dirección del flujo.

1. Arteria carótida primitiva derecha
2. Arteria subclavia derecha
3. Tronco arterial braquiocefálico
4. Tronco venoso braquiocefálico derecho
5. Vena ácigos
6. Vena cava superior
7. Venas pulmonares derechas
8. Fosa oval
9. Válvula del seno coronario (de Tebesio)
10. Desembocadura de la vena cava inferior
11. **Aurícula derecha**
12. Arteria vertebral izquierda
13. Arteria subclavia izquierda
14. Arteria carótida primitiva izquierda
15. Tronco venoso braquiocefálico izquierdo
16. Arteria pulmonar izquierda
17. Aorta ascendente
18. Tronco y válvula pulmonar
19. **Ventrículo derecho**
20. Válvula tricúspide y músculo papilar anterior
21. Arteria pulmonar derecha
22. Tronco pulmonar
23. Bulbo (botón) aórtico
24. Valva semilunar aórtica
25. Valva bicúspide (mitral) y músculo papilar posterior
26. **Ventrículo izquierdo**
27. Seno coronario
28. Cayado aórtico
29. **Aurícula izquierda**
30. Vena cava inferior

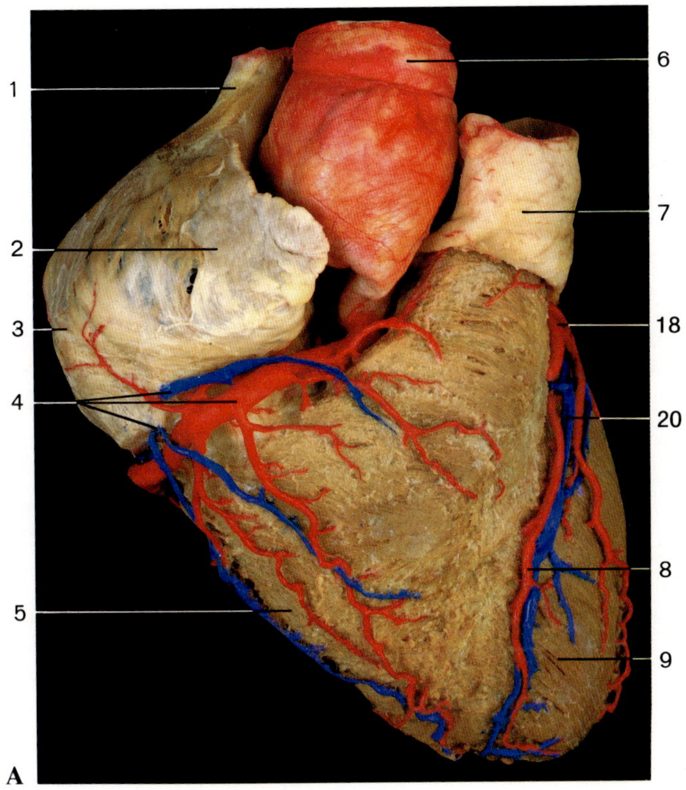

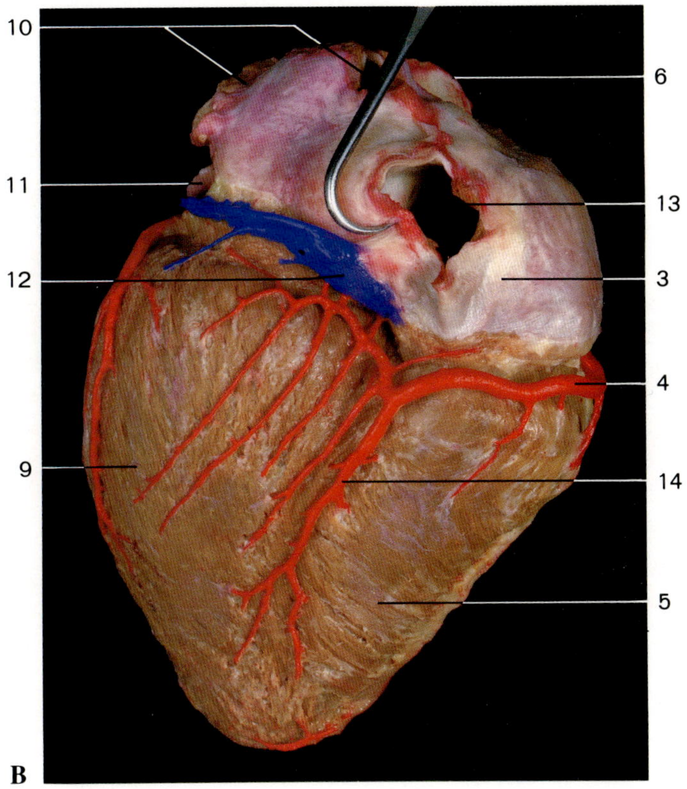

Fig. 5.13. **Miocardio y circulación coronaria,** vistas anterior (A) y posterior (B).

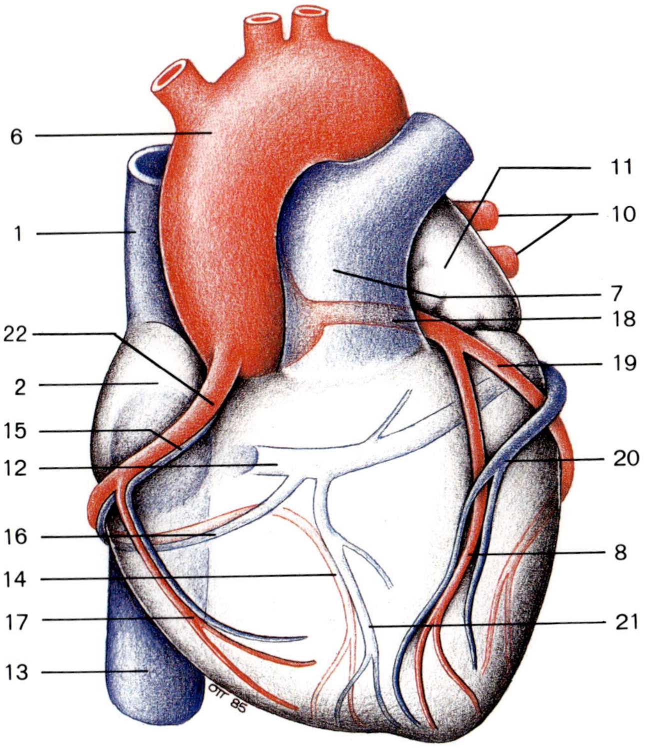

Fig. 5.14. Diagrama esquemático de los vasos cardiacos mayores (vista anterior). Los vasos de la cara posterior aparecen en colores más claros.

1. Vena cava superior
2. Orejuela derecha
3. Aurícula derecha
4. Arteria y venas coronarias derechas
5. Ventrículo derecho
6. Aorta
7. Tronco pulmonar
8. Rama interventricular anterior de la arteria coronaria izquierda
9. Ventrículo izquierdo
10. Venas pulmonares
11. Orejuela izquierda
12. Seno coronario
13. Vena cava inferior
14. Rama interventricular posterior de la arteria coronaria derecha
15. Vena coronaria derecha (inicio)
16. Vena coronaria derecha (menor)
17. Rama marginal derecha de la arteria coronaria derecha
18. Arteria coronaria izquierda
19. Arteria circunfleja (coronaria izquierda)
20. Vena coronaria izquierda (mayor)
21. Vena interventricular posterior
22. Arteria coronaria derecha

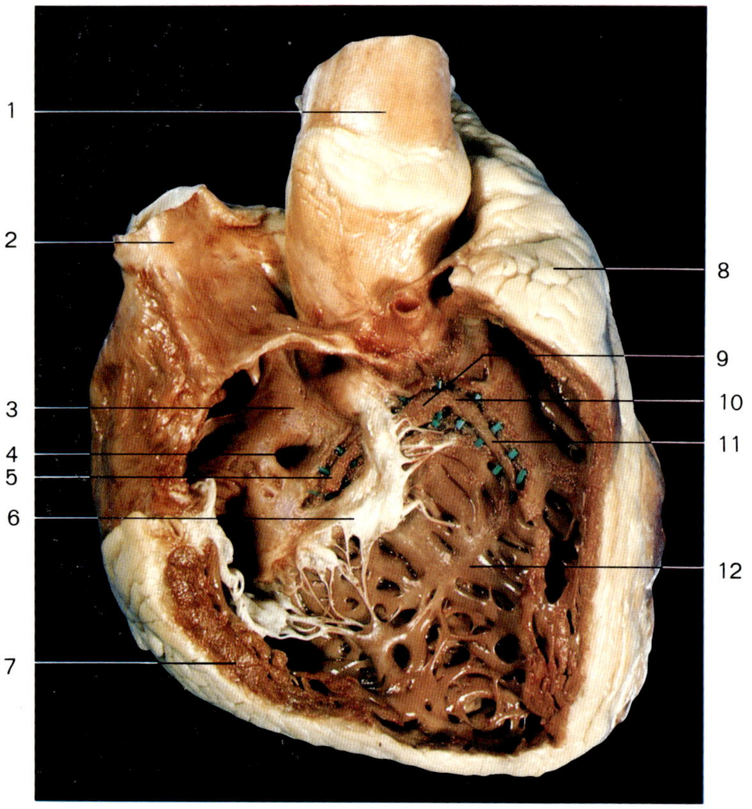

Fig. 5.15. Ventrículo derecho, disección del **nodo auriculoventricular, haz auriculoventricular (haz de His)** y de la rama derecha del haz de His (marcadores).

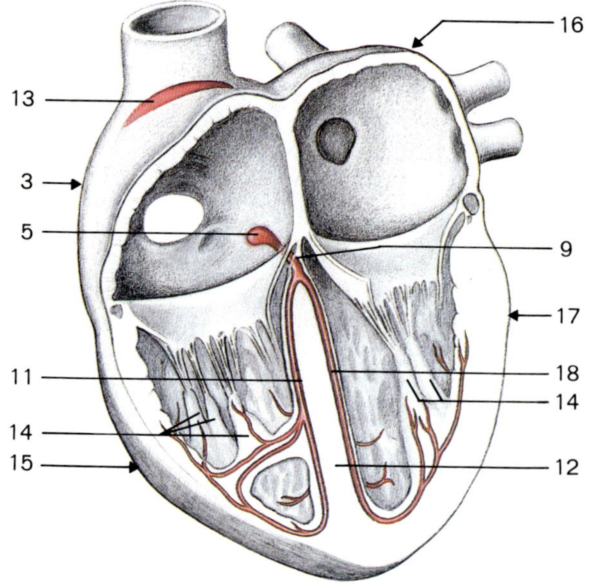

Fig. 5.16. Sistema de excitación y conducción del corazón (diagrama esquemático).

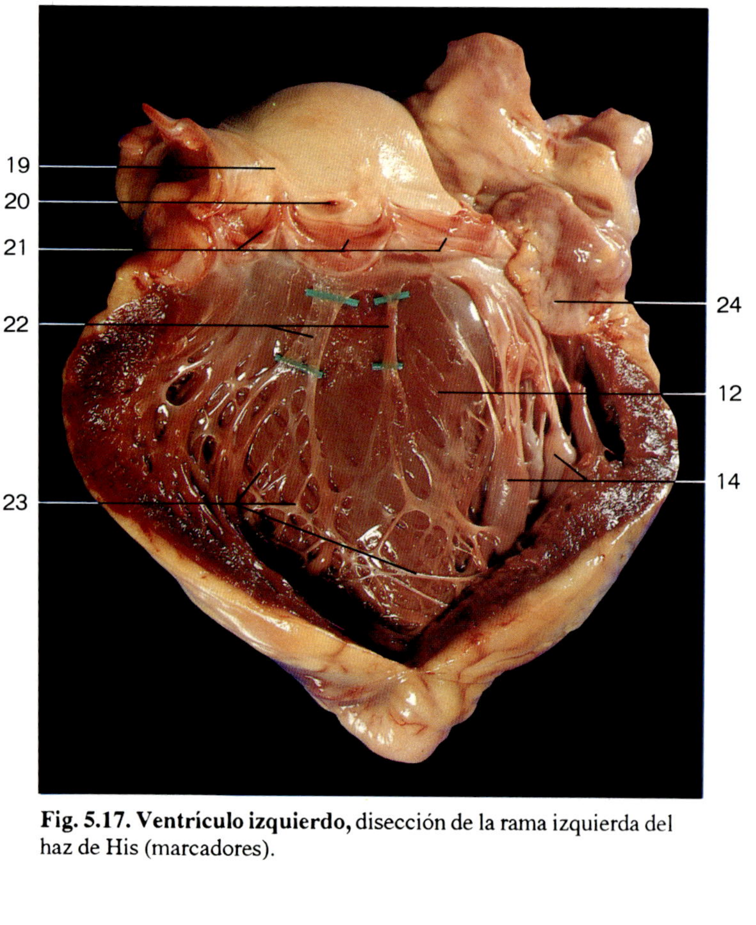

Fig. 5.17. Ventrículo izquierdo, disección de la rama izquierda del haz de His (marcadores).

1. Aorta ascendente
2. Vena cava superior
3. Aurícula derecha
4. Desembocadura del seno coronario
5. Nodo auriculoventricular
6. Valva septal de la válvula tricúspide
7. Pared del ventrículo derecho
8. Tronco pulmonar
9. Haz auriculoventricular (de His)
10. Bifurcación del haz de His
11. Rama derecha del haz de His
12. Tabique interventricular
13. Nodo sinoauricular
14. Músculos papilares
15. Ventrículo derecho
16. Aurícula izquierda
17. Ventrículo izquierdo
18. Rama izquierda del haz de His
19. Seno de Valsalva
20. Origen de la arteria coronaria izquierda
21. Válvula semilunar aórtica
22. Ramificaciones de la rama izquierda del haz de His
23. Fibras de Purkinje
24. Aurícula izquierda

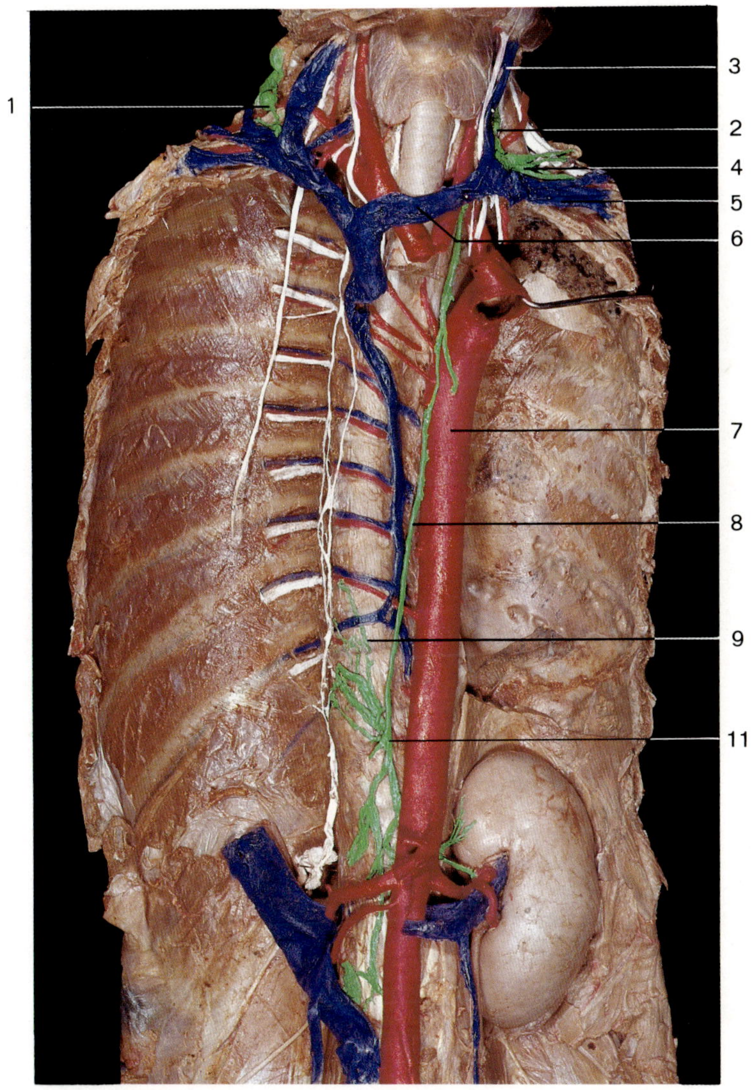

Fig. 5.18. **Vasos linfáticos mayores del tronco** (vista anterior). Verde: vasos y ganglios linfáticos; blanco: nervios.

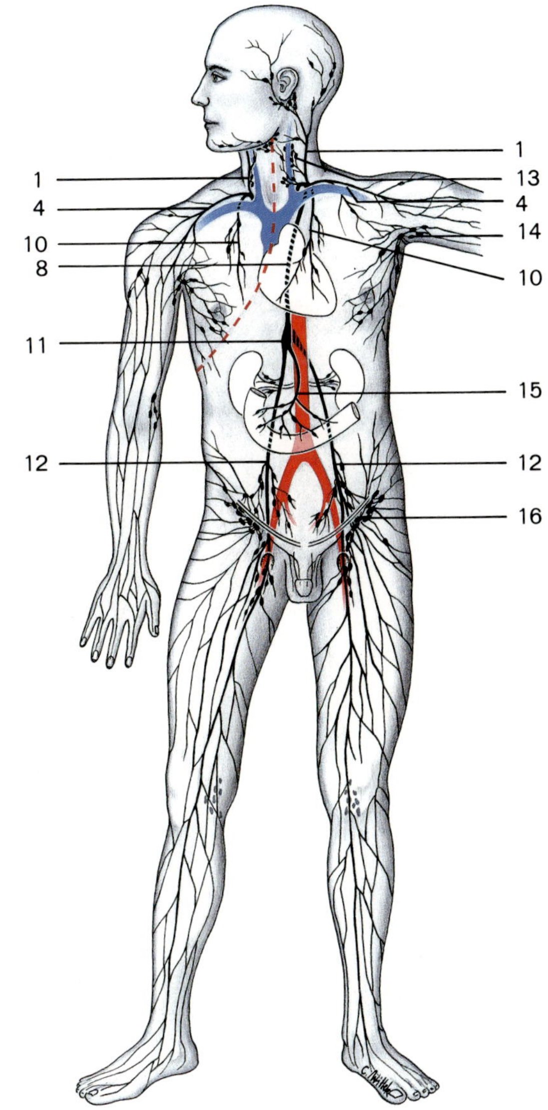

Fig. 5.19. Sistema linfático (diagrama esquemático). Curso de los principales vasos y ganglios linfáticos en el cuerpo.

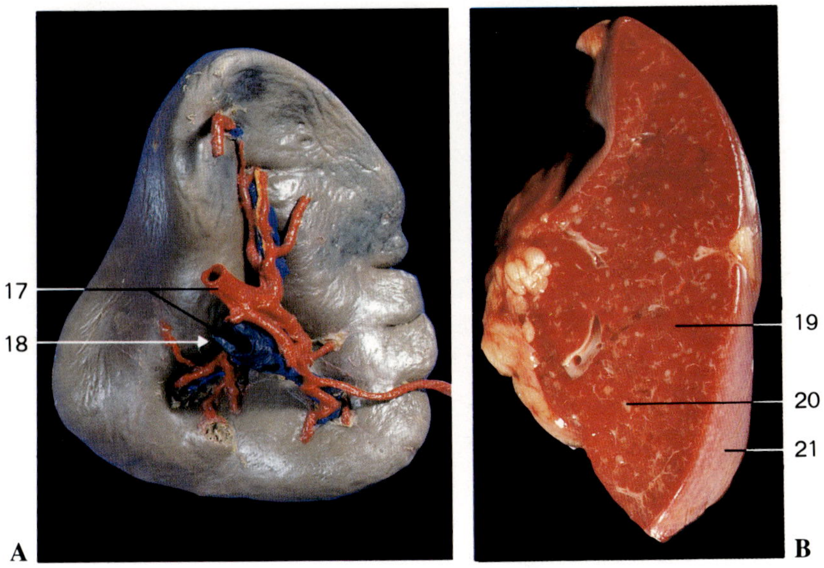

Fig. 5.20. Bazo. La superficie visceral (A) presenta los vasos esplénicos; en la superficie del corte (B) se observan las pulpas roja y blanca.

1. Tronco yugular
2. Ganglios linfáticos cervicales profundos
3. Vena yugular interna
4. Tronco subclavio
5. Vena subclavia izquierda
6. Tronco venoso braquiocefálico izquierdo
7. Aorta torácica
8. **Conducto torácico**
9. Tronco de los ganglios linfáticos mediastínicos
10. Tronco broncomediastínico
11. Cisterna del quilo (de Pecquet)
12. Tronco lumbar
13. **Ganglios linfáticos cervicales**
14. **Ganglios linfáticos axilares**
15. Tronco intestinal
16. **Ganglios linfáticos inguinales**
17. Arteria y vena esplénicas
18. Hilio del bazo
19. Pulpa roja
20. Pulpa blanca
21. Cápsula fibrosa

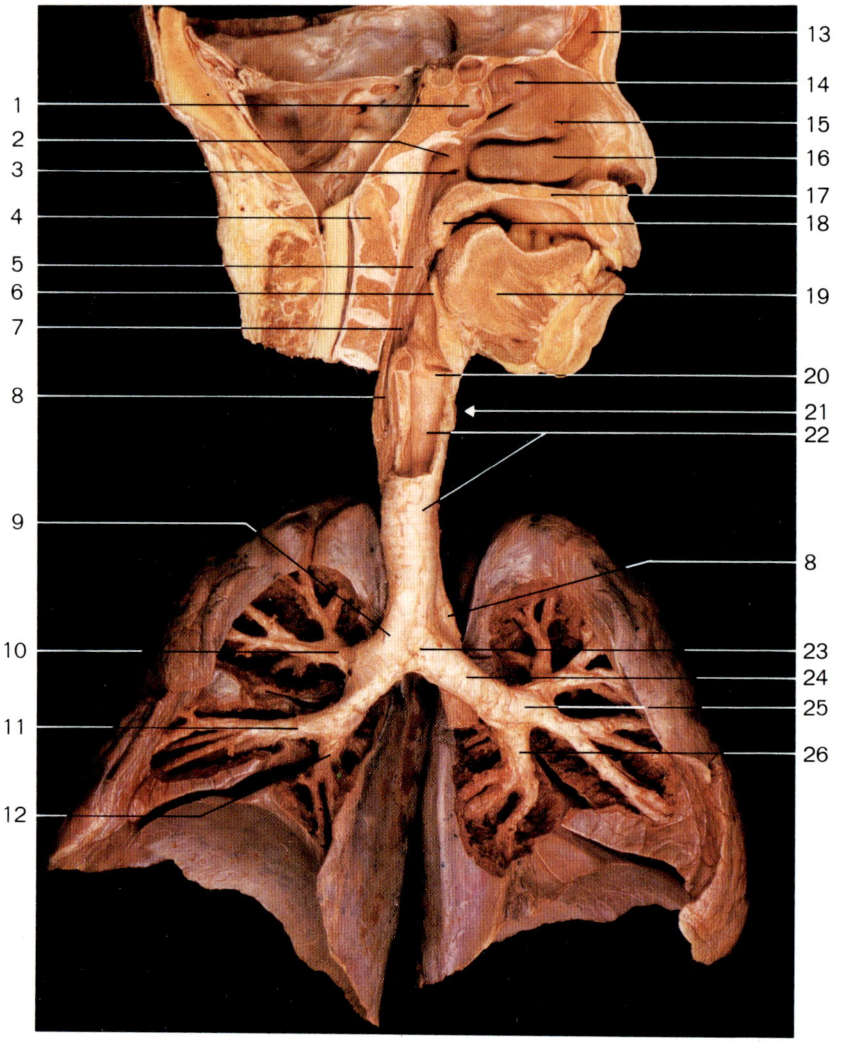

1. Seno esfenoidal
2. Nasofaringe
3. Orificio faríngeo de la trompa de Eustaquio
4. Apófisis odontoides del axis
5. Orofaringe (istmo de las fauces)
6. Epiglotis
7. Laringofaringe
8. Esófago
9. Bronquio principal (primario) derecho
10. Bronquio lobar superior derecho
11. Bronquio lobar medio derecho } Bronquios secundarios
12. Bronquio lobar inferior derecho } Bronquios secundarios
13. Seno frontal
14. Cornete nasal superior
15. Cornete nasal medio
16. Cornete nasal inferior
17. Paladar duro
18. Paladar blando
19. Lengua
20. Cuerda vocal
21. Laringe
22. Tráquea
23. Bifurcación de la tráquea
24. Bronquio principal (primario) izquierdo
25. Bronquio lobar superior izquierdo } Bronquios secundarios
26. Bronquio lobar inferior izquierdo } Bronquios secundarios
27. Cavidad nasal
28. Faringe
29. Lóbulo superior del pulmón derecho
30. Lóbulo medio del pulmón derecho
31. Lóbulo inferior del pulmón derecho
32. Arco costal (ángulo subcostal)
33. Lóbulo superior del pulmón izquierdo
34. Bronquios secundarios
35. Bronquios terciarios y segmentos broncopulmonares
36. Lóbulo inferior del pulmón izquierdo

Fig. 5.21. Aparato respiratorio. Los pulmones han sido fijados en espiración.

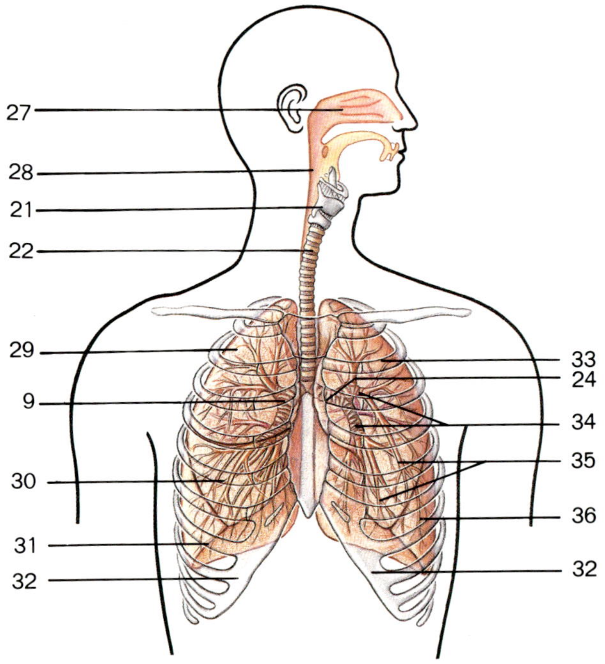

Fig. 5.22. Organización y localización de los órganos respiratorios (diagrama esquemático).

1. Vértice pulmonar
2. Lóbulo superior
3. Cisura horizontal del pulmón derecho
4. Cisura oblicua
5. Lóbulo medio del pulmón derecho
6. Lóbulo inferior
7. Impresión de una costilla
8. Surco para la arteria subclavia
9. Surco para la vena ácigos
10. Ramas de la arteria pulmonar derecha
11. Bronquios
12. Venas pulmonares derechas
13. Ligamento triangular
14. Superficie diafragmática
15. Surco para el cayado aórtico
16. Arteria pulmonar izquierda
17. Ramas de las venas pulmonares izquierdas
18. Bronquio primario izquierdo
19. Surco para la aorta torácica
20. Surco para el esófago
21. Impresión cardiaca
22. Bronquíolo
23. Arteria bronquial
24. Cartílago y músculo liso
25. Bronquíolos terminales
26. Bronquíolo respiratorio
27. Tributaria de la vena pulmonar
28. Tabique interlobular
29. Pleura pulmonar
30. Rama de la arteria pulmonar
31. Conductos alveolares
32. Sacos alveolares
33. Capilares pulmonares
34. Alveolos pulmonares
35. Língula del pulmón izquierdo

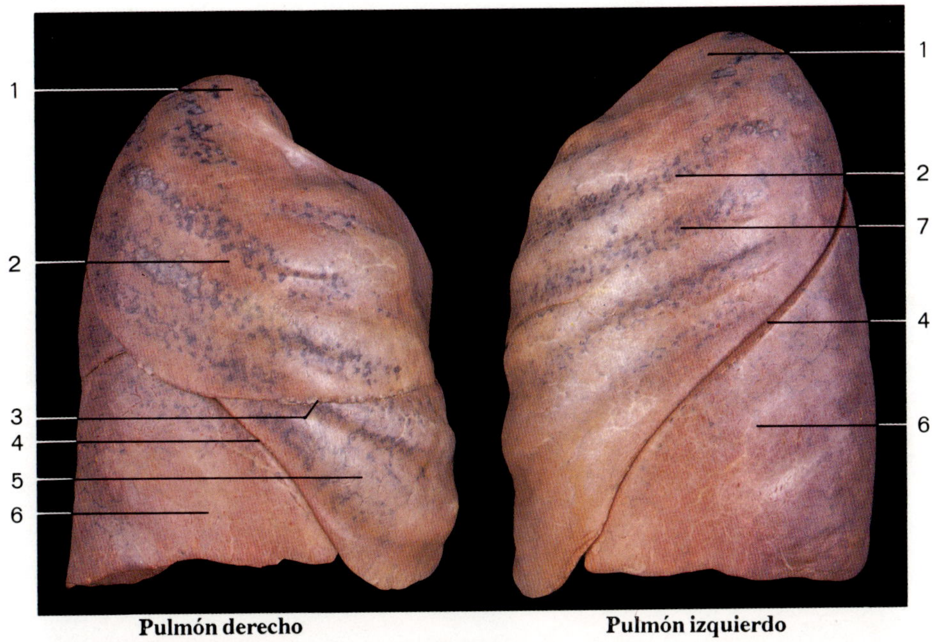

Pulmón derecho Pulmón izquierdo

Fig. 5.23. Vista externa (lateral) de los pulmones.

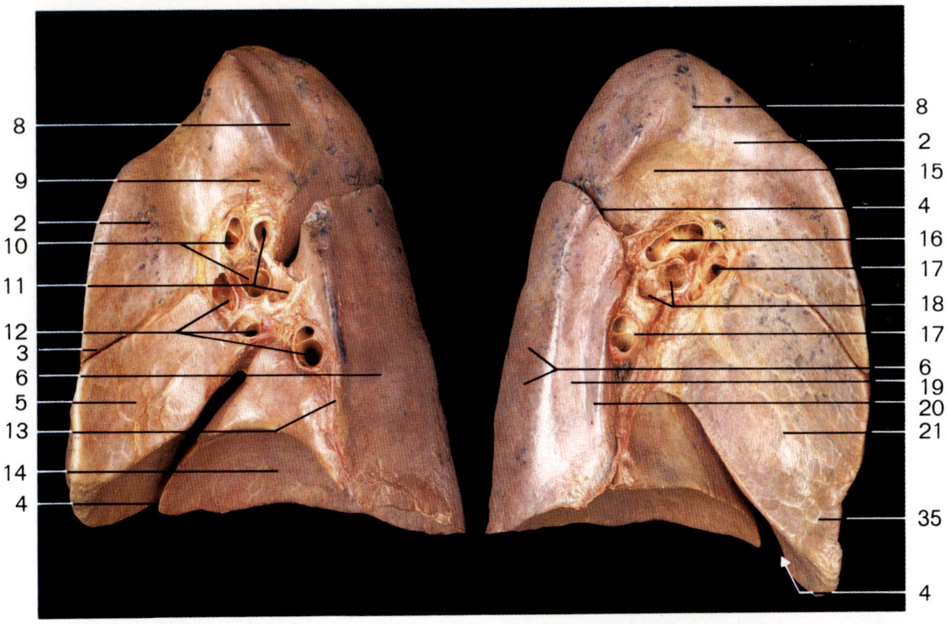

Pulmón derecho Pulmón izquierdo

Fig. 5.24. Vista interna (medial) de los pulmones.

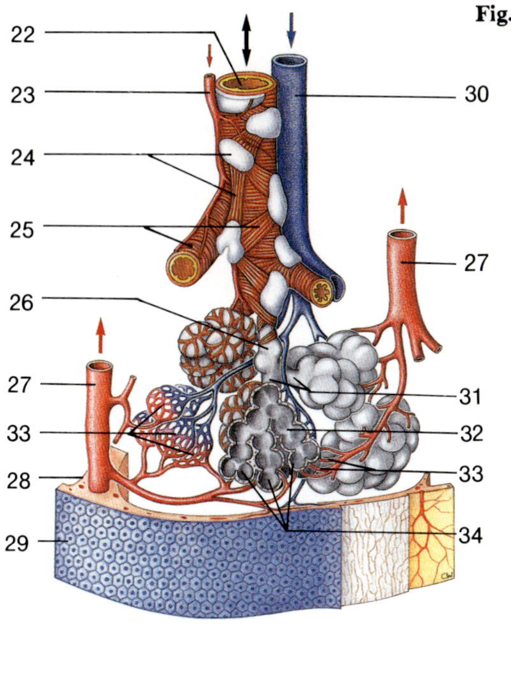

Fig. 5.25. Porción terminal del aparato respiratorio (diagrama esquemático). Las flechas indican el sentido en que fluyen aire y sangre.

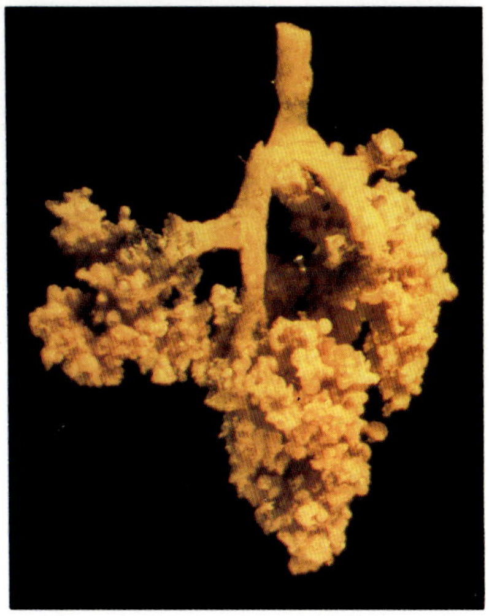

Fig. 5.26. Molde de los alvéolos pulmonares.

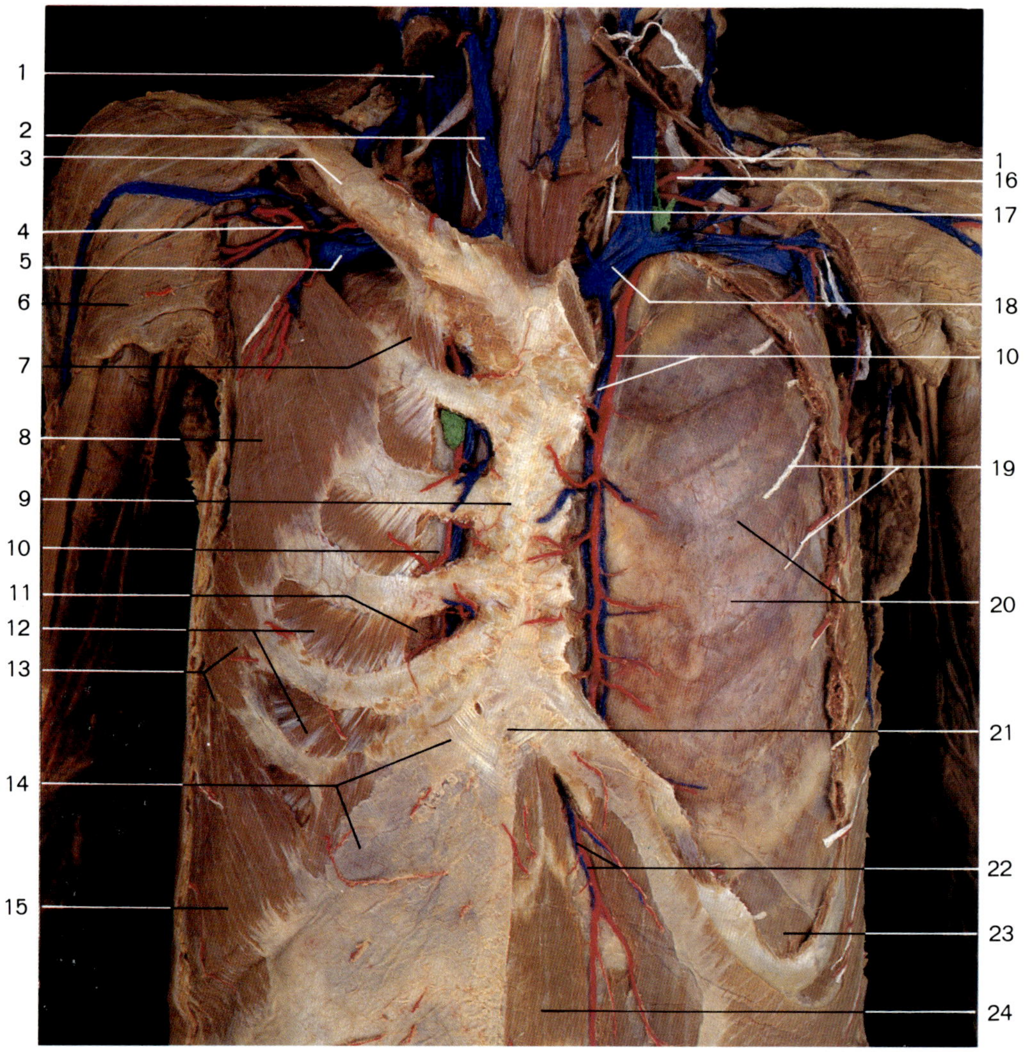

1. Vena yugular interna
2. Vena yugular anterior
3. Clavícula
4. Arteria acromiotorácica
5. Vena axilar derecha
6. Pectoral mayor
7. Músculo intercostal externo
8. Pectoral menor
9. Cuerpo del esternón
10. Arteria y vena mamarias internas
11. Fascículos del triangular del esternón
12. Músculos intercostales internos
13. Serrato mayor
14. Arco subcostal
15. Músculo oblicuo mayor del abdomen
16. Arteria cervical transversa
17. Nervio vago
18. Tronco venoso braquiocefálico izquierdo
19. Nervios, arterias y venas intercostales
20. Pleura costal (pleura parietal)
21. Apéndice xifoides
22. Arteria y vena epigástrica superiores
23. Diafragma
24. Recto del abdomen
25. Laringe
26. Tráquea
27. Pulmón cubierto por pleura visceral
28. Pleura diafragmática (pleura parietal)
29. Cúpula pleural
30. Seno costodiafragmático
31. Hígado
32. Glándula tiroides
33. Timo
34. Corazón y pericardio
35. Estómago
36. Pleura mediastínica (pleura parietal)

Fig. 5.27. Pared torácica (vista anterior). Se han removido parcialmente las costillas y la clavícula izquierdas, y los espacios intercostales derechos se han abierto para exponer la arteria y la vena mamarias internas.
Verde= ganglios (en espacio intercostal derecho) y conducto torácico (en el ángulo venoso izquierdo)

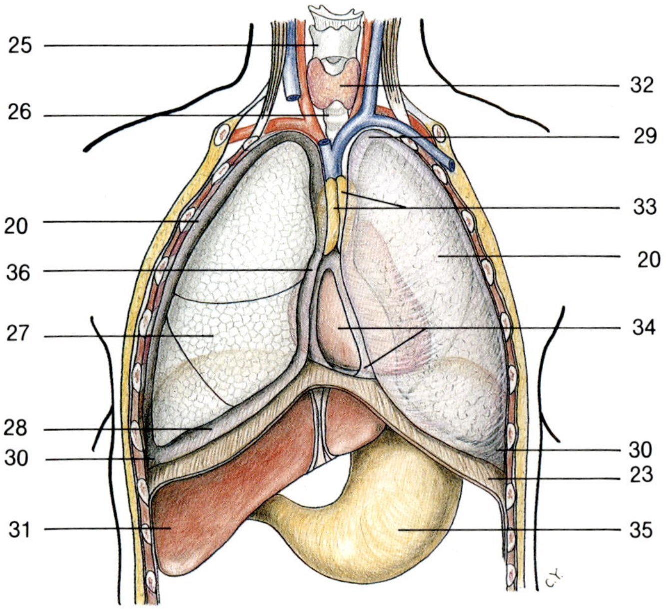

Fig. 5.28. Localización de la pleura y los órganos torácicos y abdominales superiores (diagrama esquemático). Se eliminó la pared anterior del pericardio para exponer el corazón. También se eliminó parte de la pleura costal del lado derecho para exponer el pulmón.

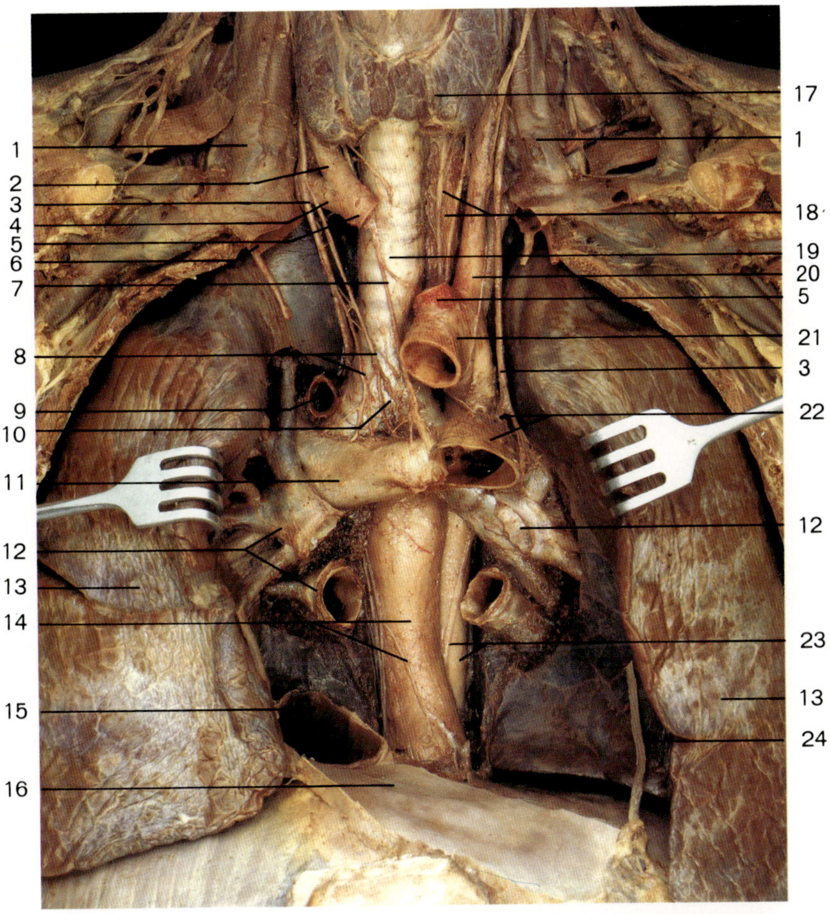

Fig. 5.29. Organos mediastínicos expuestos después de remover el corazón y el pericardio (vista anterior). Ambos pulmones se han separado ligeramente.

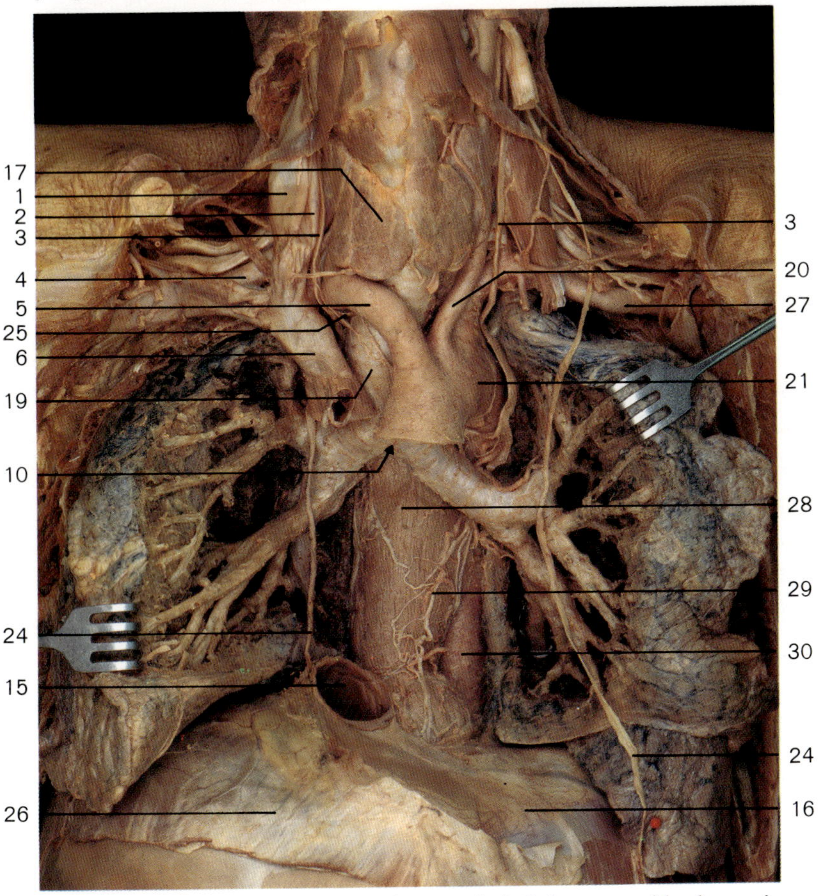

Fig. 5.30. Arbol bronquial *in situ* (vista anterior). Se han removido el corazón y el pericardio. Se han disecado los segmentos broncopulmonares y los bronquios terciarios.

1. Vena yugular interna
2. Arteria carótida primitiva
3. Nervio vago
4. Arteria subclavia derecha
5. Tronco arterial braquiocefálico
6. Tronco venoso braquiocefálico derecho
7. Rama cardiaca cervical superior del nervio vago
8. Ramas cardiacas cervicales inferiores del nervio vago
9. Vena ácigos (seccionada)
10. Bifurcación de la tráquea (carina)
11. Arteria pulmonar derecha
12. Venas pulmonares
13. Pulmón
14. Esófago y ramas del nervio vago
15. Vena cava inferior (seccionada)
16. Pericardio
17. Glándula tiroides
18. Esófago y nervio laríngeo recurrente izquierdo
19. Tráquea
20. Arteria carótida primitiva izquierda
21. Cayado aórtico (seccionado)
22. Tronco pulmonar y nervio laríngeo recurrente izquierdo emergiendo del vago
23. Aorta torácica y nervio vago
24. Nervio frénico
25. Nervio laríngeo recurrente derecho
26. Diafragma
27. Arteria subclavia izquierda
28. Esófago
29. Plexo esofágico
30. Aorta torácica
31. Ganglios linfáticos traqueales
32. Ganglios linfáticos traqueobronquiales superiores
33. Arteria pulmonar izquierda
34. Ganglios linfáticos broncopulmonares

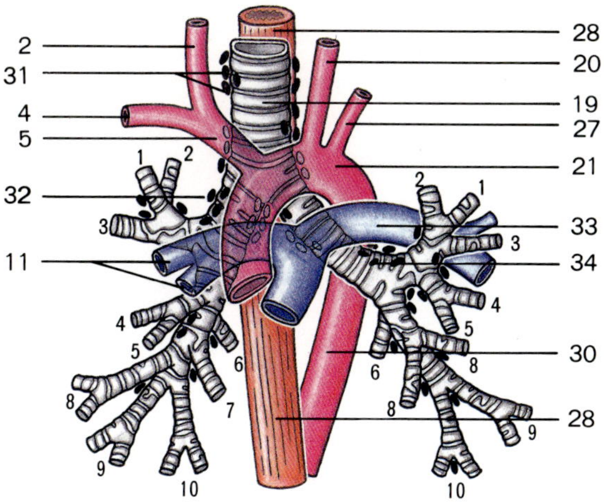

Fig. 5.31. Relación anatómica de la aorta, el tronco pulmonar y el esófago con la tráquea y el árbol bronquial (diagrama esquemático). Los bronquios y los segmentos broncopulmonares se han numerado 1 a 10.

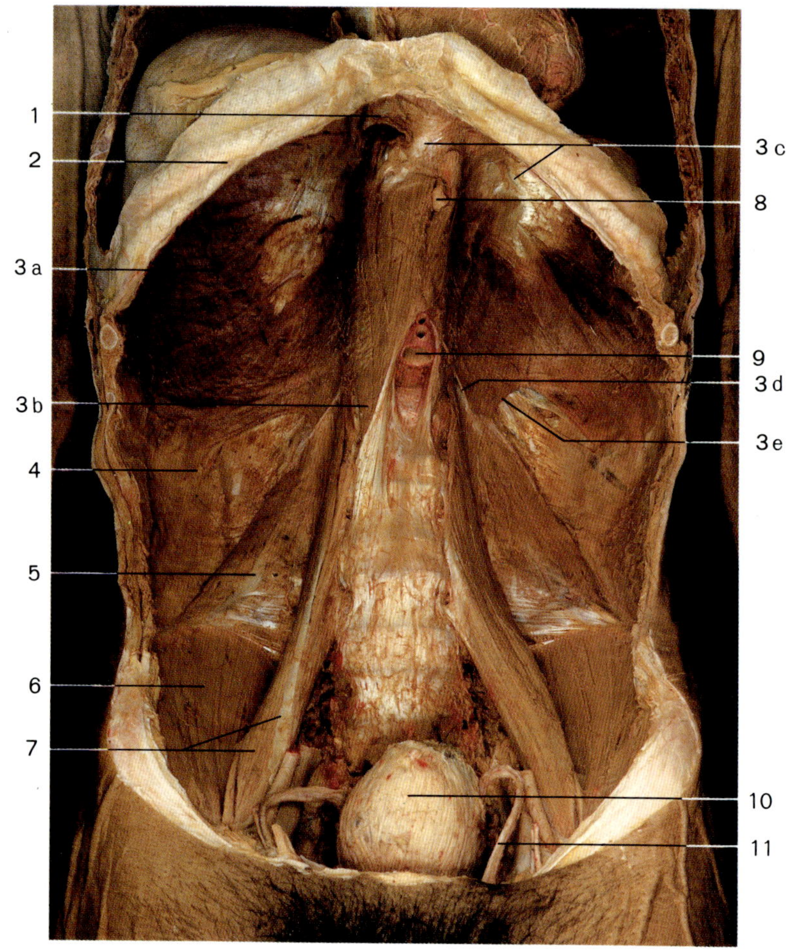

1. Vena cava inferior (seccionada)
2. Arco costal
3. Diafragma
   a. Porción costal
   b. Pilar derecho
   c. Centro frénico
   d. Arco del psoas
   e. Arco del cuadrado lumbar
4. *Fascia transversalis*
5. Cuadrado lumbar
6. Ilíaco
7. Psoas mayor y menor
8. Esófago
9. Aorta abdominal (seccionada)
10. Vejiga urinaria
11. Conducto deferente

Fig. 5.32. Diafragma y pared abdominal (vista anterior). Se han removido los órganos abdominales y pélvicos, con excepción de la vejiga urinaria. El arco costal permanece en su sitio.

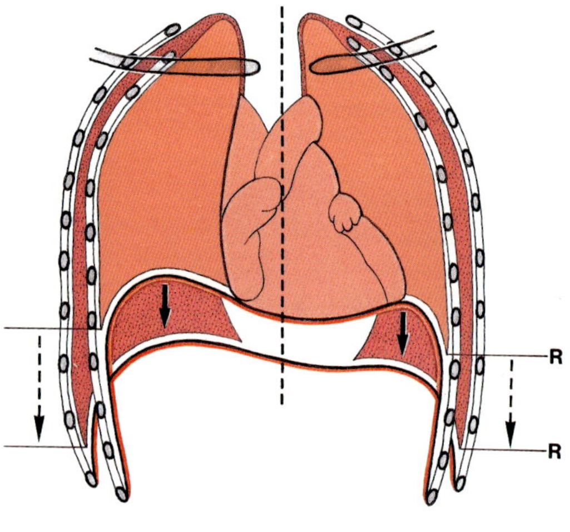

Fig. 5.33. Diagrama esquemático de los volúmenes torácicos (vista anterior) donde se observan los cambios en la posición del diafragma y la caja torácica. Durante la inspiración el diafragma se mueve hacia abajo y la parte inferior de la caja torácica se expande hacia adelante y lateralmente (flechas), haciendo que aumente de volumen el seno costodiafragmático (flechas punteadas). R: borde inferior del pulmón localizado en el seno costodiafragmático.

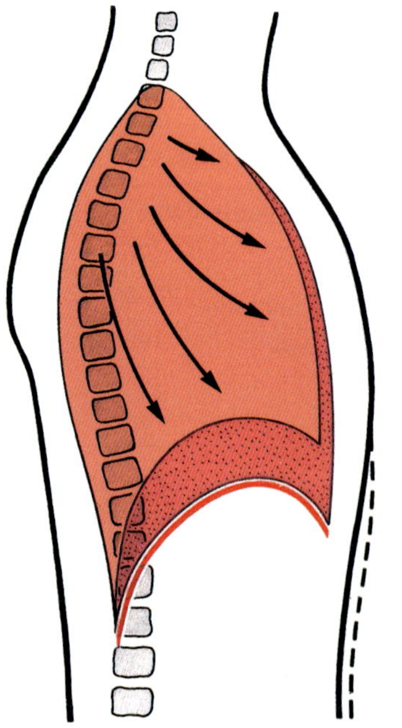

Fig. 5.34. Diagrama esquemático de los cambios de volumen torácicos en la ventilación (vista lateral). Las flechas indican la dirección de la distensión del pulmón.

6. Organos abdominales

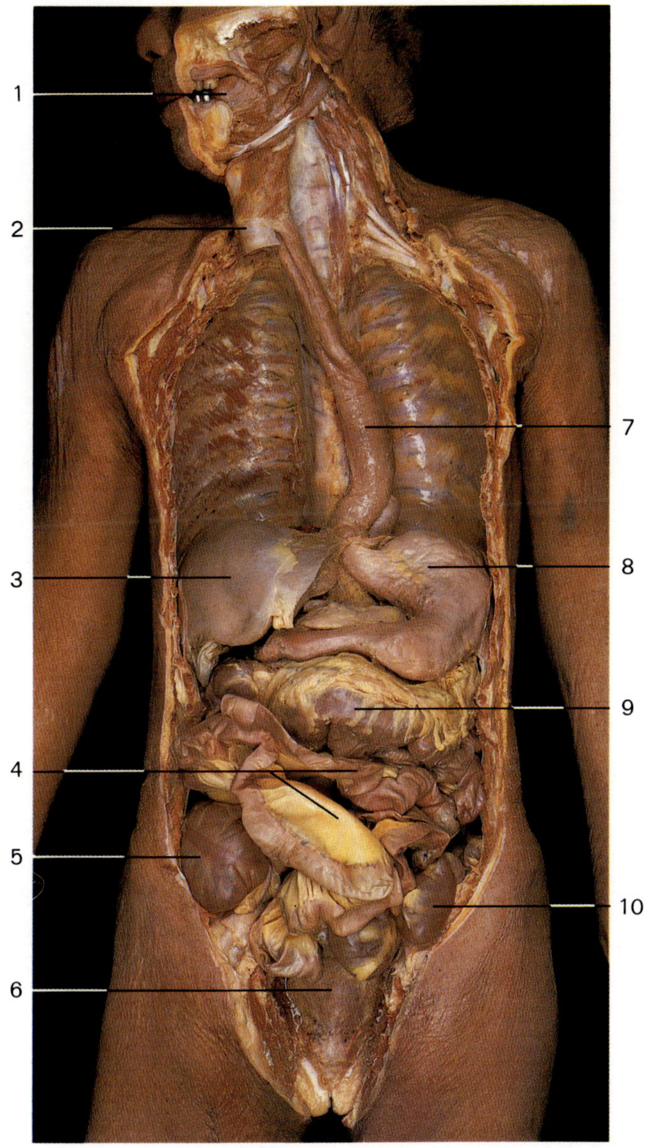

Fig. 6.1. Organos digestivos *in situ*.

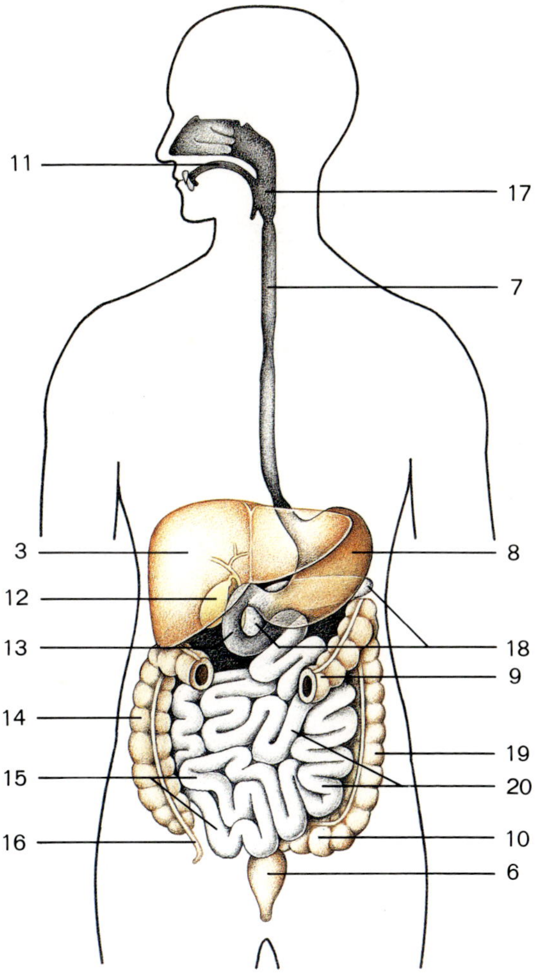

Fig. 6.2. Organización y localización de los órganos abdominales (diagrama esquemático).

1. Lengua
2. Tráquea
3. Hígado
4. Intestino delgado
5. Ciego
6. Recto
7. Esófago
8. Estómago
9. Colon transverso
10. Colon sigmoide
11. Cavidad oral
12. Vesícula biliar
13. Duodeno
14. Colon ascendente
15. Ileon
16. Apéndice vermiforme
17. Orofaringe
18. Páncreas
19. Colon descendente
20. Yeyuno

El aparato digestivo incluye a los órganos del tubo alimenticio y glándulas de secreción exócrina y endócrina. El aparato puede ser resumido así:

Glándulas salivales ↓ Cavidad oral → Faringe → Esófago → Estómago → (Hígado, Páncreas ↓) Intestino delgado → Intestino grueso → Ano

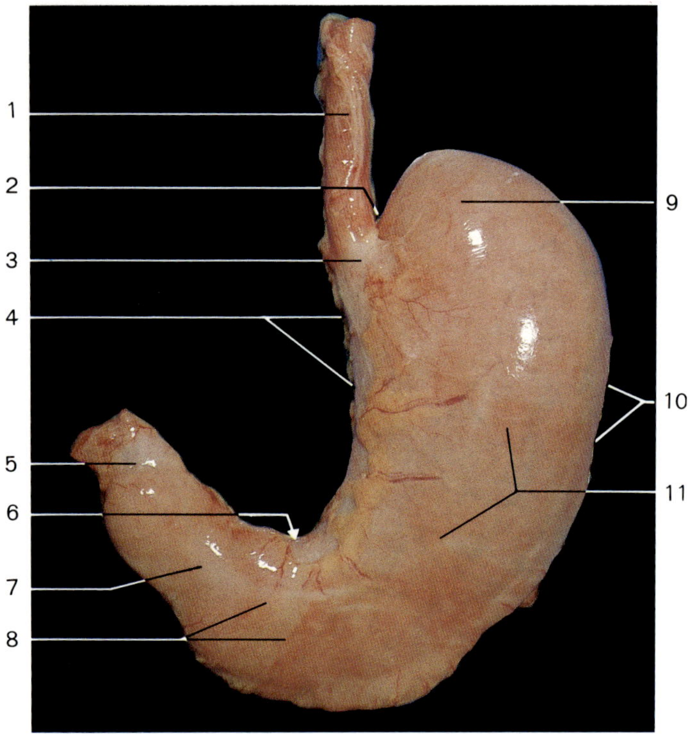

Fig. 6.3. **Estómago** (vista anterior).

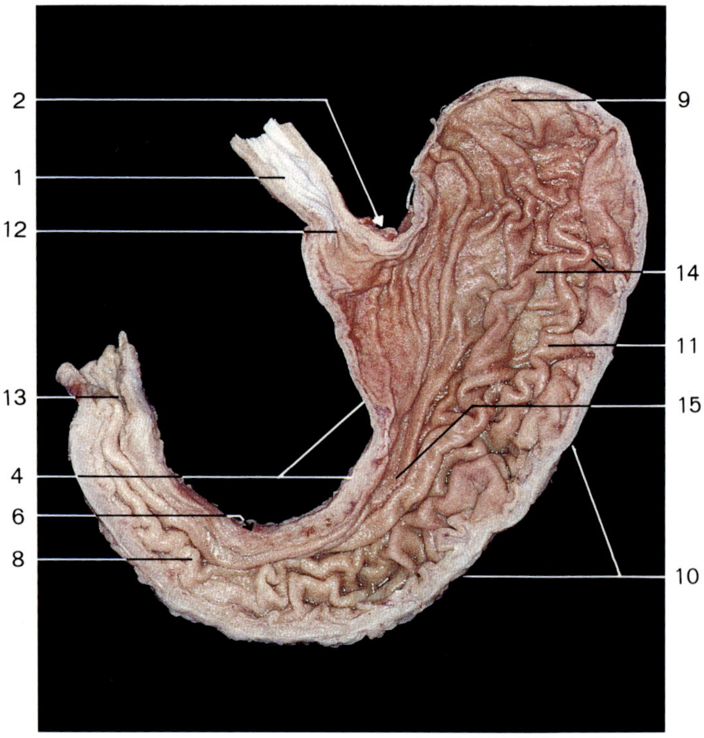

Fig. 6.4. Mucosa de la pared posterior del estómago (vista anterior).

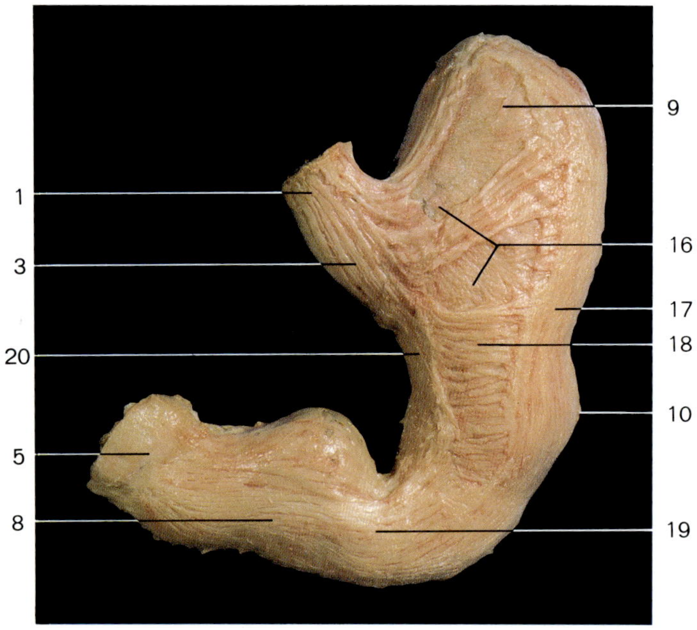

Los pliegues (arrugas) de la mucosa gástrica se distienden cuando el estómago está lleno con los alimentos o líquidos ingeridos. La cubierta muscular del estómago consiste en tres capas: longitudinal, circular y oblicua; la capa muscular oblicua sólo se distingue cerca del cardias.

Fig. 6.5. Cubierta muscular del estómago, capa interna (vista anterior). En la parte superior del estómago se ha abierto la capa de músculo circular para exponer la capa muscular oblicua.

1. Esófago
2. Escotadura cardiaca
3. Porción cardiaca del estómago
4. Curvatura menor del estómago
5. Esfínter pilórico
6. Escotadura angular
7. Antro pilórico
8. Porción pilórica del estómago
9. Fondo del estómago
10. Curvatura mayor del estómago
11. Cuerpo del estómago
12. Orificio cardiaco
13. Canal pilórico
14. Pliegues de membrana mucosa (arrugas)
15. Canal gástrico
16. Fibras musculares oblicuas
17. Capa muscular longitudinal de la curvatura mayor
18. Músculo circular del cuerpo del estómago
19. Capa muscular longitudinal, transición del cuerpo a la porción pilórica
20. Capa muscular longitudinal de la curvatura menor

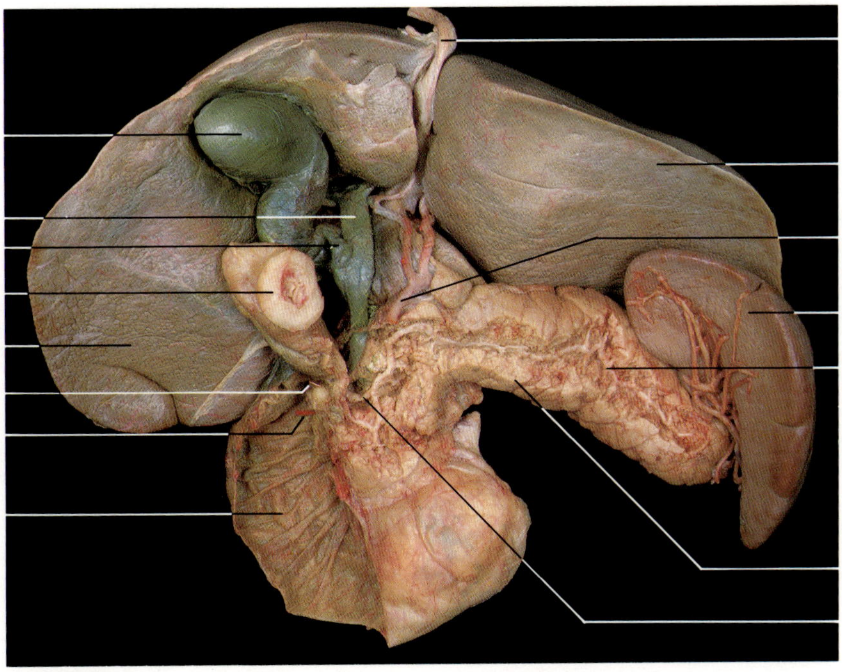

Fig. 6.6. Páncreas con duodeno, bazo, vesícula biliar e hígado (vista anterior). El hígado está ligeramente separado hacia arriba. El duodeno se ha abierto y el conducto pancreático se ha disecado. Los conductos pancreático y pancreático accesorio están separados debido al desarrollo independiente de las porciones ventral y dorsal del páncreas y sus conductos.

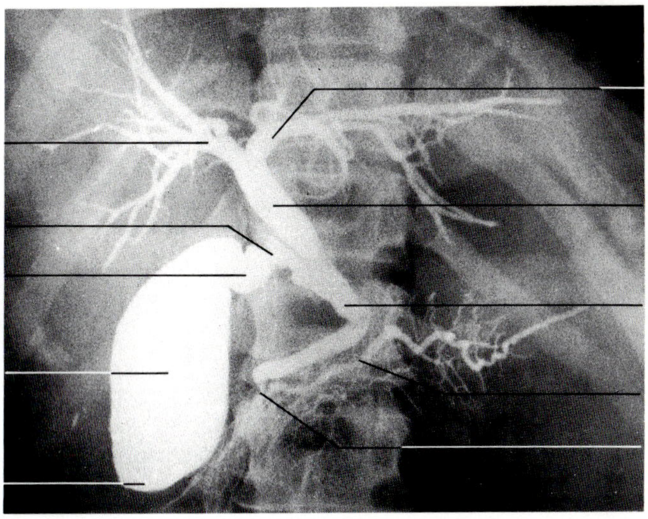

Fig. 6.7. Colangiopancreatografía ***postmortem.***

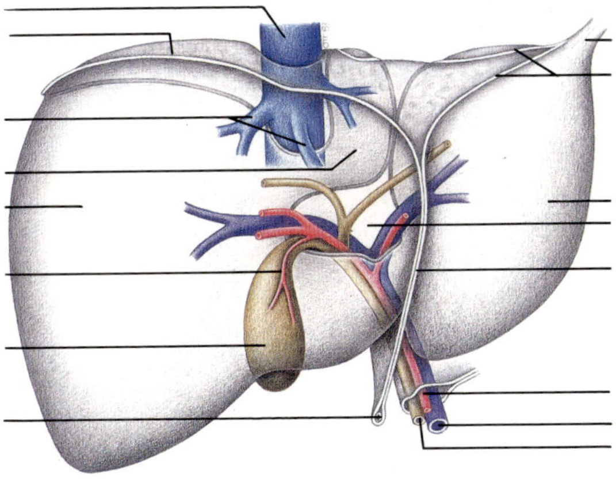

Fig. 6.8. Diagrama esquemático del hígado con los bordes de los pliegues peritoneales (vista anterior).

1. Vesícula biliar
2. Conducto hepático común
3. Conducto cístico
4. Píloro (seccionado)
5. Lóbulo derecho del hígado
6. Carúncula duodenal menor (marcador)
7. Carúncula duodenal mayor (marcador)
8. Duodeno
9. Ligamento redondo del hígado
10. Lóbulo izquierdo del hígado
11. Arteria hepática
12. Bazo
13. Conducto pancreático (de Winsung)
14. Páncreas
15. Conducto pancreático accesorio (de Santorini)
16. Conducto hepático derecho
17. Cuello de la vesícula biliar
18. Cuerpo de la vesícula biliar
19. Fondo de la vesícula biliar
20. Conducto hepático izquierdo
21. Conducto colédoco
22. Vena cava inferior
23. Peritoneo
24. Venas hepáticas
25. Lóbulo caudado del hígado
26. Arteria cística
27. Ligamento triangular izquierdo del hígado
28. Ligamento coronario del hígado
29. Hilio hepático
30. Ligamento falciforme del hígado
31. Vena porta

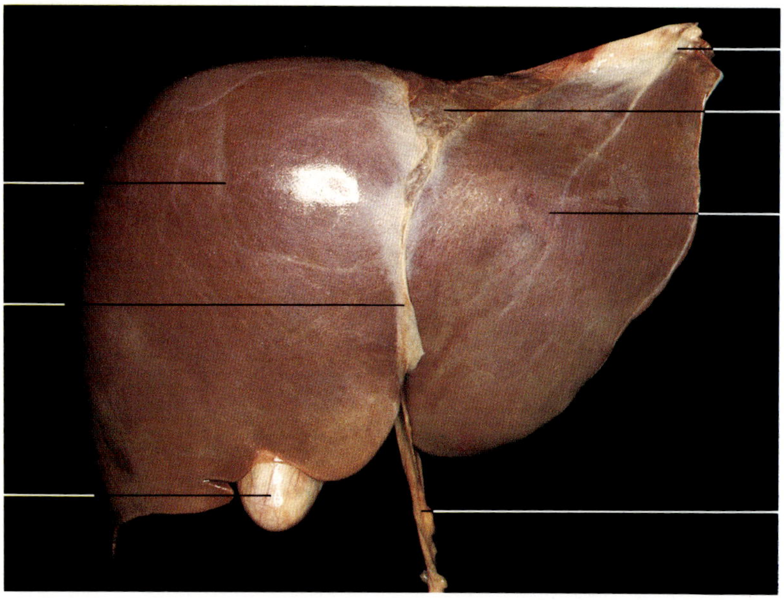

1. Lóbulo derecho
2. Ligamento falciforme
3. Vesícula biliar
4. Ligamento triangular izquierdo
5. Gran zona desprovista de peritoneo
6. Lóbulo izquierdo
7. Ligamento redondo
8. Conducto cístico
9. Conducto colédoco
10. Vena cava inferior
11. Lóbulo caudado
12. Lóbulo cuadrado
13. Arteria hepática
14. Vena porta
15. Ligamento venoso de Arancio

Fig. 6.9. Vista anterior del hígado. Debido a que el hígado está unido al diafragma en la gran zona desprovista de peritoneo, se mueve con la respiración y esto ayuda a la circulación intrahepática. El ligamento redondo es un resto de la vena umbilical de la circulación fetal (ver página 60).

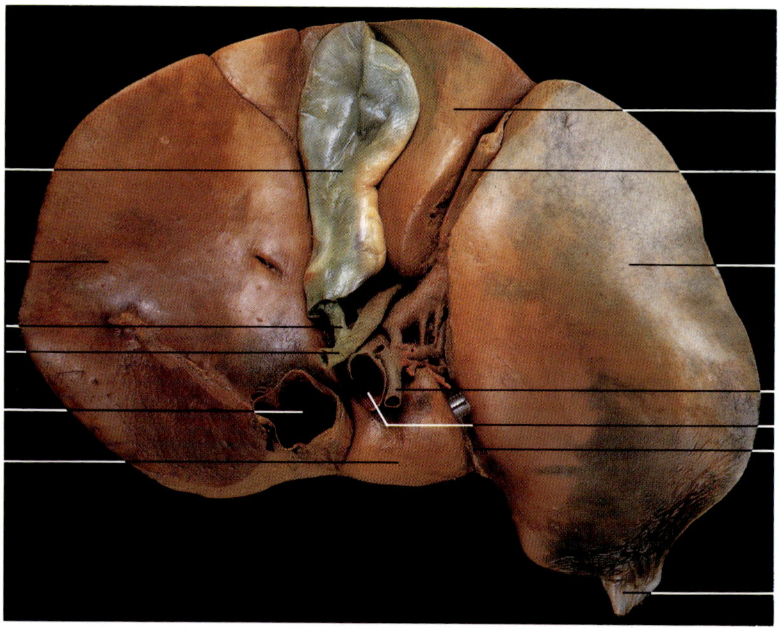

Fig. 6.10. Vista inferior del hígado. Para exponer el ligamento venoso de Arancio se ha colocado una barra entre los lóbulos izquierdo y caudado. El ligamento venoso de Arancio y el ligamento redondo son restos de la circulación fetal.

La bilis producida en el hígado fluye a través de los conductos hepáticos bilaterales para desembocar en el colédoco; este conducto, junto con los conductos pancreáticos se abre en el duodeno. Cuando el duodeno no contiene alimento, la bilis entra en el conducto cístico, el cual se une con el conducto hepático común para formar el conducto colédoco, y se dirige a la vesícula biliar donde es concentrada y almacenada.

1. Hígado
2. Arteria cólica media
3. **Arteria mesentérica superior**
4. Arteria cólica derecha
5. Arteria ileocólica
6. Ganglios linfáticos
7. Arteria del íleon
8. Ciego
9. Ileon
10. Epiplón mayor
11. Colon transverso
12. Arteria yeyunal
13. Yeyuno
14. Vesícula biliar
15. Vena cística
16. **Vena porta**
17. Duodeno
18. Páncreas
19. **Vena mesentérica superior**
20. Vena gastroepiploica derecha
21. Tributarias de la vena mesentérica superior
22. Vena cava inferior
23. Estómago
24. Venas gástricas
    a. Vena coronaria estomáquica (izquierda)
    b. Vena pilórica (derecha)
25. **Vena esplénica**
26. Venas gástricas cortas
27. Bazo
28. Venas pancreáticas
29. Vena gastroepiploica izquierda
30. Vena mesentérica inferior
31. Tributarias de la vena mesentérica inferior
32. Intestino grueso (colon sigmoide)

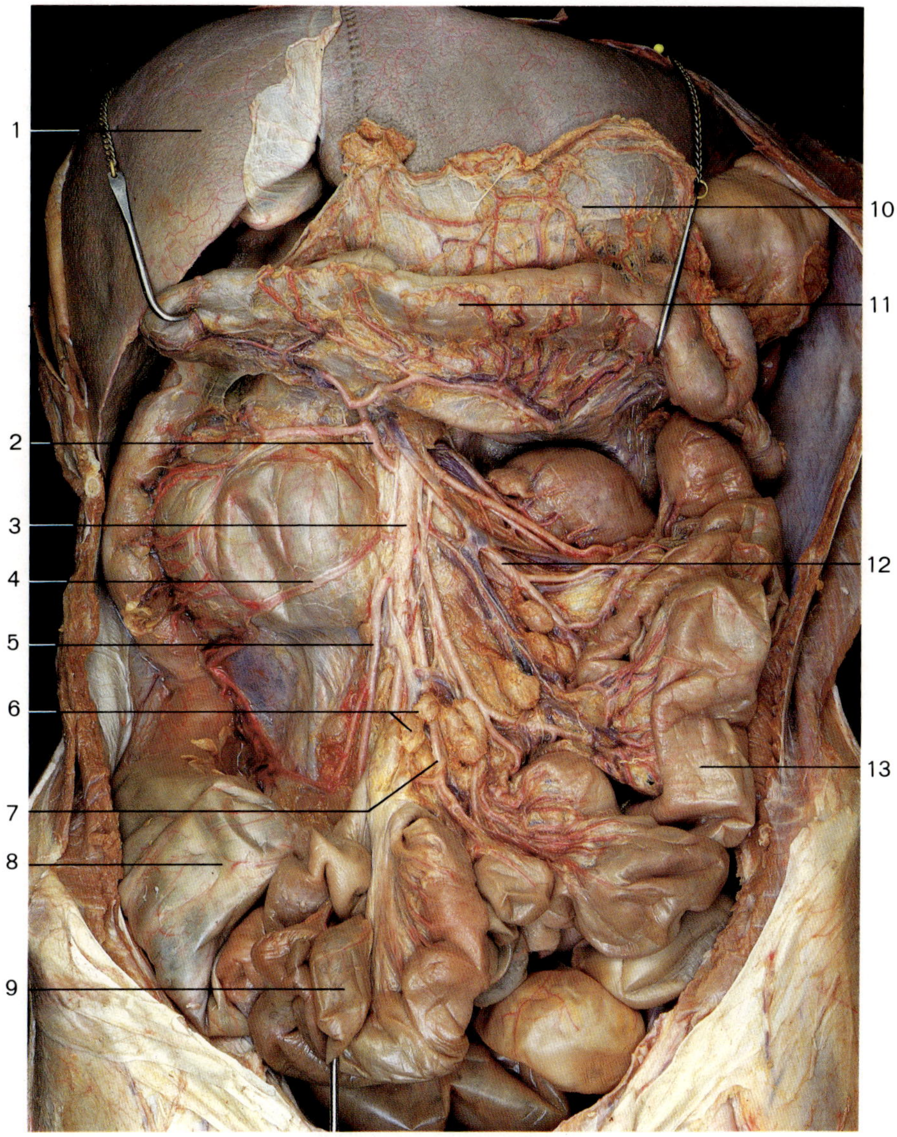

Fig. 6.11. Distribución de la arteria mesentérica superior, que irriga al intestino delgado y la mitad proximal del intestino grueso. El epiplón mayor ha sido separado hacia arriba.

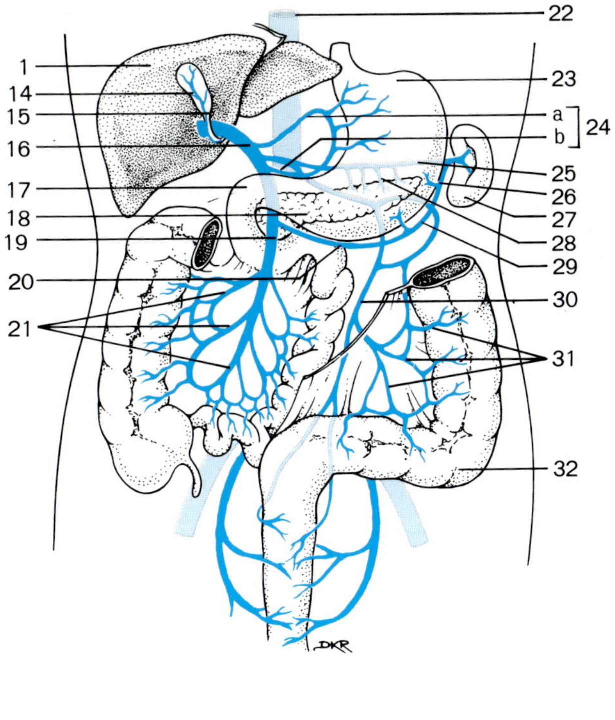

Fig. 6.12. Tributarias de la vena porta (diagrama esquemático). (Tomado de Weinreb, E. L.: *Anatomy and Physiology*. Addison-Wesley Publishing Co., Reading, Mass., 1984.)

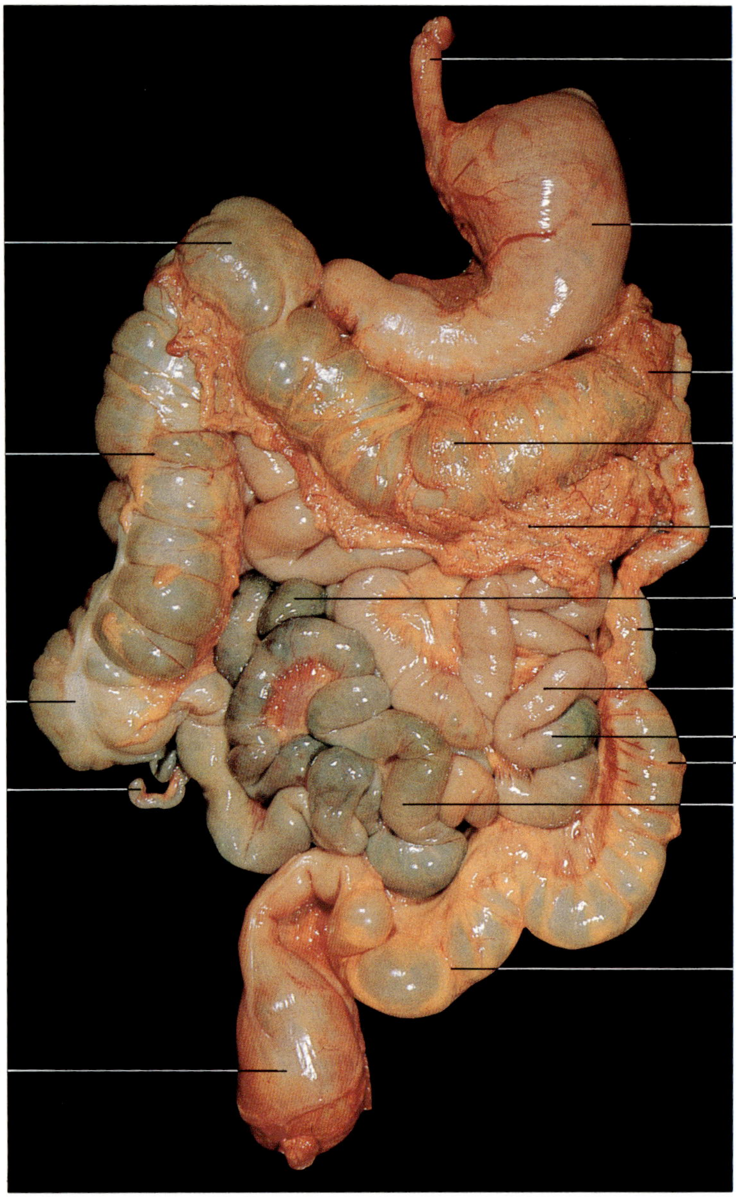

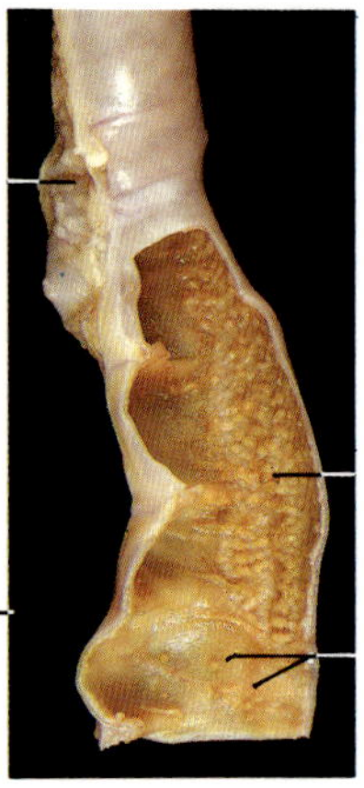

Ileon

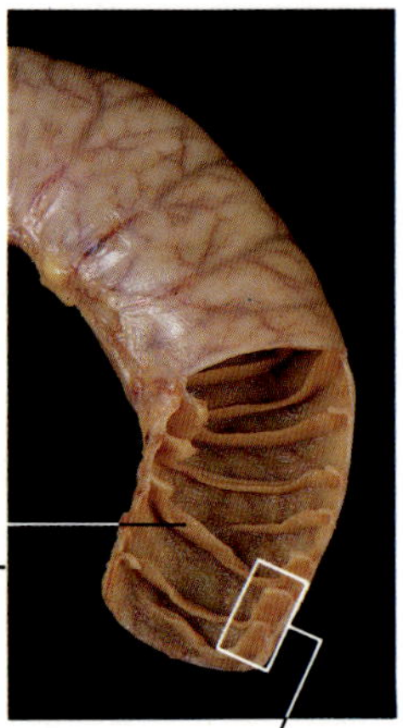

Yeyuno

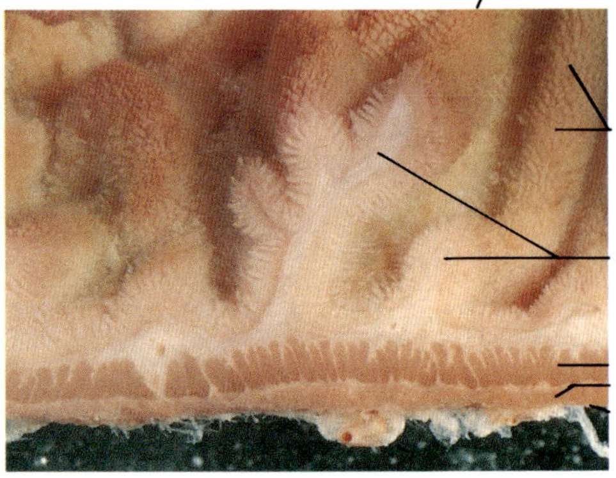

Mucosa del intestino delgado en la que se aprecian las vellosidades (aumentado).

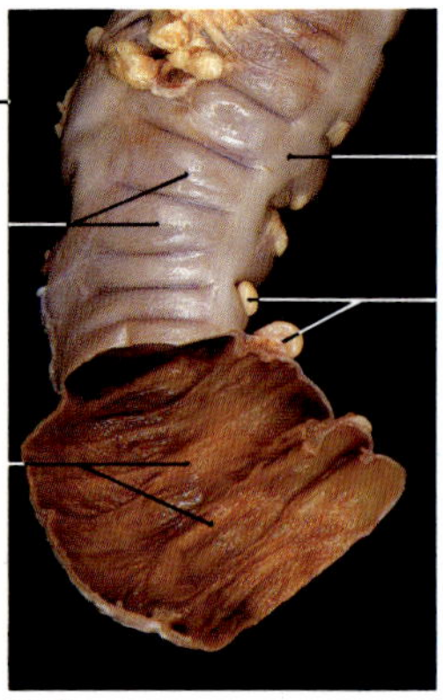

Colon

Fig. 6.13. Tracto gastrointestinal. Se ha removido de la cavidad peritoneal la porción que se extiende desde la parte interior del esófago hasta el ano. Las características anatómicas de los cuatro diferentes niveles del intestino se muestran en las fotografías acompañantes. Los pliegues circulares (válvulas conniventes) se vuelven menos prominentes en la porción distal del intestino delgado. Las vellosidades intestinales son prominentes en el intestino delgado, pero no continúan en el colon. Las tenias y los apéndices epiploicos se localizan en la superficie externa del colon.

1. Angulo hepático del colon (derecho)
2. Colon ascendente
3. Ciego
4. Apéndice vermiforme
5. Recto
6. Esófago (seccionado)
7. Estómago
8. Angulo esplénico del colon (izquierdo)
9. Colon transverso
10. Epiplón mayor
11. Colon descendente
12. Yeyuno
13. Ileon
14. Colon sigmoide
15. Borde del corte del mesenterio
16. Nódulos linfáticos aglomerados
17. Nódulos linfáticos solitarios
18. Pliegues circulares (válvulas conniventes)
19. Vellosidad intestinal
20. Capa muscular circular
21. Capa muscular longitudinal
22. Serosa
23. Haustra del colon
24. Pliegues semilunares
25. Tenia del colon
26. Apéndices epiploicos

6.14 y 6.15 ▷

1. Lóbulos derecho e izquierdo del hígado
2. Ligamento redondo
3. Plexo hepático
4. Arteria hepática propiamente dicha y vena porta
5. Arteria cística
6. Vesícula biliar y colédoco
7. Arteria gastroduodenal
8. **Arteria hepática**
9. **Arteria esplénica**
10. Segunda porción del duodeno
11. Arteria gastroepiploica derecha
12. Angulo hepático del colon
13. Arteria cólica derecha
14. Vena mesentérica superior
15. Plexo mesentérico superior
16. Duodeno

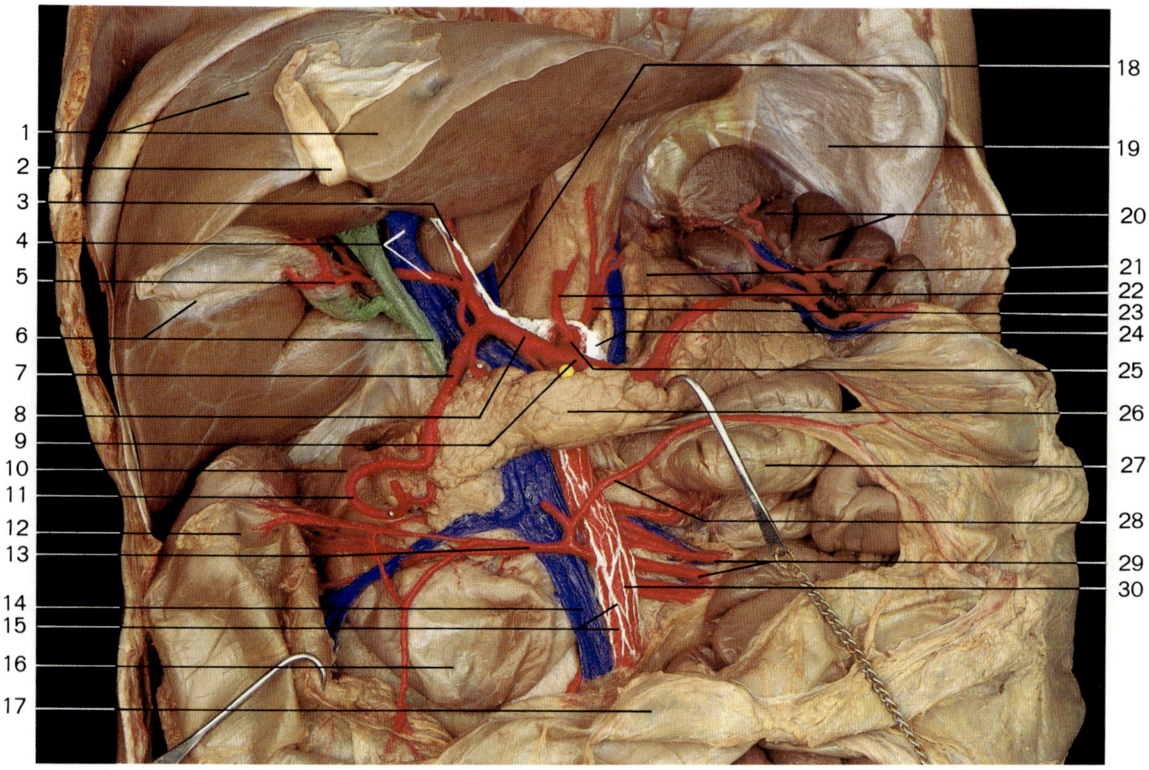

Fig. 6.14. Vasos y nervios autónomos de la parte superior de la cavidad abdominal. Se ha removido el estómago y se han separado ligeramente el hígado y el páncreas. Se han removido parte del mesocolon transverso y la capa parietal del peritoneo para exponer los vasos y nervios de la pared abdominal posterior.
Verde = conductos biliares; rojo = arterias; azul = venas; blanco = plexos y nervios autónomos

17. Colon transverso
18. Vena cava inferior
19. Diafragma
20. Bazo
21. Glándula suprarrenal
22. Arteria gástrica izquierda (coronaria estomáquica)
23. Arteria diafragmática inferior
24. Ganglio celíaco (semilunar)
25. **Tronco celíaco**
26. Páncreas
27. Yeyuno
28. Arteria cólica media
29. Arterias yeyunales
30. **Arteria mesentérica superior**
31. Lóbulo caudado del hígado
32. Arteria gástrica derecha (pilórica)
33. Arteria ileocólica
34. Parte terminal del íleon (seccionada)
35. Apéndice vermiforme
36. Arteria ilíaca primitiva derecha
37. Ciego
38. Rama cardioesofágica de la arteria gástrica izquierda
39. Arteria gastroepiploica izquierda
40. Estómago
41. Arteria renal
42. Arteria espermática izquierda
43. Riñón izquierdo
44. Arteria cólica izquierda
45. Colon sigmoide

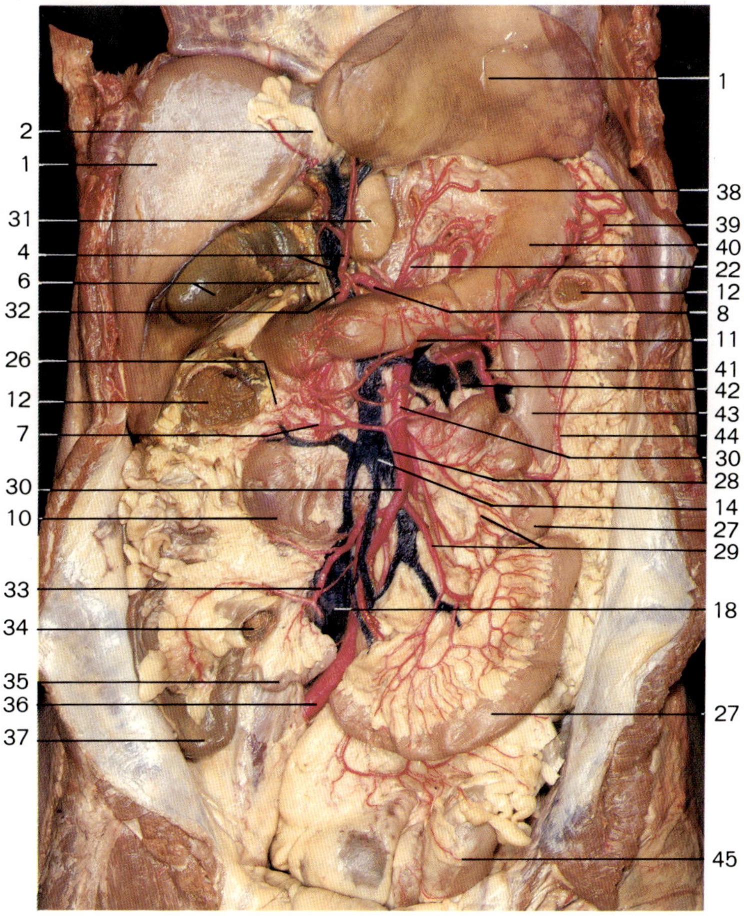

Fig. 6.15. Vasos de los órganos abdominales (vista anterior). Se han removido el colon transverso, partes del intestino delgado y el epiplón menor. El hígado ha sido elevado.
Rojo = arterias; azul = venas.

7. Organos urogenitales y retroperitoneales

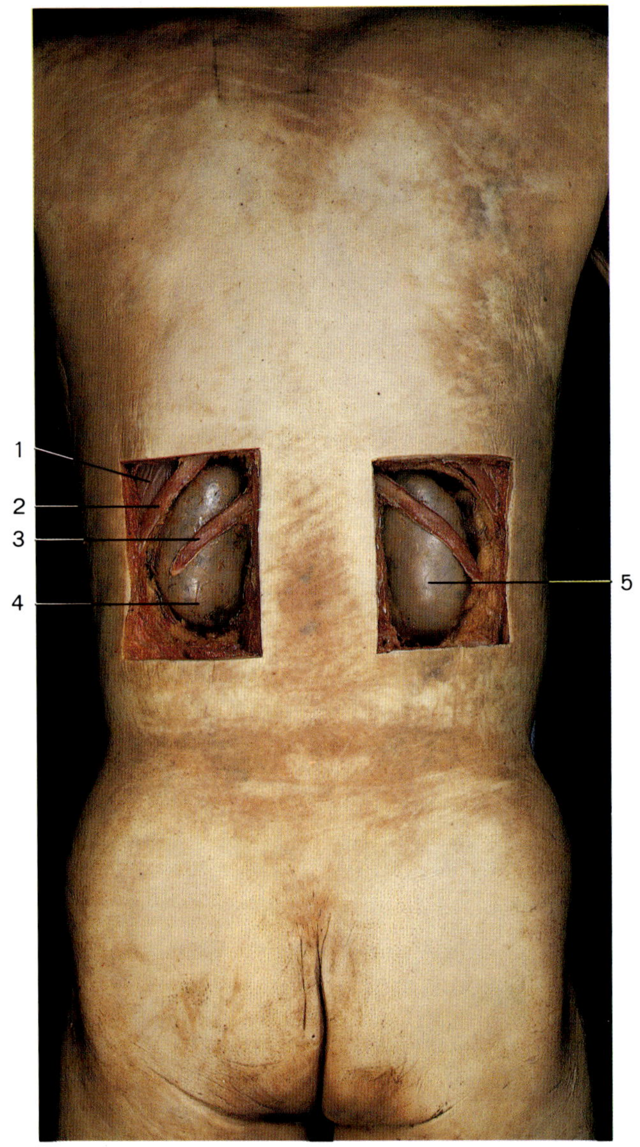

Fig. 7.1. Riñones *in situ*. Se ha abierto el dorso para mostrar la localización retroperitoneal de los riñones. El riñón derecho es ligeramente más inferior que el riñón izquierdo debido a la presencia del hígado.

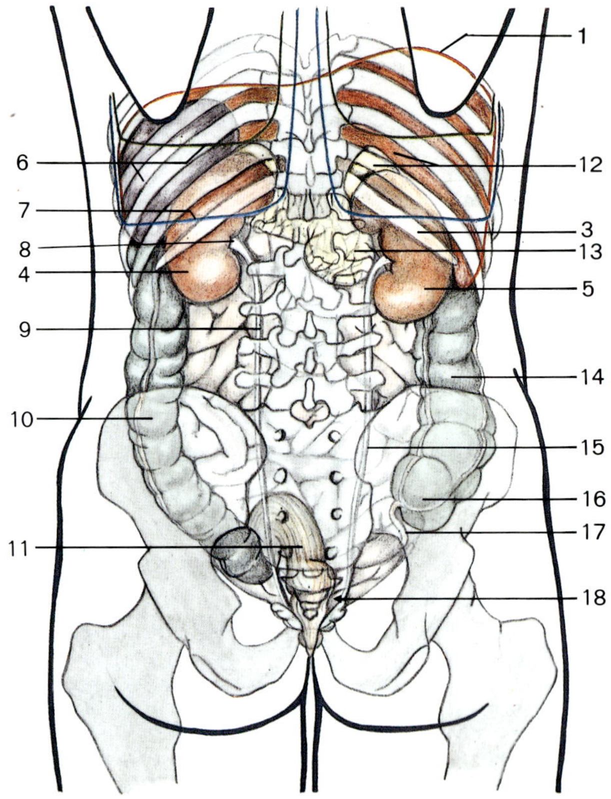

Fig. 7.2. Localización de los órganos urinarios (vista posterior). El polo superior del riñón alcanza el nivel de la undécima costilla y el borde de la pleura y el pulmón; el polo inferior alcanza el nivel de la tercera vértebra lumbar.

1. Diafragma
2. Undécima costilla
3. Duodécima costilla
4. Riñón izquierdo
5. Riñón derecho
6. Bazo y margen del pulmón
7. Borde pleural
8. Pelvis renal
9. Uréter izquierdo
10. Colon descendente
11. Recto
12. Hígado y glándula suprarrenal
13. Páncreas
14. Colon ascendente
15. Uréter derecho
16. Ciego
17. Apéndice vermiforme
18. Posición de la vejiga urinaria

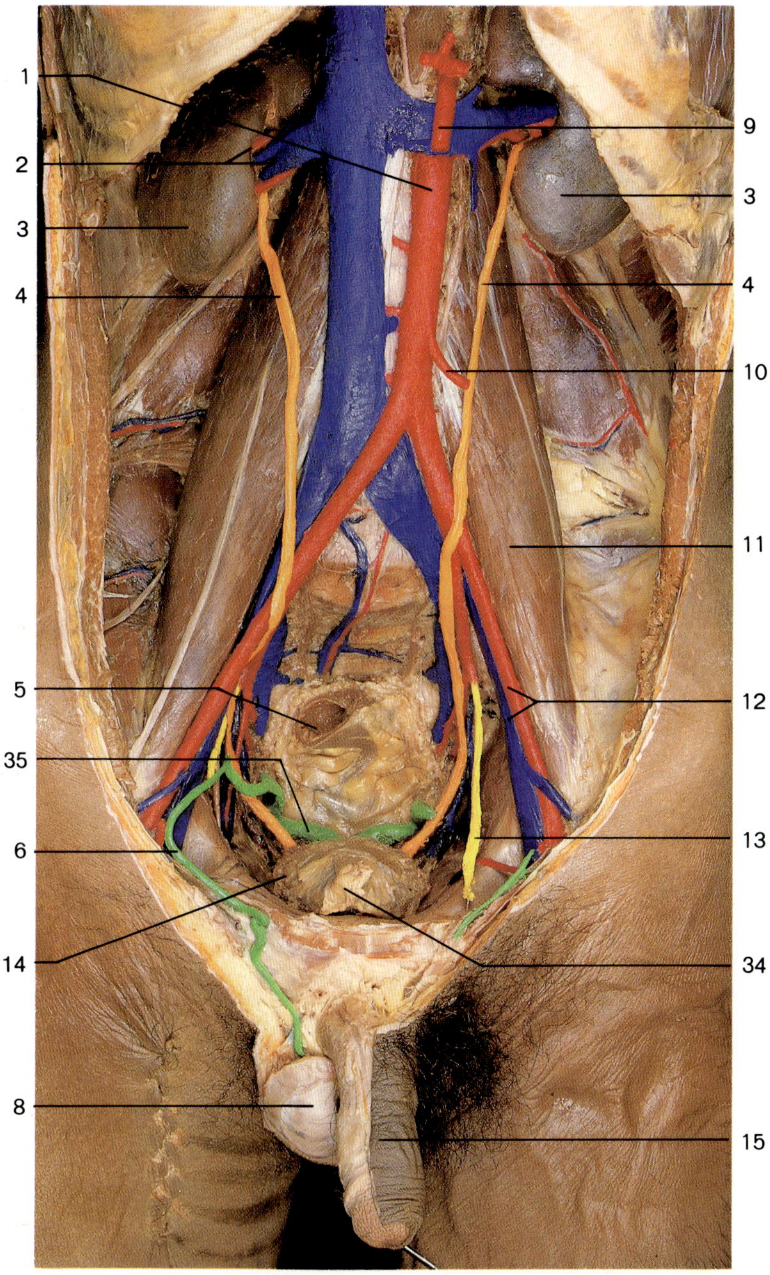

Fig. 7.3. **Sistema urogenital masculino *in situ*** (vista anterior). Se ha removido el peritoneo. La arteria umbilical se oblitera después del nacimiento y persiste como el ligamento umbilical lateral.
Rojo = arterias; azul = venas; naranja = uréteres; amarillo = ligamento umbilical; verde = conducto deferente.

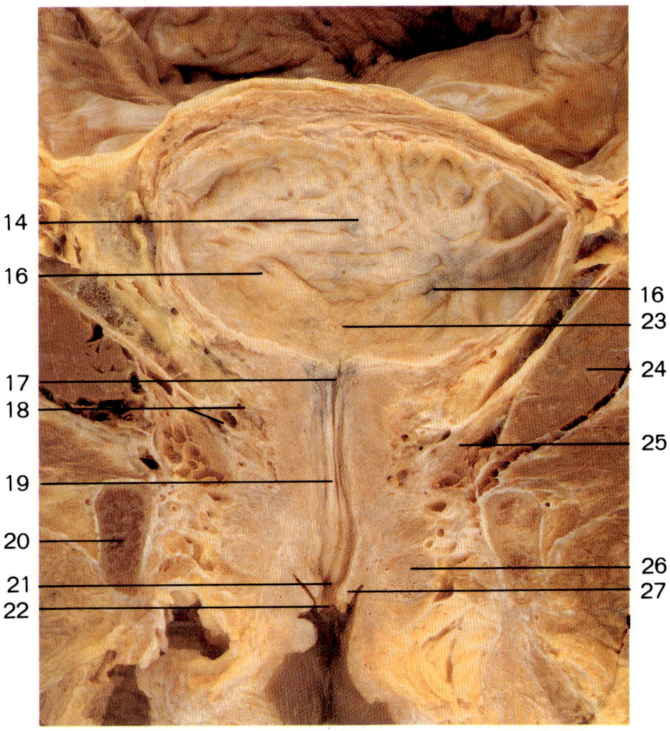

Fig. 7.4. Corte frontal (coronal) a través de la vejiga urinaria y la uretra de una mujer (vista anterior).

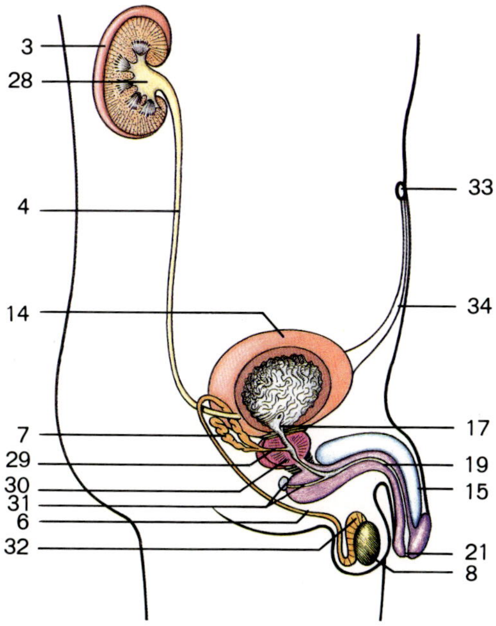

Fig. 7.5. Corte mesosagital a través del sistema urogenital masculino (diagrama esquemático).

1. Aorta
2. Arteria y vena renales
3. Riñón
4. Uréter
5. Recto
6. Conducto deferente
7. Vesícula seminal
8. Testículo
9. Arteria mesentérica superior
10. Arteria mesentérica inferior
11. Músculo psoas
12. Arteria y vena ilíacas externas
13. Ligamento umbilical (con vestigios de la arteria umbilical)
14. Vejiga urinaria
15. Pene
16. Orificio uretral
17. Orificio uretral interno
18. Plexo venoso vesicouterino
19. Uretra
20. Pubis
21. Meato urinario
22. Vestíbulo vaginal
23. Trígono vesical
24. Obturador interno
25. Elevador del ano
26. Bulbo vestibular
27. Labio menor izquierdo
28. Pelvis renal
29. Conducto eyaculador
30. Próstata
31. Conducto y glándula bulbouretral (de Cowper)
32. Epidídimo
33. Ombligo
34. Ligamento umbilical mediano (Uraco)
35. Ampolla del conducto deferente

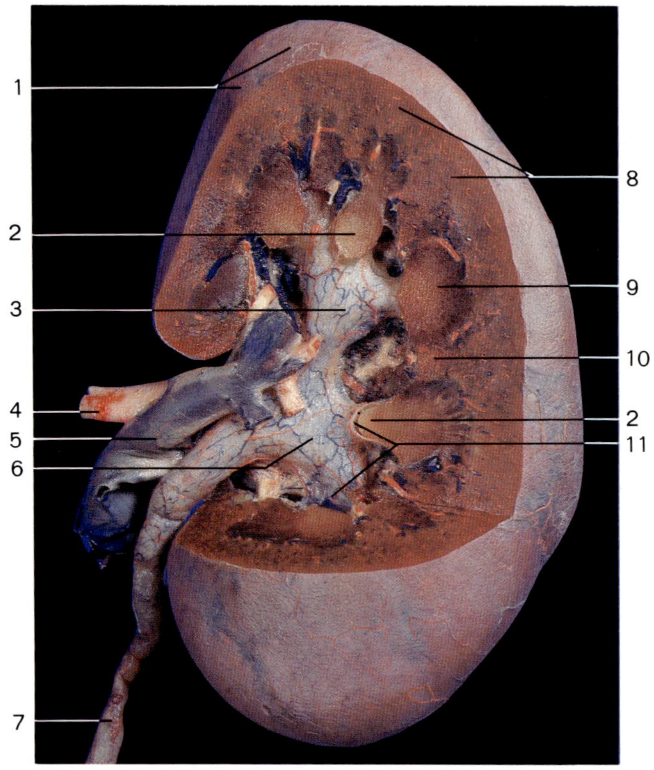

Fig. 7.6. **Riñón derecho** (vista posterior). Los vasos se han inyectado con substancias para colorear.

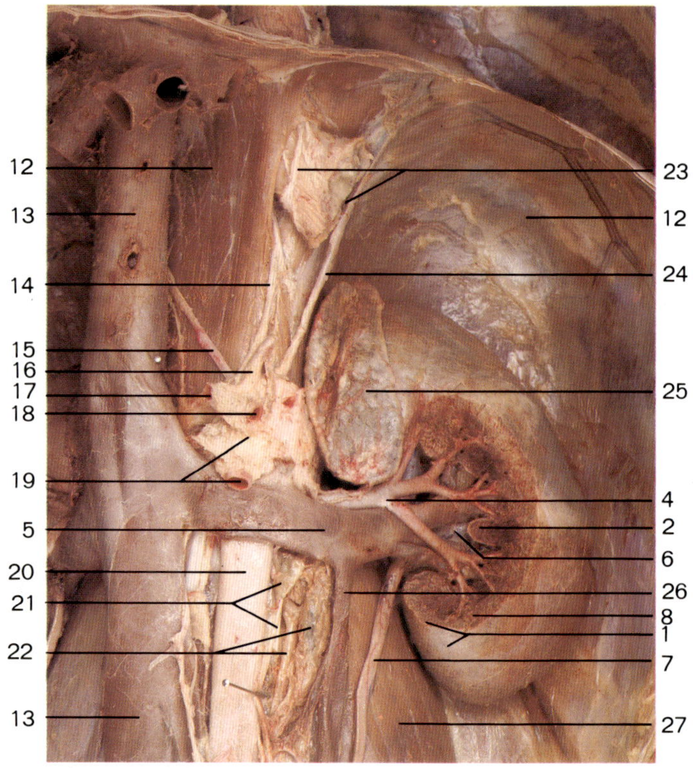

Fig. 7.7. Riñón y glándula suprarrenal izquierdas *in situ* (vista anterior). Se ha removido la parte anterior del riñón para exponer los vasos del riñón.

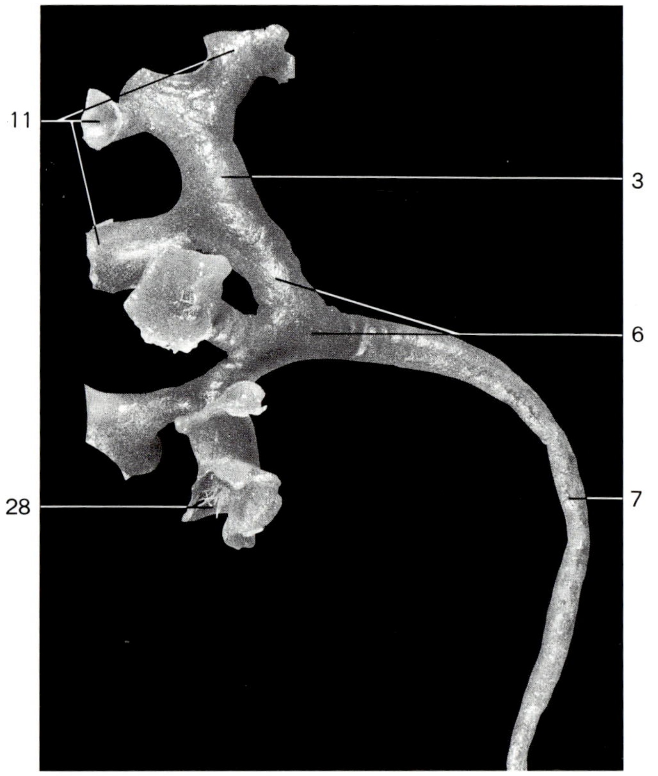

Fig. 7.8. Molde de la pelvis renal y el uréter proximal.

1. Cápsula fibrosa del riñón
2. Papila renal (superficie de corte)
3. Cáliz mayor
4. Arteria renal
5. Vena renal
6. Pelvis renal
7. Uréter
8. Corteza renal
9. Médula renal
10. Columnas renales (de Bertin)
11. Cálices renales
12. Diafragma
13. Vena cava inferior
14. Nervio vago derecho
15. Arteria diafragmática inferior derecha
16. Arteria gástrica izquierda
17. Arteria hepática (seccionada)
18. Arteria esplénica (seccionada)
19. Arteria mesentérica superior (seccionada) y ganglio celíaco (semilunar)
20. Aorta abdominal
21. Cadena simpática con ganglio
22. Vasos y ganglio linfáticos
23. Esófago abdominal y nervio vago izquierdo
24. Arteria diafragmática inferior izquierda
25. Glándula suprarrenal izquierda
26. Vena espermática izquierda
27. Psoas
28. Conductos papilares

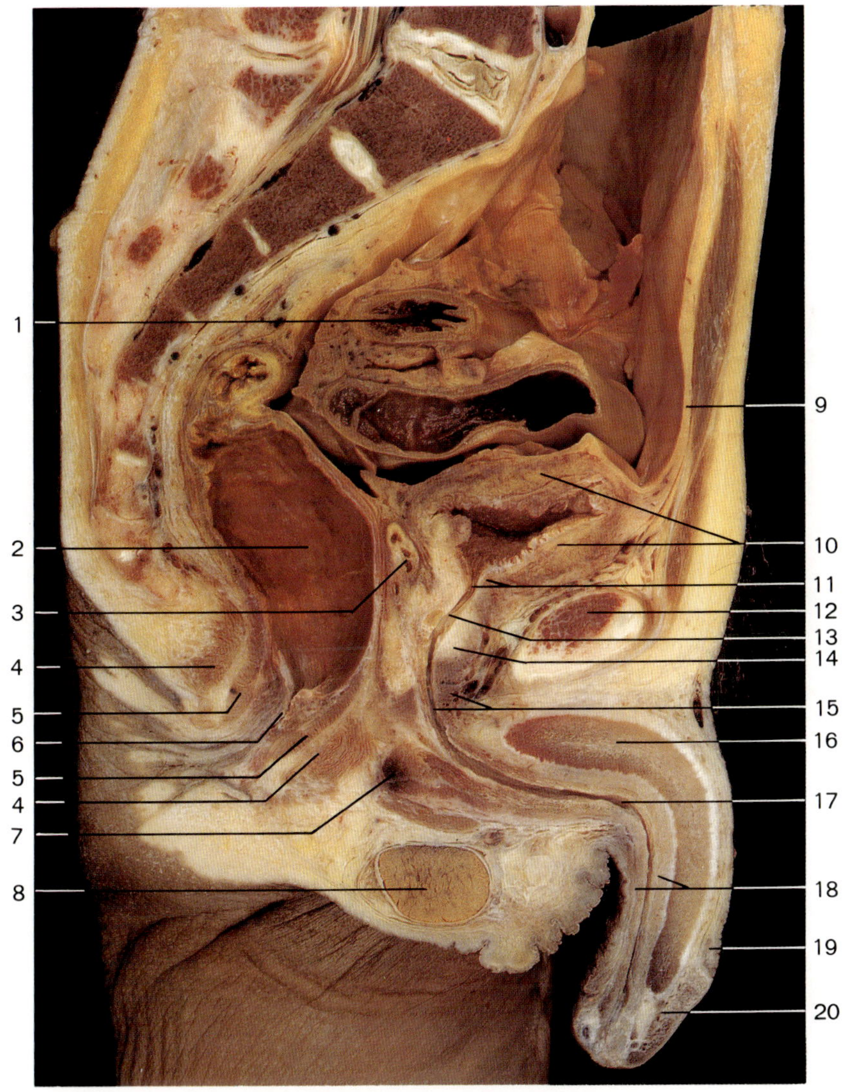

Fig. 7.9. Corte sagital a través de la pelvis masculina.

1. Colon sigmoide
2. Ampolla rectal
3. Ampolla del conducto deferente
4. Esfínter externo del ano
5. Esfínter interno del ano
6. Conducto anal
7. Bulbo del cuerpo esponjoso
8. Testículo
9. Uraco (ligamento umbilical medio)
10. Vejiga urinaria
11. Orificio interno de la uretra (esfínter vesical o interno)
12. Sínfisis púbica
13. Uretra prostática
14. Próstata
15. Uretra membranosa y esfínter externo de la uretra
16. Cuerpo cavernoso del pene
17. Uretra esponjosa
18. Cuerpo esponjoso del pene
19. Prepucio
20. Glande
21. Uréteres
22. Vesículas seminales
23. Diafragma urogenital y uretra membranosa
24. Glándula bulbouretral (de Cowper)
25. Raíces de los cuerpos cavernosos derecho e izquierdo
26. Epidídimo
27. Conducto deferente

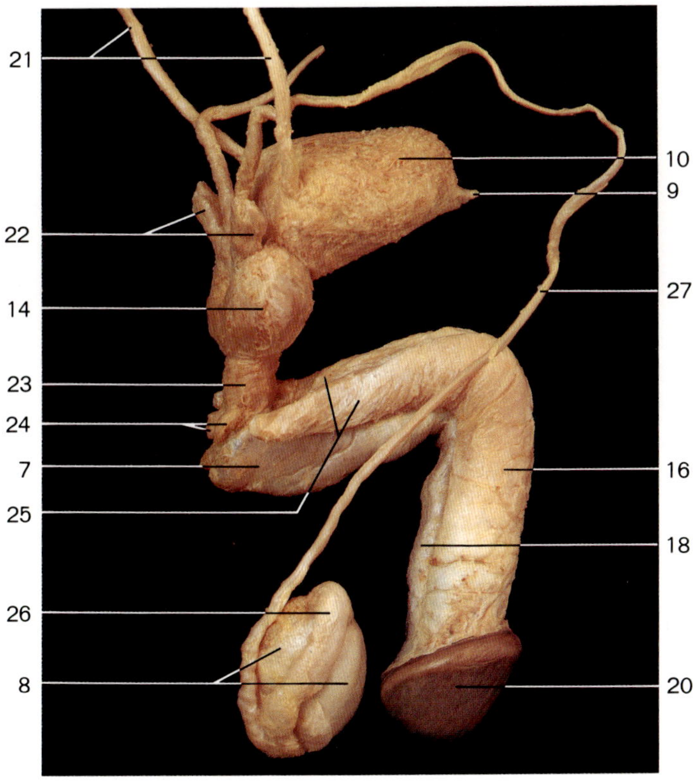

Fig. 7.10. Organos reproductores masculinos, aislados (vista lateral derecha).

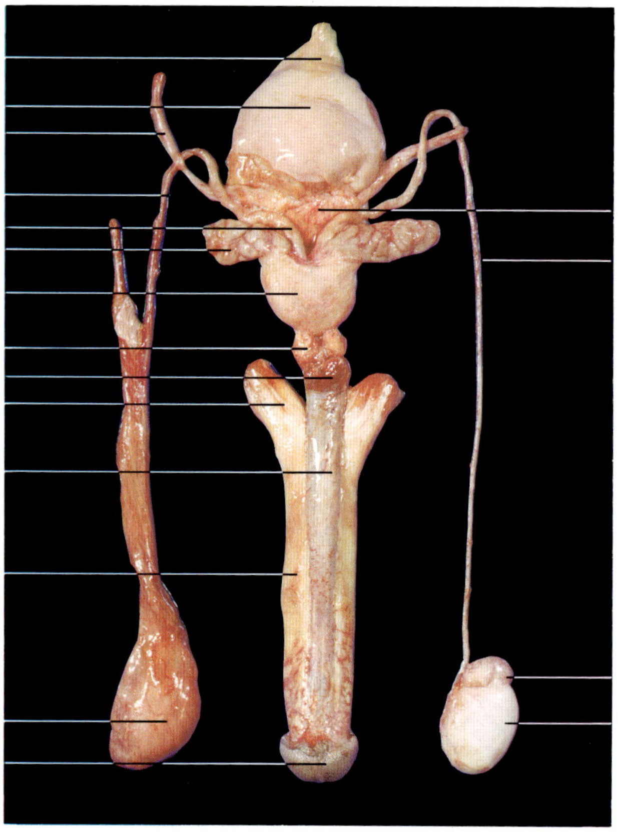

Fig. 7.11. Organos reproductores masculinos, aislados (vista posterior).

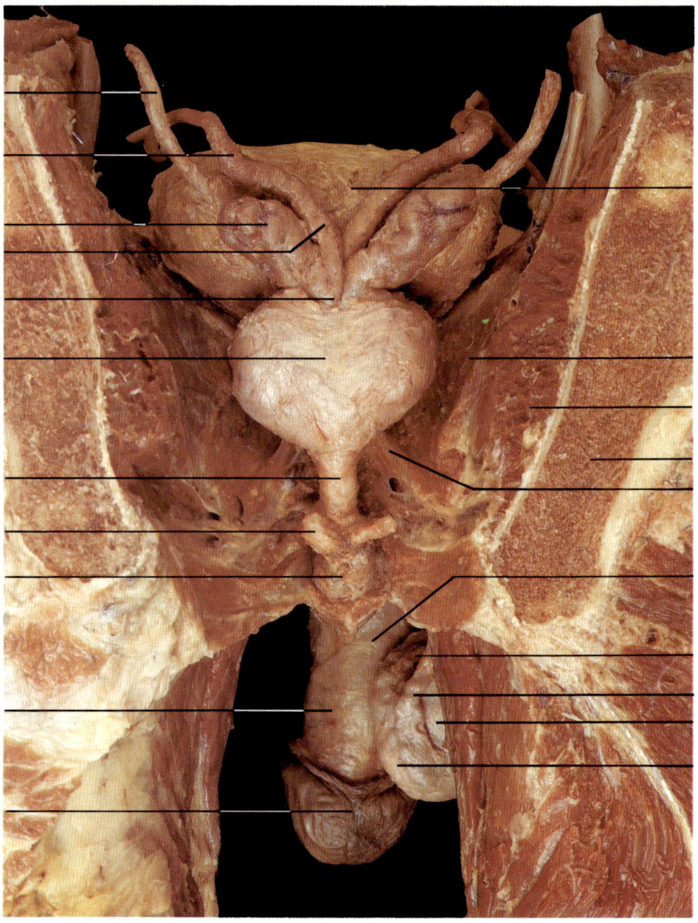

Fig. 7.12. Glándulas accesorias de los órganos reproductores masculinos *in situ*. Corte frontal (coronal) a través de la cavidad pélvica. Vista posterior de la vejiga urinaria, próstata y vesículas seminales.

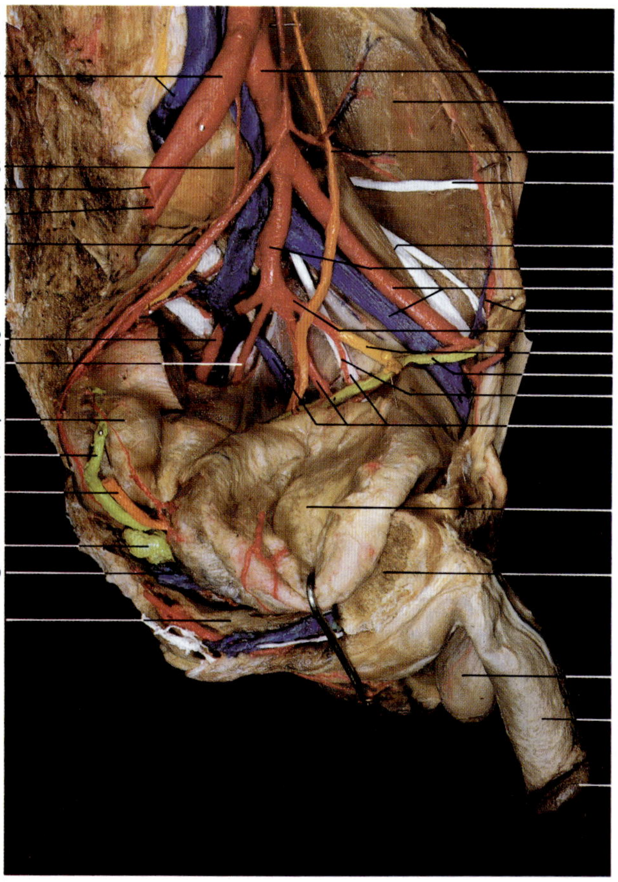

Fig. 7.13. Cavidad pélvica en el varón con vasos y nervios (vista interna de la mitad izquierda). La vejiga urinaria ha sido separada y se ha removido la capa parietal del peritoneo.
Rojo = arterias; azul = venas; naranja = uréter; verde = conducto deferente y vesícula seminal; blanco = nervios; amarillo = ligamento umbilical lateral.

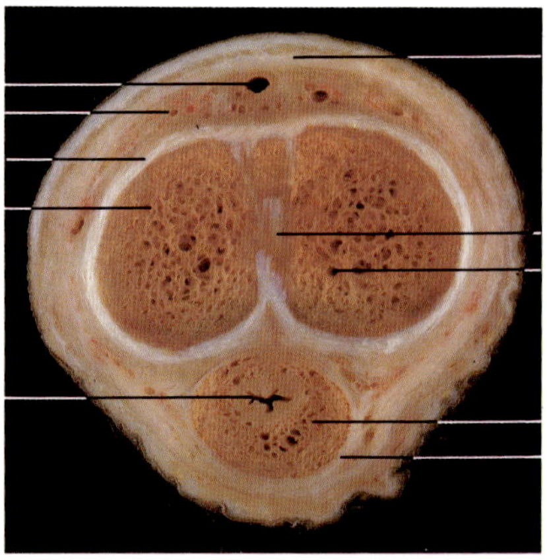

Fig. 7.14. Corte transversal a través del pene para mostrar los tejidos eréctiles.

1. Ligamento umbilical mediano (uraco)
2. Vejiga urinaria
3. Uréter
4. Conducto deferente
5. Ampolla del conducto deferente
6. Vesícula seminal
7. Próstata
8. Glándulas bulbouretrales (de Cowper)
9. Bulbo del cuerpo esponjoso
10. Raíz del cuerpo cavernoso
11. Cuerpo esponjoso del pene
12. Cuerpo cavernoso del pene
13. Testículo y epidídimo con sus cubiertas
14. Glande
15. Fondo de la vejiga urinaria
16. Cabeza del epidídimo
17. Testículo
18. Conducto eyaculador
19. Uretra membranosa
20. Pene
21. Elevador del ano
22. Obturador interno
23. Hueso coxal (seccionado)
24. Ligamento pubioprostático
25. Origen del conducto deferente
26. Cola del epidídimo
27. Arteria y vena ilíacas primitivas derechas
28. Arteria sacra media
29. Arteria ilíaca externa derecha (cortada)
30. Arteria ilíaca interna derecha (cortada)
31. Arteria hemorroidal superior
32. Arteria isquiática
33. Arteria pudenda interna
34. Recto
35. Plexo venoso vesicoprostático
36. Arteria ilíaca primitiva izquierda
37. Músculo ilíaco
38. Nervio femorocutáneo
39. Nervio crural
40. Arteria ilíaca interna izquierda
41. Arteria y vena ilíacas externas izquierdas
42. Arteria y vena epigástricas inferiores
43. Arteria umbilical
44. Ligamento umbilical lateral (arteria umbilical)
45. Arteria vesical superior
46. Arteria y vena obturatrices, nervio obturador
47. Pubis (seccionado)
48. Vena dorsal del pene
49. Arteria dorsal del pene
50. Túnica albugínea del cuerpo cavernoso
51. Uretra
52. Fascia superficial
53. Tabique intercavernoso
54. Arteria profunda del pene
55. Túnica albugínea del cuerpo espojoso
56. Arteria ilíaca primitiva derecha
57. Músculo psoasilíaco
58. Vena ilíaca externa derecha
59. Arteria y vena epigástrica inferior
60. Sínfisis púbica
61. Raíz del pene
62. Arteria iliolumbar
63. Arteria sacra lateral
64. Arteria glútea
65. Plexos pudendo y coccígeo
66. Músculo isquiococcígeo
67. Vena hemorroidal media, vena vesical inferior
68. Arteria hemorroidal media
69. Arteria vesical superior y rama para el conducto deferente
70. Nervio pudendo interno
71. Uretra membranosa y esponjosa
72. Diafragma urogenital
73. Arteria obturatriz
74. Arteria vesical inferior
75. Arteria hemorroidal inferior

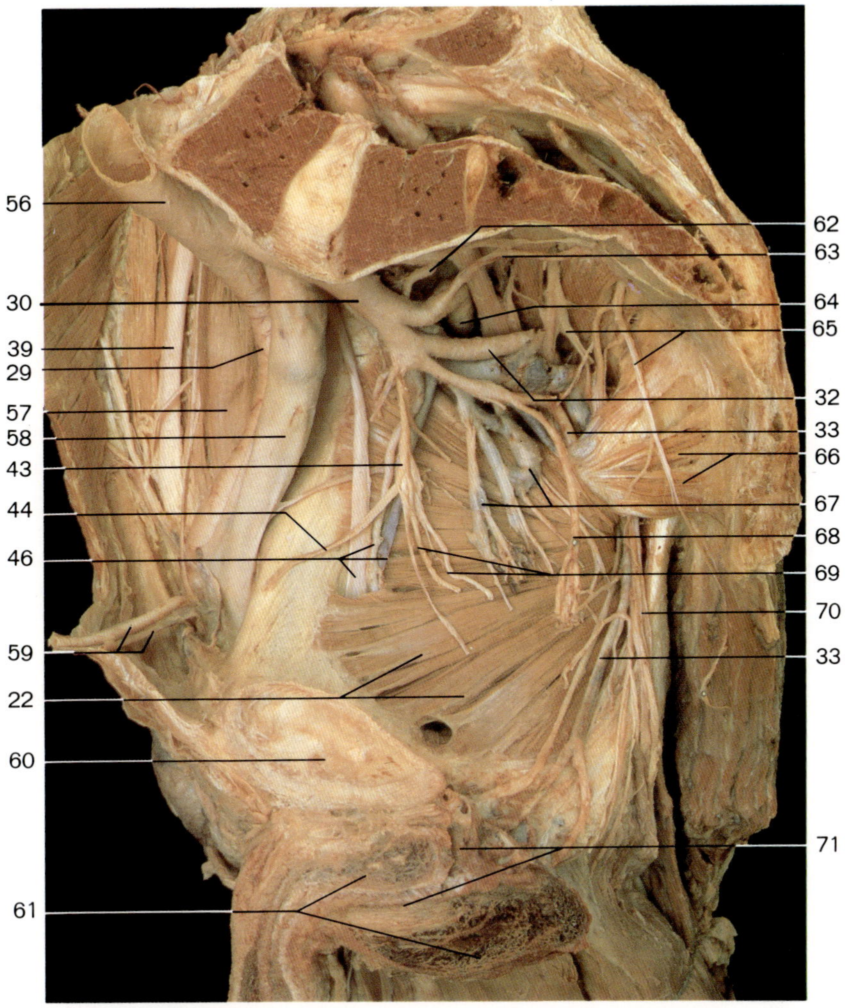

Fig. 7.15. Vasos de la cavidad pélvica en el varón (corte sagital, lado derecho, vista interna).

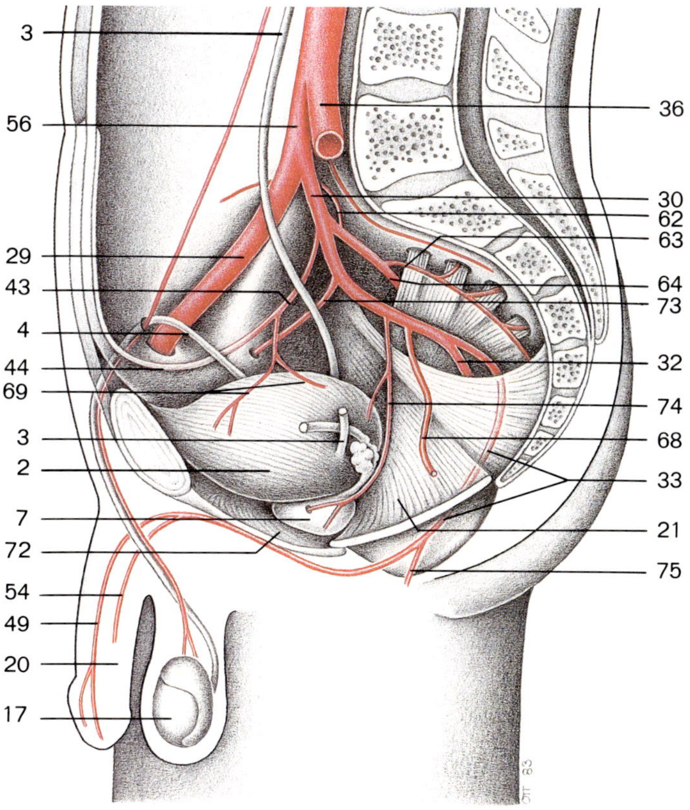

Fig. 7.16. Ramas principales de la arteria ilíaca interna en el varón (diagrama esquemático).

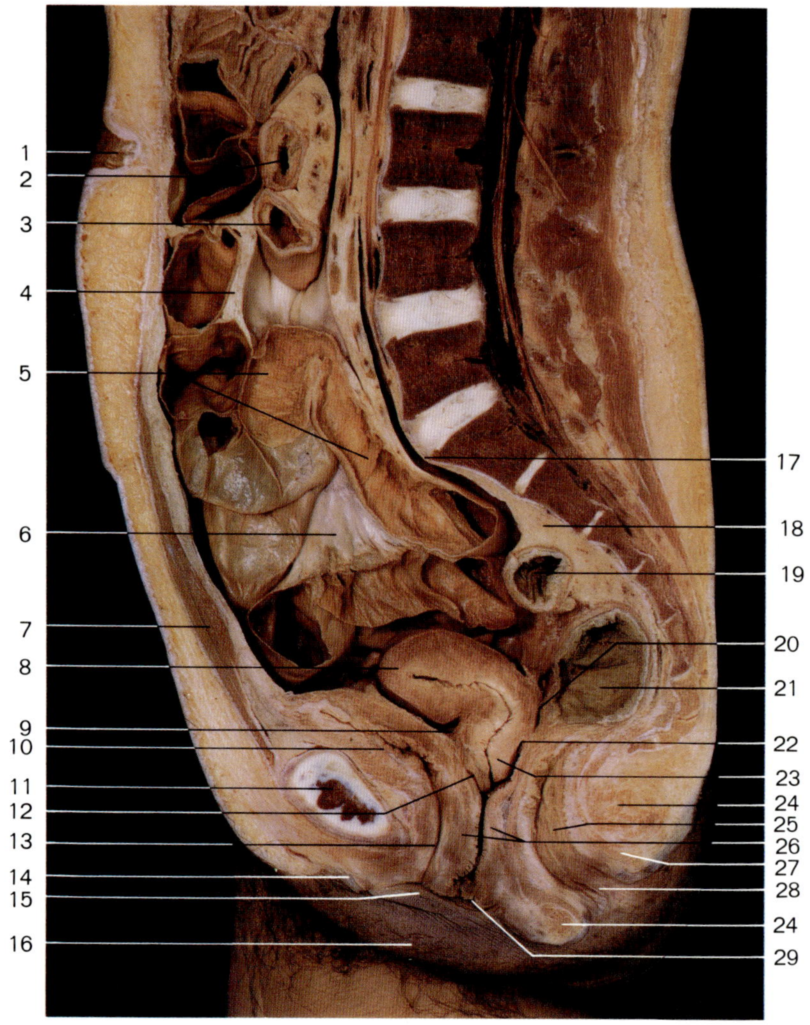

Fig. 7.17. **Corte mesosagital a través del tronco de una mujer.** La vejiga urinaria está vacía, la posición y forma del útero son normales.

1. Ombligo
2. Duodeno
3. Tercera porción del duodeno
4. Raíz del mesenterio
5. Intestino delgado
6. Mesenterio
7. Recto del abdomen
8. Fondo uterino
9. Fondo de saco vesicouterino
10. Vejiga
11. **Sínfisis del pubis**
12. Fondo de saco anterior de la vagina
13. Uretra
14. Clítoris
15. Labio menor
16. Labio mayor
17. Promontorio
18. Mesosigmoide
19. Colon sigmoide
20. Fondo de saco rectouterino (de Douglas)
21. Recto
22. Fondo de saco posterior de la vagina
23. Cérvix
24. Esfínter externo del ano
25. Conducto anal
26. Vagina
27. Esfínter interno del ano
28. Ano
29. Himen
30. Infundíbulo de la trompa de Falopio
31. Ampolla de la trompa de Falopio
32. Ovario
33. Músculo transverso profundo del perineo
34. Riñón
35. Porción abdominal del uréter
36. Porción pélvica del uréter
37. Perineo

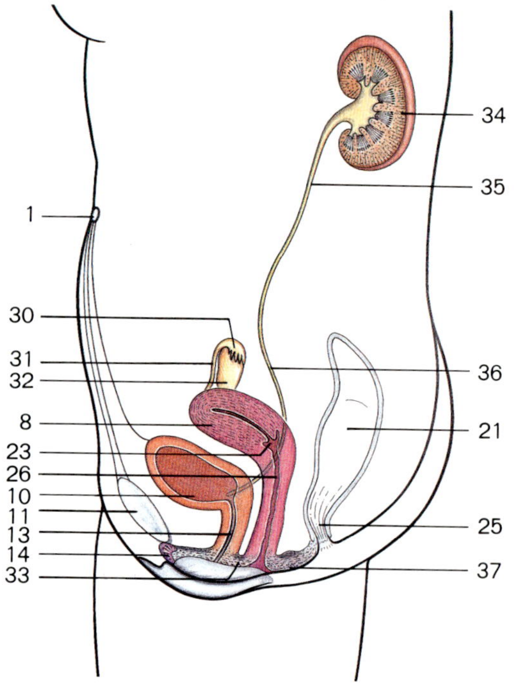

Fig. 7.18. Aparato urogenital femenino, corte mesosagital (diagrama esquemático).

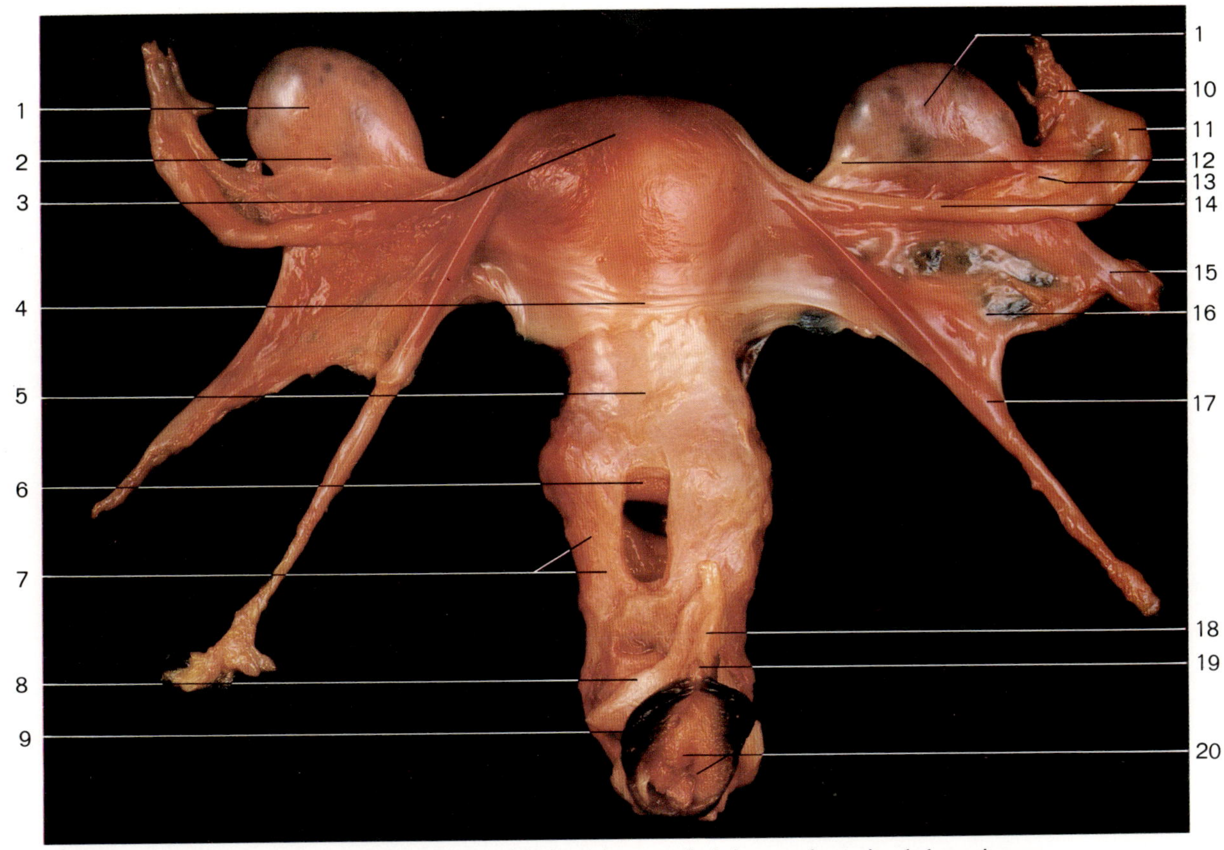

Fig. 7.19. Organos reproductores femeninos, aislados (vista anterior). La pared anterior de la vagina se ha abierto para exponer la porción vaginal del cérvix.

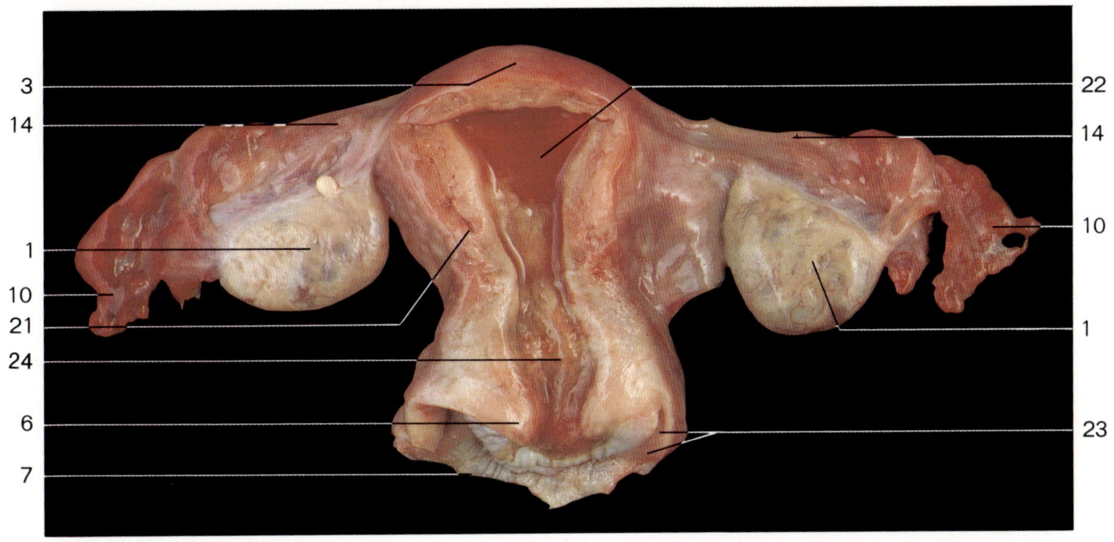

Fig. 7.20. Utero y órganos relacionados (vista posterior). La pared posterior del útero se ha abierto.

1. Ovario
2. Mesovario
3. Fondo del útero
4. Fondo de saco vesicouterino
5. Cérvix
6. Porción vaginal del cérvix
7. Vagina
8. Raíz del clítoris
9. Labio menor
10. Fimbrias de la trompa de Falopio (pabellón)
11. Infundíbulo de la trompa de Falopio
12. Ligamento uteroovárico
13. Mesosálpinx
14. Istmo de la trompa de Falopio
15. Ligamento suspensorio del ovario (dezplazado caudalmente)
16. Ligamento ancho
17. Ligamento redondo del útero
18. Cuerpo cavernoso del clítoris
19. Glande del clítoris
20. Orificio uretral externo (meato urinario), himen
21. Cuerpo del útero
22. Membrana mucosa del útero (endometrio, hiperémico)
23. Fondo de saco anterior de la vagina
24. Conducto cervical de la vagina

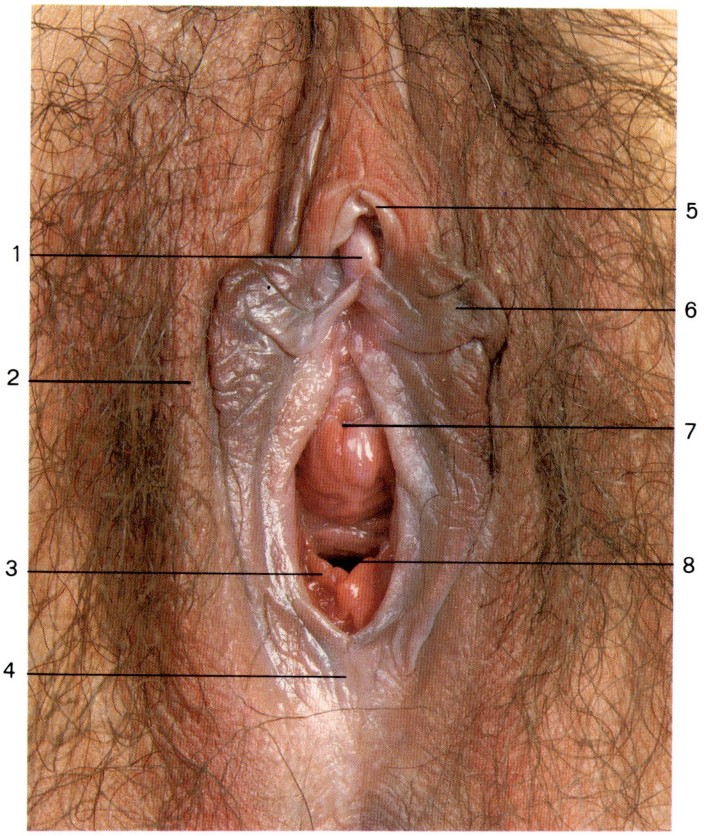

Fig. 7.21. **Organos genitales externos de la mujer nulípara** (vista anterior).

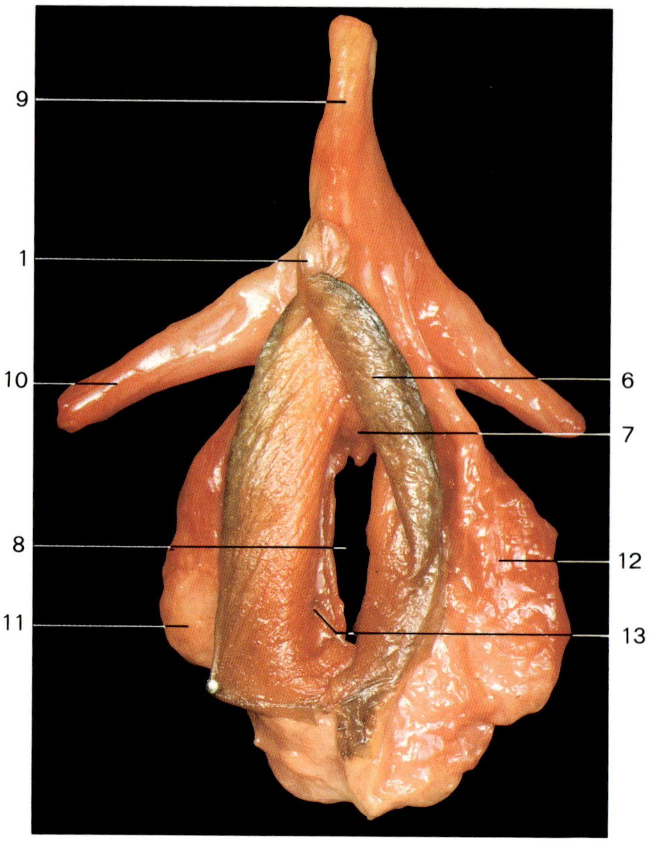

Fig. 7.22. Organos genitales externos femeninos, aislados para mostrar las glándulas y los bulbos vestibulares.

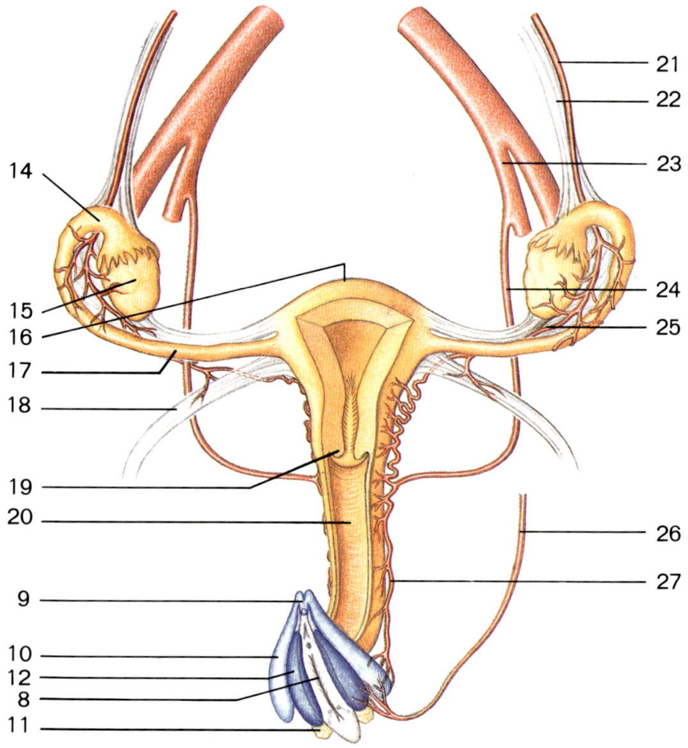

Fig. 7.23. Arterias de los órganos reproductores femeninos (diagrama esquemático).

1. Glande del clítoris
2. Labio mayor
3. Himen
4. Comisura labial posterior
5. Prepucio del clítoris
6. Labio menor
7. Meato urinario
8. Orificio vaginal
9. Cuerpo del clítoris
10. Raíz del clítoris
11. Glándulas vestibulares (de Bartholin)
12. Bulbo vestibular
13. Desembocadura de las glándulas vestibulares
14. Infundíbulo de la trompa de Falopio
15. Ovario
16. Fondo uterino
17. Istmo de la trompa de Falopio
18. Ligamento redondo del útero
19. Porción vaginal del cérvix
20. Vagina
21. Arteria ovárica
22. Ligamento suspensorio del ovario
23. Arteria ilíaca interna
24. Arteria uterina
25. Rama ovárica de la arteria uterina (anastomosis con la arteria ovárica)
26. Arteria pudenda interna
27. Arteria vaginal

8. Cabeza y cuello

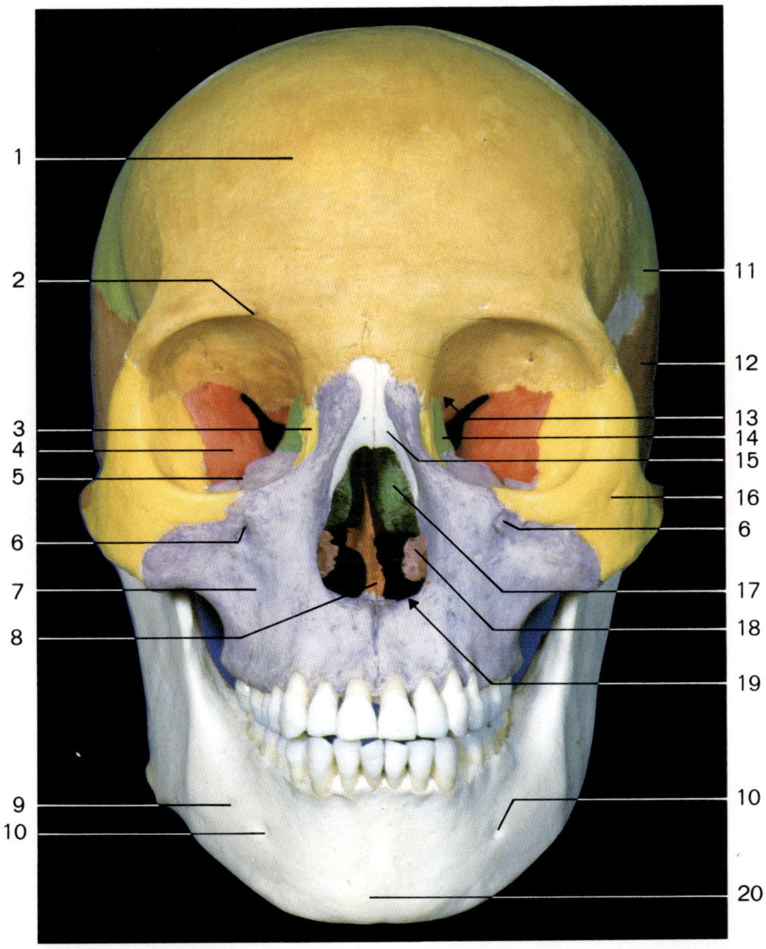

Fig. 8.1. **Cráneo de un adulto,** vista anterior (se han coloreado los huesos).

1. Hueso frontal (café claro)
2.. Escotadura supraorbitaria
3. Unguis o hueso lagrimal (amarillo)
4. Ala mayor del esfenoides (rojo)
5. Hendidura esfenomaxilar
6. Agujero infraorbitario
7. Maxilar superior (violeta)
8. Vómer (naranja)
9. Maxilar inferior (blanco)
10. Agujero mentoniano
11. Hueso parietal (verde claro)
12. Porción escamosa del temporal (café)
13. Agujero óptico
14. Hueso etmoides (verde obscuro)
15. Hueso nasal (blanco)
16. Hueso malar o cigomático (amarillo)
17. Cornete nasal medio
18. Cornete nasal inferior (rosa)
19. Abertura nasal anterior (piriforme)
20. Eminencia mentoniana
21. Fontanela anterior (bregmática)
22. Sutura coronal
23. Sutura frontal (metópica)
24. Sutura sagital
25. Fontanela posterior (lambdoidea)
26. Hueso occipital (azul)
27. Sutura lamboidea

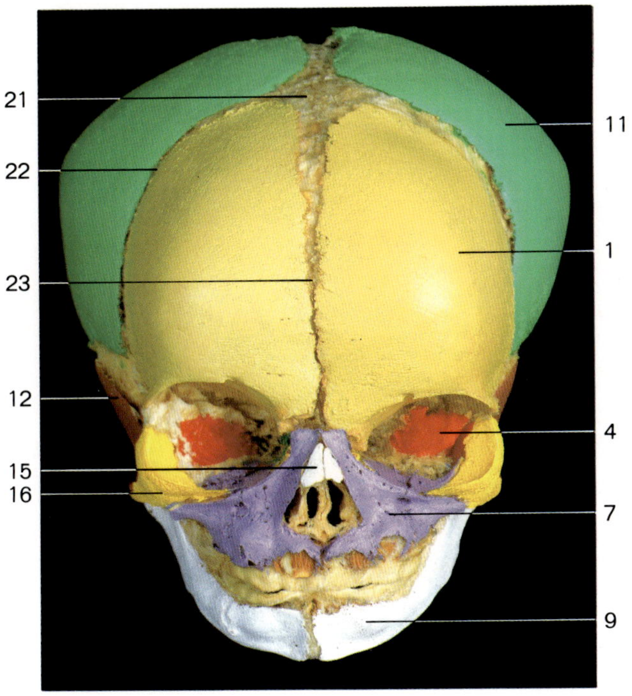

Fig. 8.2A. Cráneo de un recién nacido (vista anterior). Los huesos craneales del neonato están unidos laxamente para facilitar el paso a través del canal del parto.

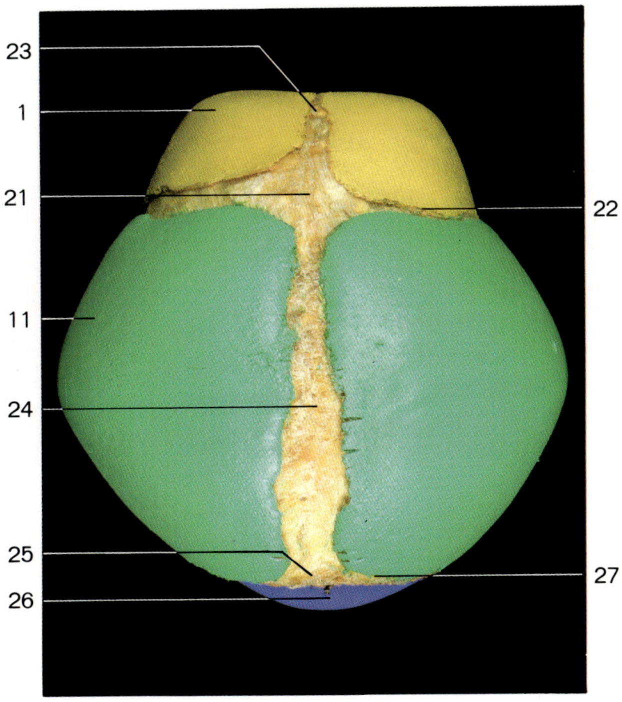

Fig. 8.2B. Cráneo de un recién nacido (vista superior). La porción facial se encuentra hacia arriba.

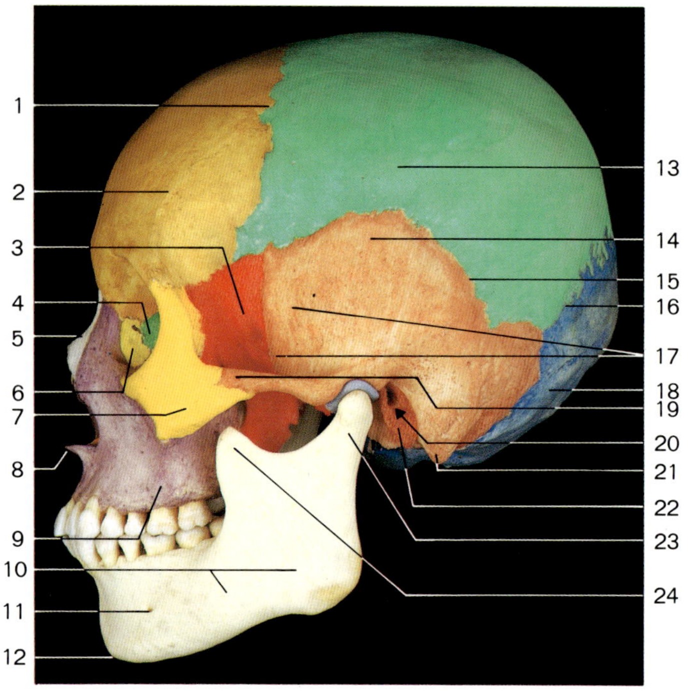

Fig. 8.3. Arquitectura general del cráneo (vista lateral). La base del cráneo está en el borde, entre la bóveda y la porción facial del cráneo. Los huesos de la bóveda protegen al encéfalo y los órganos de los sentidos (para proceso de información, vista, audición y equilibrio). Los huesos de la cara soportan las cavidades oral y nasal y sostienen los dientes (para respiración y digestión), además, protegen los órganos de la vista y del olfato.

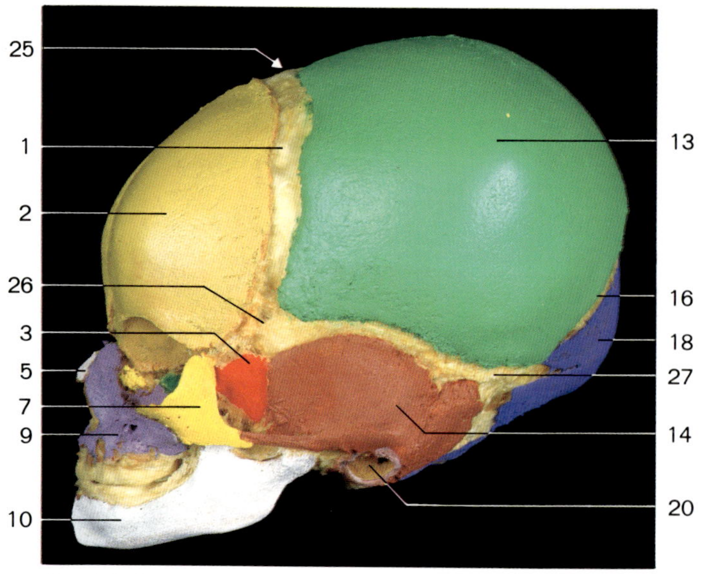

Fig. 8.4. Cráneo de un recién nacido (vista lateral).

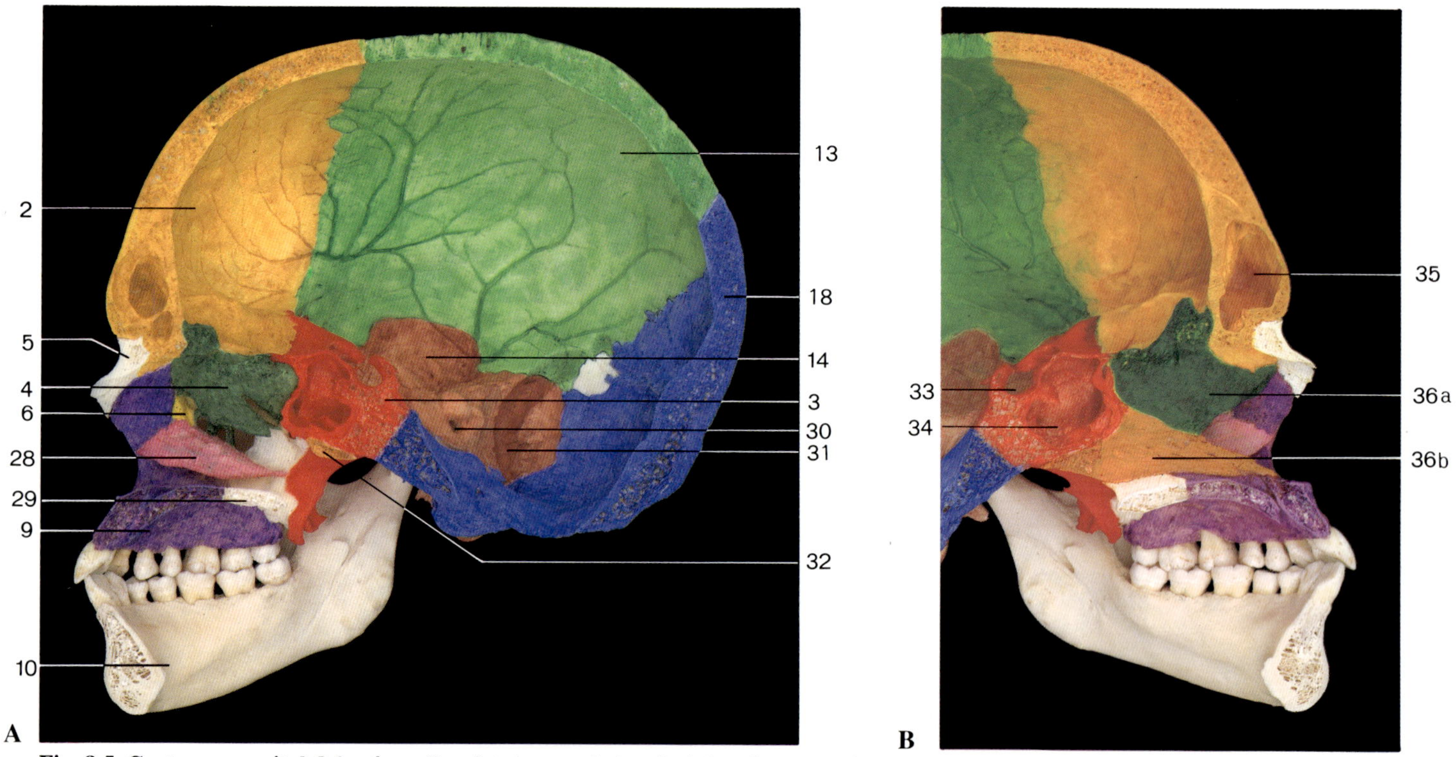

Fig. 8.5. Corte parasagital del cráneo. La vista interna de la mitad derecha (A) no incluye el tabique nasal. La vista de la mitad izquierda (B) incluye el tabique nasal.

1. Sutura coronal
2. Hueso frontal (café claro)
3. Esfenoides (rojo)
4. Etmoides (verde obscuro)
5. Hueso nasal (blanco)
6. Unguis (hueso lagrimal, blanco)
7. Cigomático o malar (amarillo)
8. Espina nasal anterior
9. Maxilar superior (violeta)
10. Maxilar inferior (blanco)
11. Agujero mentoniano
12. Eminencia mentoniana
13. Hueso parietal (verde claro)
14. Porción escamosa del temporal (café)
15. Sutura escamosa
16. Sutura lambdoidea
17. Fosa temporal
18. Hueso occipital (azul)
19. Arco cigomático
20. Meato auditivo externo
21. Apófisis mastoides
22. Porción timpánica del hueso temporal (café obscuro)
23. Cóndilo del maxilar inferior
24. Apófisis coronoides del maxilar inferior
25. Fontanela anterior
26. Fontanela anterolateral (esfenoidal)
27. Fontanela posterolateral (mastoides)
28. Cornete nasal inferior (rosa)
29. Hueso palatino (blanco)
30. Meato auditivo interno
31. Surco del seno lateral
32. Ala del vómer (naranja)
33. Fosa pituitaria (silla turca)
34. Seno esfenoidal
35. Seno frontal
36. Porción ósea del tabique nasal
    a. Lámina perpendicular (verde oscuro)
    b. Vómer (naranja)
37. Conducto pterigopalatino (canal del nervio pterigopalatino)
38. Agujero oval (nervio maxilar inferior) y agujero redondo menor (arteria meníngea media)
39. Arteria carótida interna (canal carotídeo), vena yugular interna (agujero rasgado posterior)
40. Agujero estilomastoideo (nervio facial)
41. Agujero rasgado posterior (nervios glosofaríngeo, vago y espinal)
42. Agujero condíleo anterior (nervio hipogloso)
43. Hueso premaxilar (violeta obscuro)
44. Nervios motor ocular común y patético (hendidura esfenoidal)
45. Nervio oftálmico (hendidura esfenoidal)
46. Nervio maxilar superior (agujero redondo mayor)
47. Nervio maxilar inferior (agujero oval)
48. Arteria meníngea media (agujero redondo menor)
49. Arteria carótida interna (canal carotídeo)
50. Nervios facial y auditivo (meato auditivo interno)
51. Vena yugular (agujero rasgado posterior)
52. Nervio óptico (canal óptico)
53. Agujero redondo mayor (nervio maxilar superior)
54. Agujero redondo menor (arteria meníngea media)
55. Agujero rasgado anterior
56. Nervio motor ocular externo (hendidura esfenoidal)

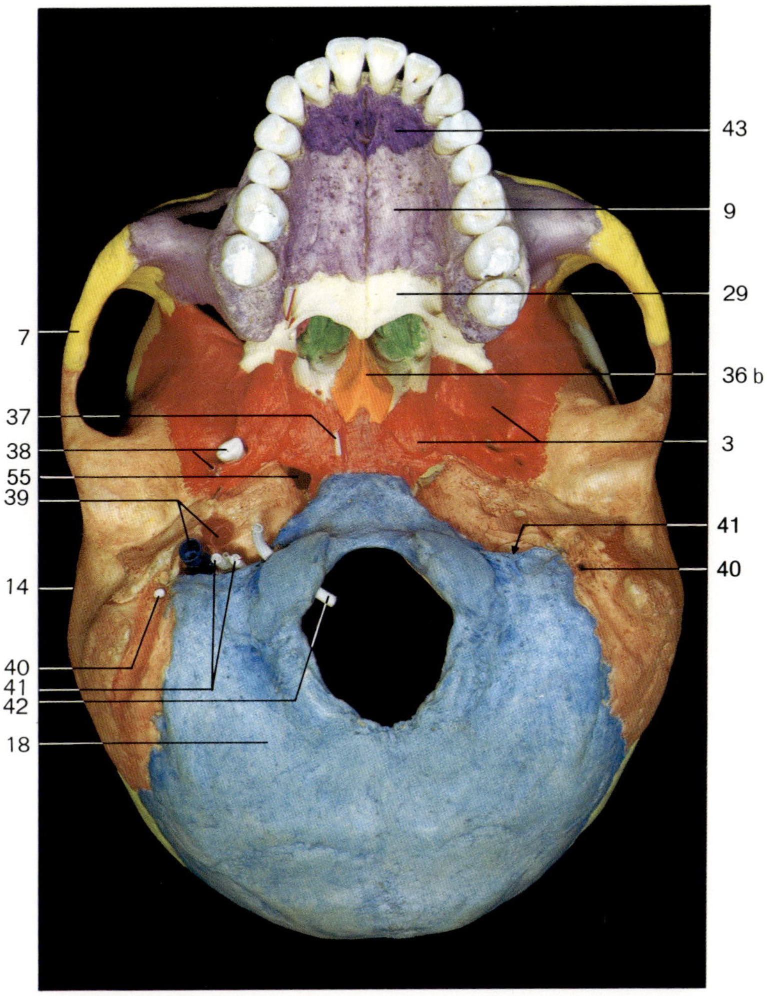

Fig. 8.6. Base del cráneo (vista inferior).

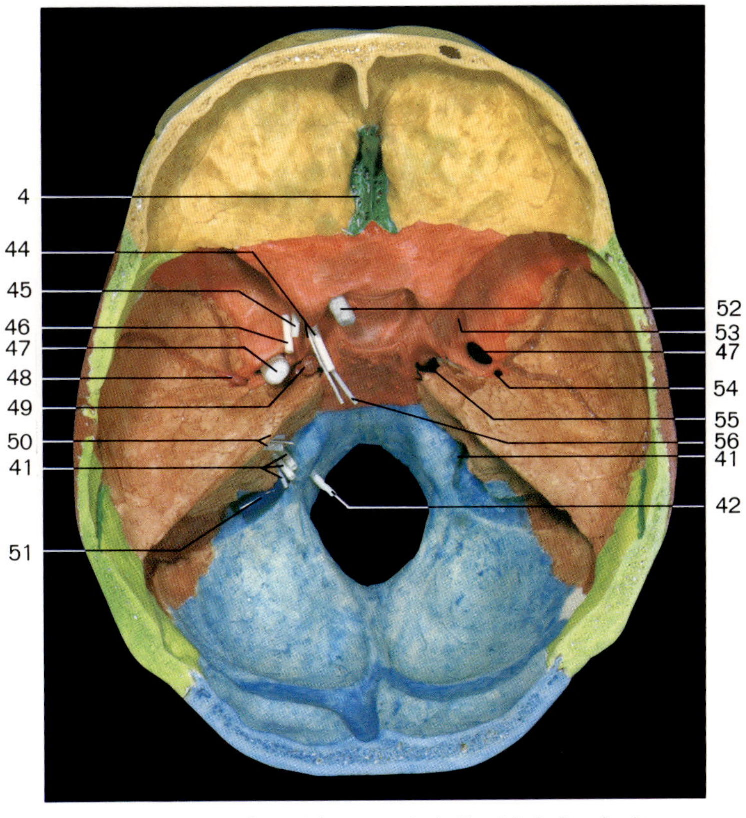

Fig. 8.7. Base del cráneo (vista superior). En el lado izquierdo se han insertado marcadores en los agujeros y canales para mostrar la localización de los nervios y vasos sanguíneos.

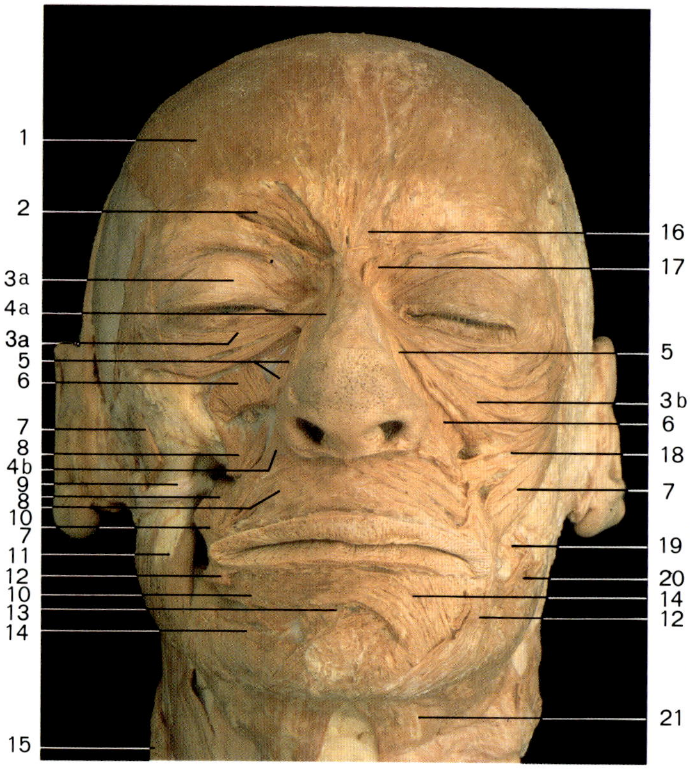

Fig. 8.8A. Músculos faciales (vista anterior). Capa superficial en el lado izquierdo; capa profunda en el lado derecho.

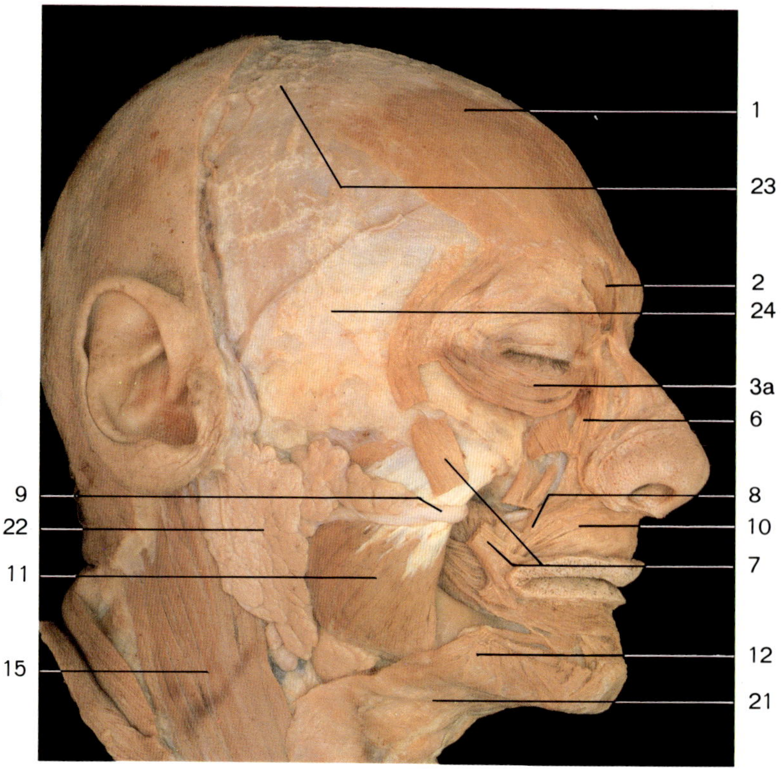

Fig. 8.8B. Músculos faciales (vista lateral).

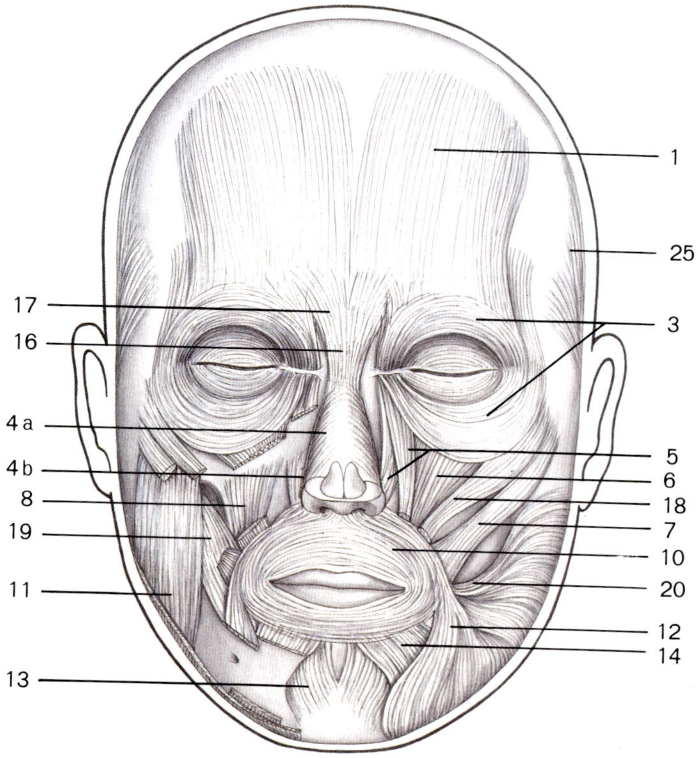

Fig. 8.9. Músculos faciales (vista anterior), diagrama esquemático.

1. Vientre frontal del occipitofrontal
2. Músculo superciliar
3. Orbicular de los párpados
   a. Porción palpebral
   b. Porción orbitaria
4. Músculos de la nariz
   a. Transverso
   b. Dilatador de las alas de la nariz
5. Elevador común del labio superior y el ala de la nariz
6. Elevador del labio superior
7. Cigomático mayor
8. Canino
9. Conducto parotídeo (de Stenon)
10. Orbicular de los labios
11. Masetero
12. Triangular de los labios
13. Borla de la barba
14. Cuadrado de la barba
15. Esternocleidomastoideo
16. Piramidal de la nariz
17. Entrecruzamiento del frontal con el piramidal de la nariz
18. Cigomático menor
19. Buccinador
20. Risorio de Santorin
21. Cutáneo del cuello
22. Glándula parótida
23. Galea aponeurótica (aponeurosis epicraneal)
24. Fascia temporal
25. Músculo auricular superior

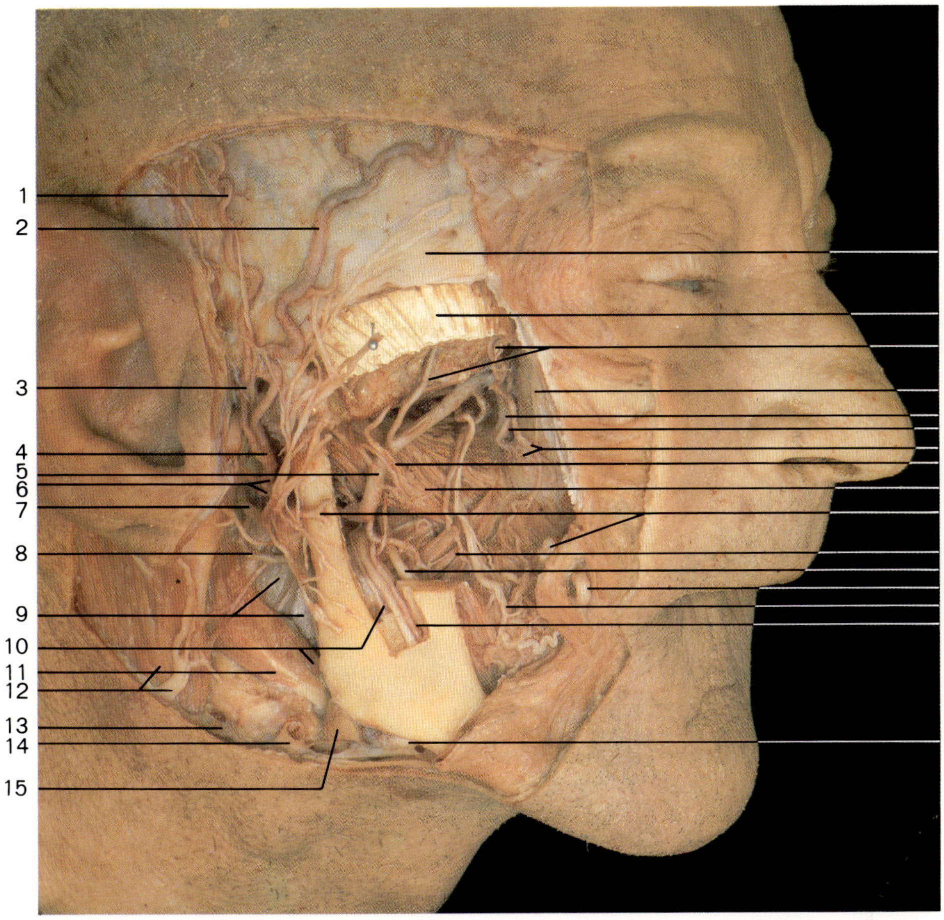

Fig. 8.10. Disección profunda de las regiones facial y retromandibular. Se han removido la apófisis coronoides del maxilar inferior y la inserción en ella del músculo temporal para exponer la arteria maxilar interna. Se ha abierto parcialmente el conducto dentario inferior.

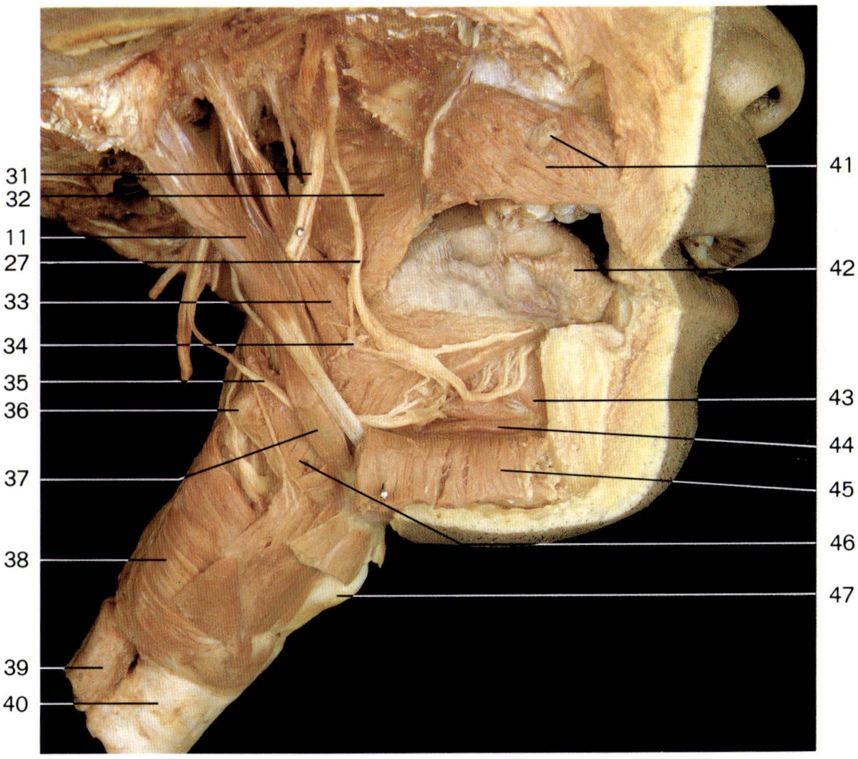

Fig. 8.11. Músculos y nervios faríngeos y linguales (vista lateral derecha).

1. Rama parietal de la arteria temporal superficial
2. Rama frontal de la arteria temporal superficial
3. Nervio auriculotemporal
4. Arteria temporal superficial
5. Arteria maxilar interna
6. Ramas comunicantes entre los nervios facial y auriculotemporal
7. Nervio facial
8. Arteria auricular posterior
9. Vena yugular interna
10. Nervio milohioideo, músculo estilohioideo
11. Vientre posterior del músculo digástrico
12. Esternocleidomastoideo, rama auricular del plexo cervical
13. Vena yugular externa
14. Rama anastomótica del tronco temporomaxilar
15. Glándula submaxilar
16. Fascia temporal
17. Músculo temporal
18. Arterias temporales profundas
19. Nervios dentarios posteriores
20. Arteria infraorbitaria
21. Arteria esfenopalatina
22. Arteria alveolar superior
23. Arteria y nervio maseterinos
24. Pterigoideo externo
25. Arteria transversa de la cara, conducto parotídeo
26. Pterigoideo interno
27. Nervio lingual
28. Arteria facial
29. Arteria y nervio bucal
30. Arteria y nervio dentario inferior (conducto dentario inferior abierto)
31. Nervio dentario inferior
32. Músculo constrictor superior de la faringe
33. Estilogloso
34. Ganglio submaxilar
35. Nervio hipogloso
36. Asta mayor del hioides
37. Estilohioideo
38. Músculo constrictor inferior de la faringe
39. Esófago
40. Tráquea
41. Buccinador, conducto parotídeo (de Stenon)
42. Lengua
43. Geniogloso
44. Genihioideo
45. Milohioideo (reflejado)
46. Hiogloso
47. Cartílago tiroides

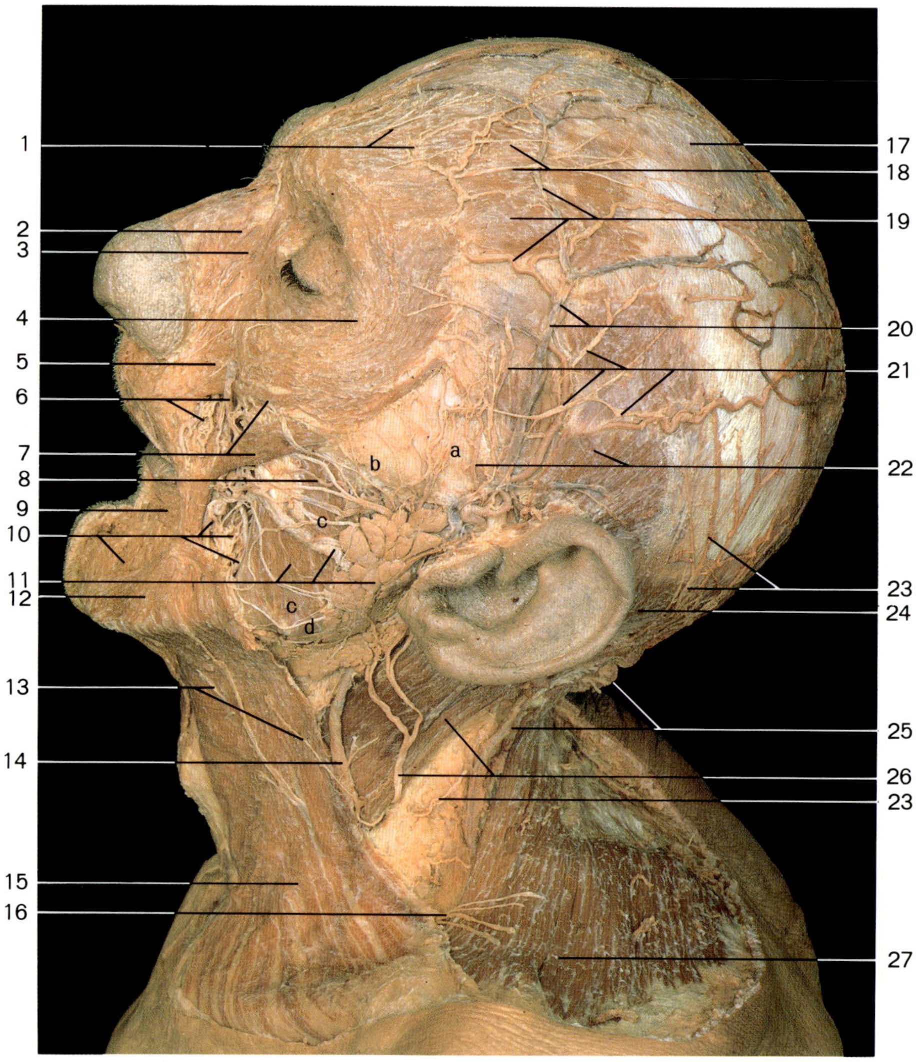

Fig. 8.12. Capa superficial de los músculos de la cabeza y el cuello. Se ha removido la fascia parotídea. Ramas del nervio facial. a = rama temporal; b = rama cigomática; c = rama bucal; d = rama mandibular marginal.

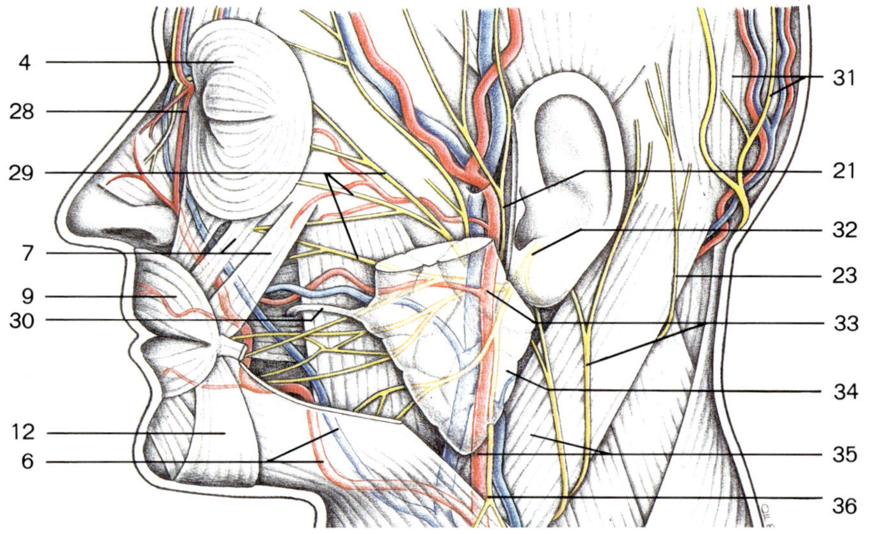

Fig. 8.13. Nervios y vasos superficiales de la cabeza (diagrama esquemático).

1. Rama interna del nervio supraorbitario
2. Transverso de la nariz
3. Elevador común del labio superior y del ala de la nariz
4. Orbicular de los párpados
5. Elevador propio del labio superior
6. Arteria y vena faciales
7. Cigomáticos mayor y menor
8. Arteria transversa de la cara
9. Orbicular de los labios
10. Nervio bucal, cuadrado de la barba, arteria y vena facial
11. Glándula parótida, conducto parotídeo (de Stenon) y masetero
12. Triangular de los labios
13. Rama cervical transversa del plexo cervical
14. Vena yugular externa
15. Cutáneo del cuello
16. Rama supraclavicular del plexo cervical
17. Galea aponeurótica (aponeurosis epicraneal)
18. Ramas laterales del nervio supraorbitario
19. Fascículo frontal del occipitofrontal, ramas de arteria y vena temporales superficiales
20. Arteria y vena temporales superficiales
21. Nervio auriculotemporal
22. Arteria cigomática, músculo auricular superior
23. Rama mastoidea del plexo cervical
24. Fascículo occipital del occipitofrontal
25. Arteria y vena occipitales
26. Esternocleidomastoideo, rama mastoidea del plexo cervical
27. Trapecio
28. Arteria angular
29. Ramas del nervio facial
30. Conducto parotídeo (de Stenon)
31. Nervio occipital de Arnold, fascículo occipital del occipitofrontal
32. Nervio facial
33. Arteria temporal superficial, rama mastoidea del plexo cervical
34. Glándula parótida
35. Esternocleidomastoideo, arteria carótida externa
36. Rama cervical del nervio facial

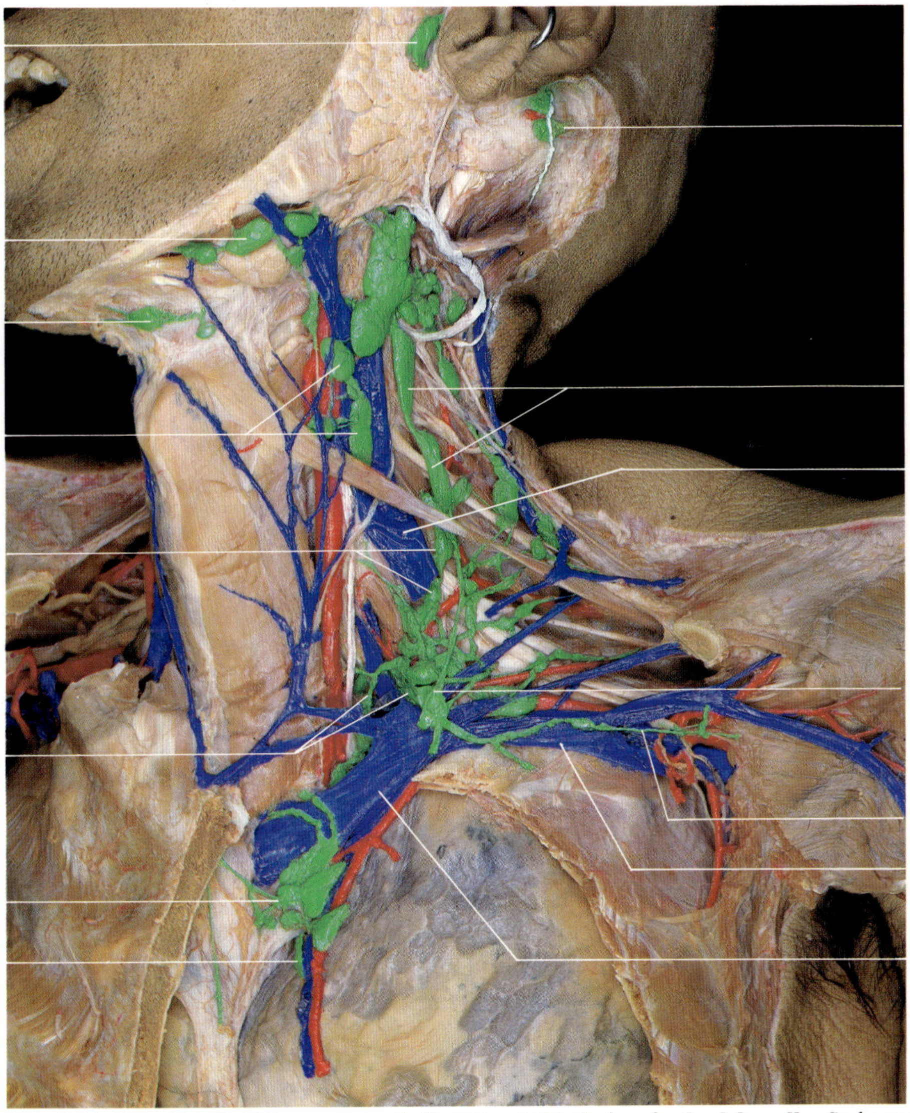

1. Ganglios parotídeos
2. Ganglios submaxilares
3. Ganglios submentonianos
4. Grupo superior de los ganglios cervicales profundos, tronco yugular
5. Grupo inferior de los ganglios cervicales profundos
6. Conducto torácico
7. Ganglios mediastínicos superiores
8. Tronco broncomediastínico
9. Ganglios retroauriculares
10. Ganglios supraclaviculares
11. Tronco subclavio izquierdo
12. Vena facial
13. Ganglios occipitales
14. Vena yugular interna
15. Ganglios cervicales profundos
    a. Ganglio yugulodigástrico (principal de Kuttner)
    b. Ganglio yuguloomohioideo
16. Vena yugular externa
17. Tronco yugular
18. Ganglios infraclaviculares
19. Vena subclavia
20. Vena braquiocefálica izquierda

Fig. 8.14. Ganglios linfáticos y drenaje linfático del lado izquierdo del cuello. Se ha removido el esternocleidomastoideo y se ha abierto el hemitórax izquierdo. Se quitó la parte inferior de la vena yugular interna para exponer los ganglios supraclaviculares.

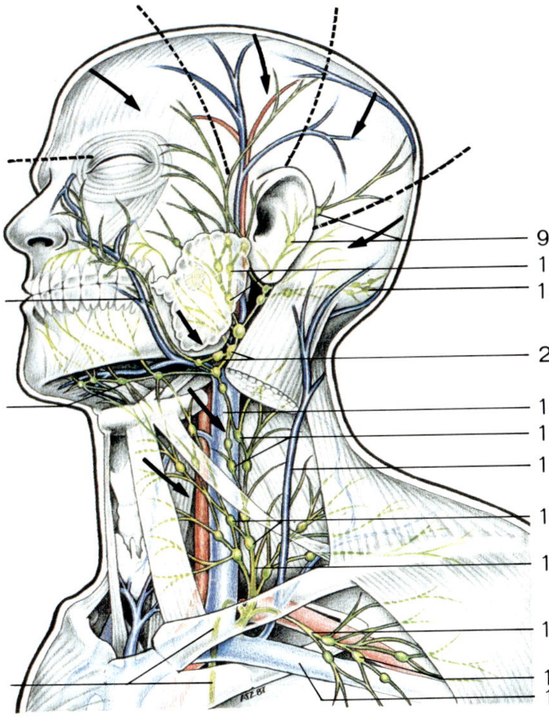

Fig. 8.15. Ganglios linfáticos y venas de la cabeza y el cuello. Líneas punteadas = borde entre las áreas de irrigación; flechas = dirección del flujo de linfa.

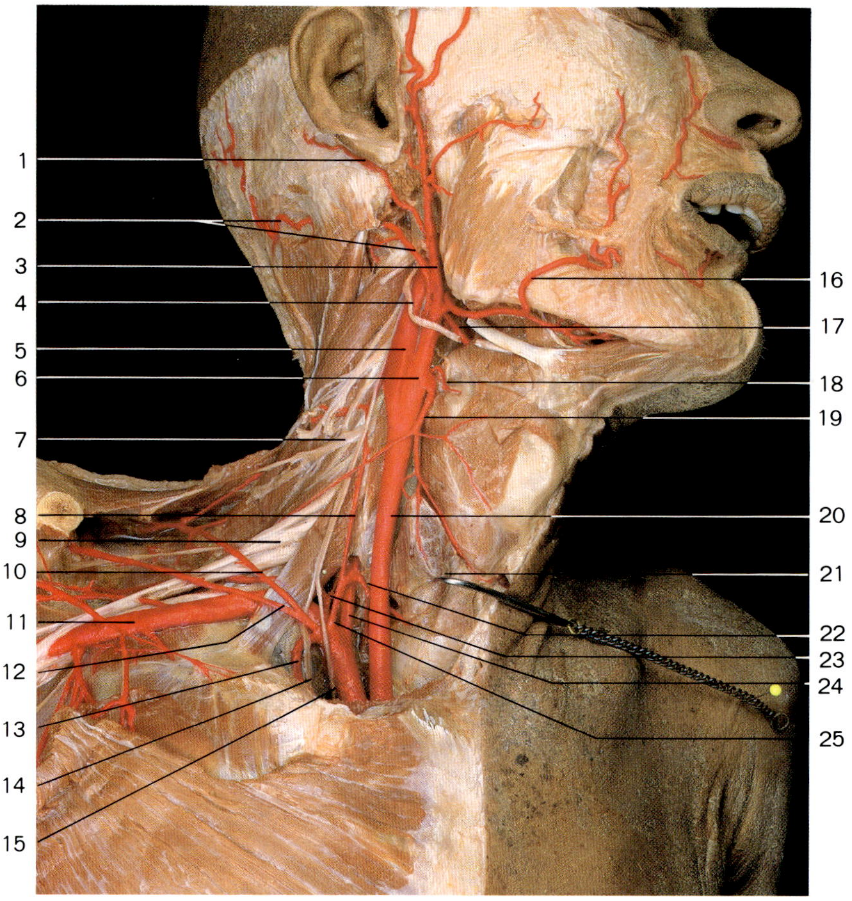

Fig. 8.16. Arterias del lado derecho del cuello. Disección superficial.

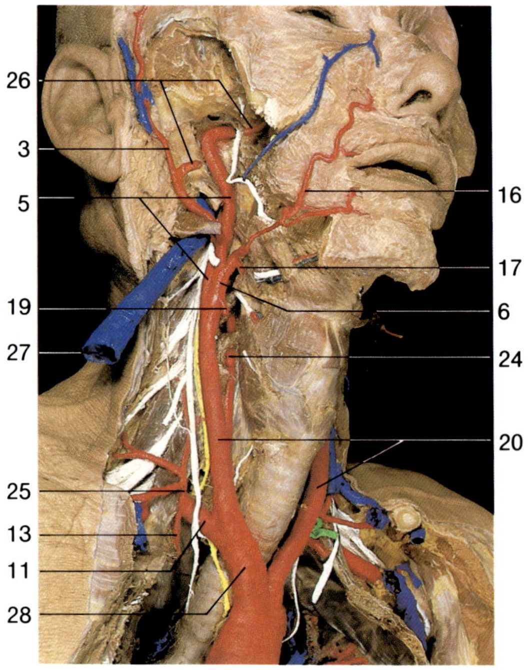

Fig. 8.17. Arterias del lado derecho del cuello. Disección profunda. Se ha cortado la arteria maxilar interna (26) para exponer la carótida interna (5).
Amarillo = tronco nervioso simpático; verde = vasos linfáticos.

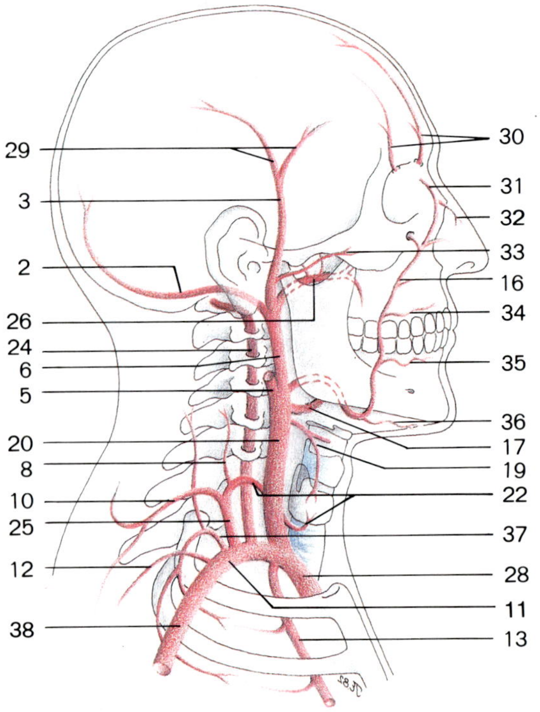

Fig. 8.18. Arterias de la cabeza y el cuello. Diagrama de las principales ramas de las arterias carótida externa (6) y subclavia (11).

1. Arteria auricular posterior
2. Arteria occipital
3. Arteria temporal superficial
4. Nervio hipogloso
5. **Arteria carótida interna**
6. Arteria carótida externa
7. Plexo cervical
8. Arteria cervical ascendente
9. Plexo braquial
10. Arteria cervical superficial
11. **Arteria subclavia**
12. Arteria supraescapular
13. Arteria mamaria interna
14. Nervio vago
15. Nervio frénico
16. Arteria facial
17. Arteria lingual
18. Arteria laríngea superior
19. Arteria tiroidea superior
20. **Arteria carótida primitiva**
21. Glándula tiroides
22. Arteria tiroidea inferior
23. Arteria cervical profunda
24. Arteria vertebral
25. Tronco tirocervical (tirobicervicoescapular)
26. Arteria maxilar interna
27. Vena yugular interna
28. **Tronco arterial braquiocefálico**
29. Ramas anterior y posterior de la arteria temporal superficial
30. Arterias supraorbitaria y frontal interna
31. Arteria angular
32. Arteria dorsal de la nariz
33. Arteria transversa de la cara
34. Arteria coronaria labial superior
35. Arteria coronaria labial inferior
36. Arteria submentoniana
37. Tronco cervicointercostal
38. Arteria axilar

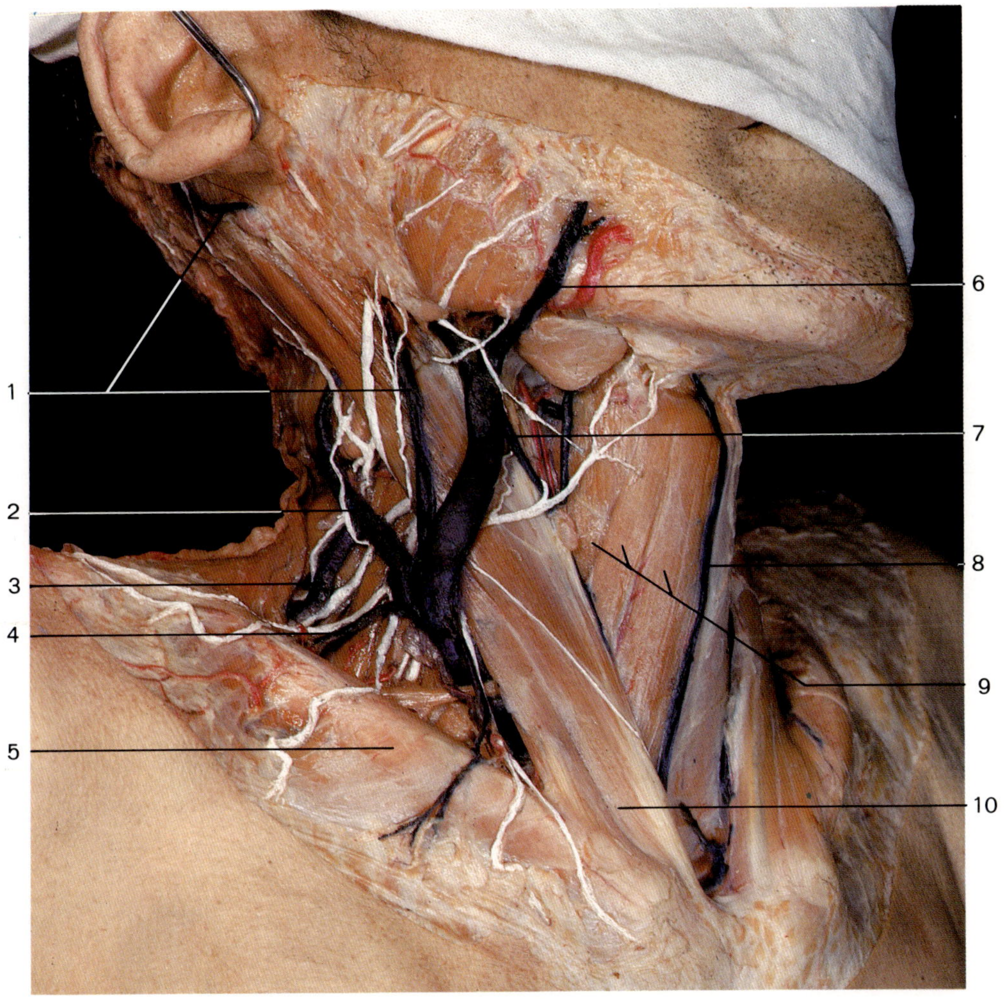

1. Vena auricular posterior
2. Vena occipital
3. Vena cervical transversa
4. Vena supraescapular
5. Clavícula
6. Vena facial
7. Vena yugular externa
8. Vena yugular anterior
9. Músculos infrahioideos
10. Esternocleidomastoideo
11. Vena temporal superficial
12. Rama anastomótica entre el tronco temporomaxilar y la vena facial
13. Trapecio
14. Vena yugular interna
15. Vena subclavia
16. Vena supraorbitaria
17. Vena temporal media
18. Vena angular
19. Vena coronaria labial superior
20. Vena coronaria labial inferior
21. Vena submentoniana
22. Vena tiroidea superior
23. Arco venoso de las yugulares
24. Plexo pterigoideo

Fig. 8.19. Venas superficiales del cuello, lado derecho (vista lateral).

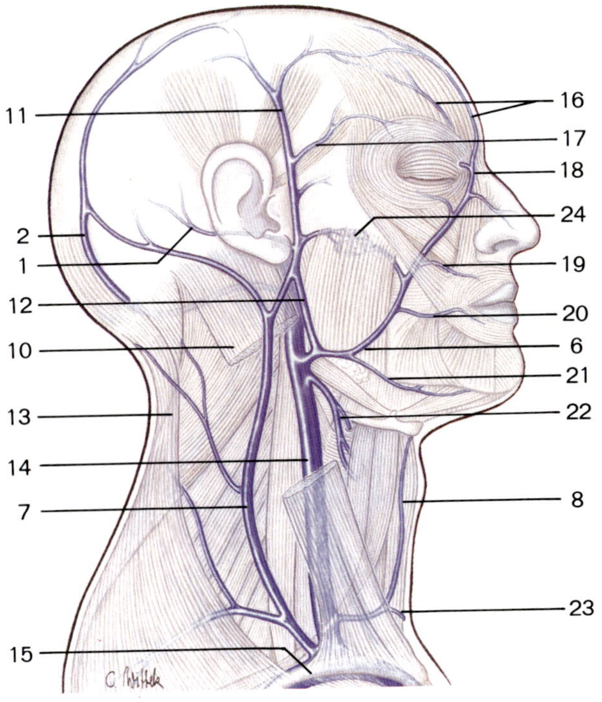

Fig. 8.20. Venas de la cabeza y el cuello (diagrama esquemático). Se ha resecado parcialmente el esternocleidomastoideo para exponer la vena yugular interna. El plexo pterigoideo se comunica hacia atrás con el tronco temporomaxilar mediante la vena maxilar interna y hacia adelante con la vena facial.

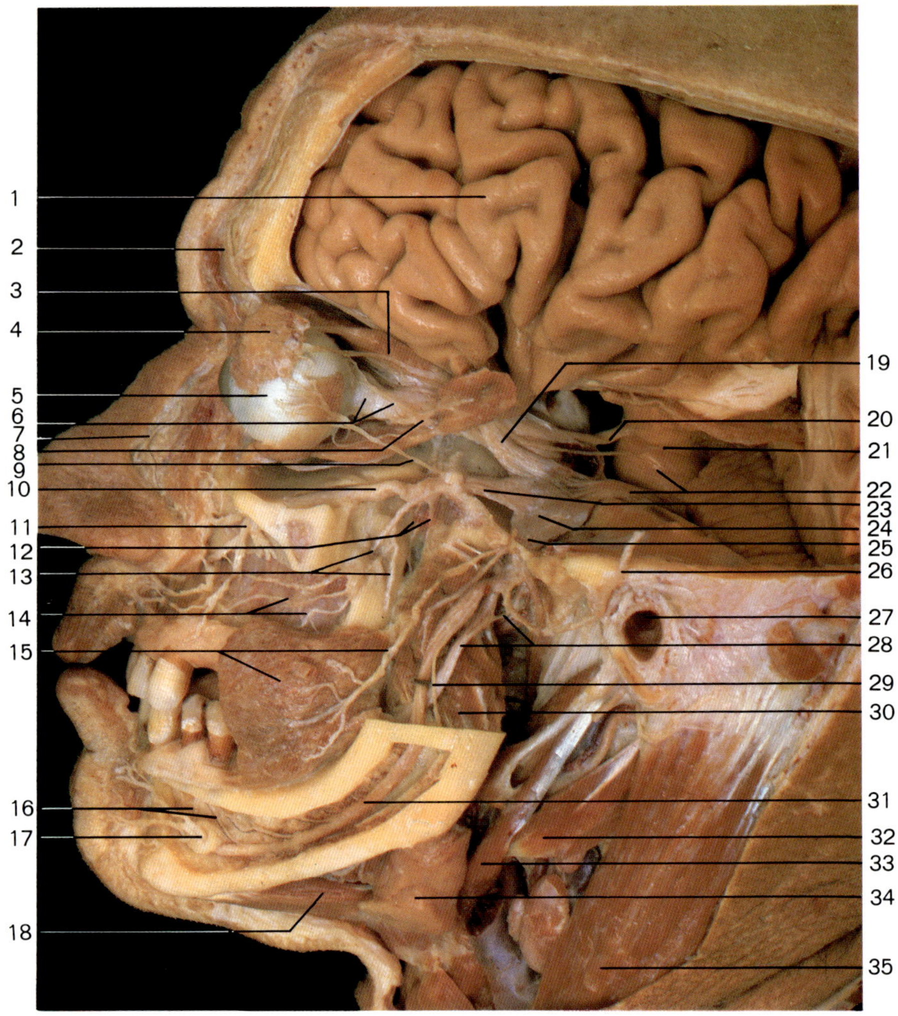

Fig. 8.21. **Disección del nervio trigémino (V par craneal).** Se han resecado la pared lateral de la cavidad craneal, la órbita, el arco cigomático y la rama del maxilar inferior. Se ha abierto el conducto dentario inferior para exponer las ramas nerviosas.

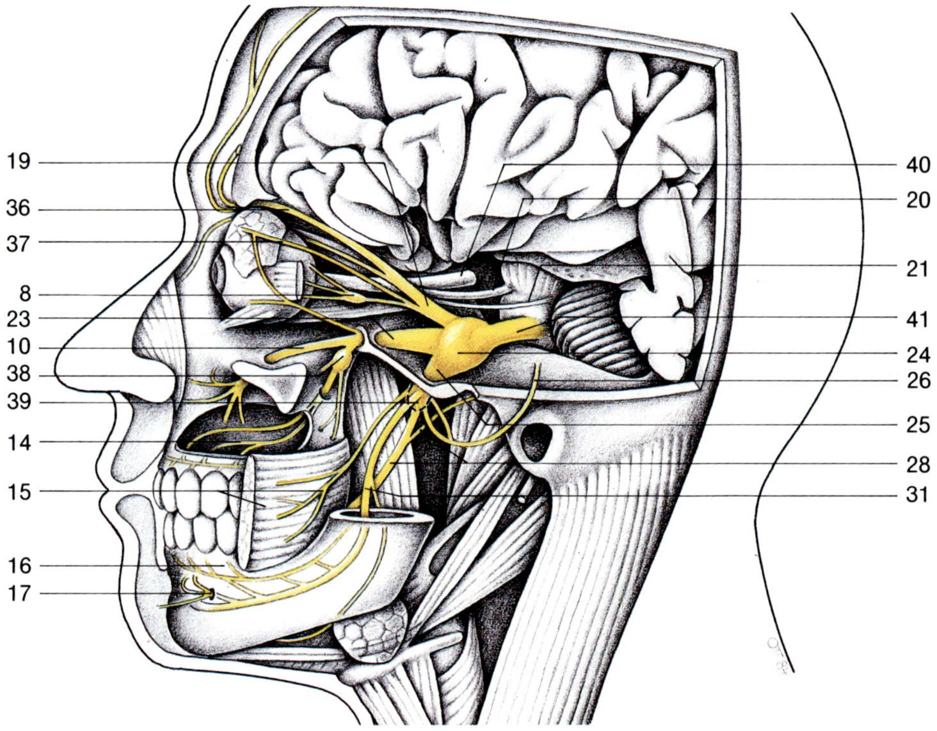

Fig. 8.22. Distribución de los pares craneales II (óptico), III (motor ocular común), IV (patético) y V (trigémino).

1. Hemisferio cerebral
2. Nervio supraorbitario
3. Nervio lagrimal
4. Glándula lagrimal
5. Globo ocular
6. **Nervio óptico** (II), nervios ciliares cortos
7. Rama nasal externa del nervio etmoidal anterior
8. Ganglio oftálmico
9. Nervio cigomático
10. Nervio infraorbitario
11. Ramas terminales del nervio infraorbitario
12. Ganglio pterigopalatino y sus nervios de unión al nervio maxilar superior
13. Nervios dentarios posteriores
14. Plexo dentario superior
15. Músculo buccinador, nervio bucal
16. Plexo dentario inferior
17. Agujero mentoniano, nervio mentoniano
18. Vientre anterior del digástrico
19. **Nervio oftálmico** (rama del trigémino)
20. **Nervio motor ocular común** (III)
21. **Nervio patético** (IV)
22. **Nervio trigémino** (V), protuberancia
23. **Nervio maxilar superior** (rama del trigémino)
24. Ganglio de Gasser (trigeminal)
25. **Nervio maxilar inferior** (rama del trigémino)
26. Nervio auriculotemporal
27. Meato auditivo externo (seccionado)
28. Nervio lingual, cuerda del tímpano
29. Nervio milohioideo
30. Músculo pterigoideo interno
31. Nervio dentario inferior
32. Vientre posterior del digástrico
33. Estilohioideo
34. Glándula submaxilar
35. Esternocleidomastoideo
36. Nervio frontal interno
37. Nervio lagrimal
38. Ganglio esfenopalatino
39. Localización del ganglio ótico
40. **Nervio óptico** (II)
41. **Nervio trigémino** (V)

1. Hoz del cerebro
2. Lóbulo occipital del cerebro
3. Seno recto
4. Tienda del cerebelo
5. Seno lateral
6. Tubérculo cuadrigémino inferior (posterior)
7. Cuarto ventrículo
8. Bulbo raquídeo
9. Vientre posterior del digástrico
10. Arteria carótida interna
11. Faringe
12. Hueso hioides (asta mayor)
13. Nervio patético (IV)
14. Nervios facial (VII) y auditivo (VIII)
15. Nervio glosofaríngeo (IX)
16. Nervio espinal (XI)
17. Nervio hipogloso (XII)
18. Nervio vago (X), arteria carótida interna
19. Arteria carótida externa
20. Cadena simpática, ganglio cervical superior
21. Asa del hipogloso
22. Terminación del surco olfatorio
23. Circunvoluciones orbitarias
24. Lóbulo temporal
25. Gyrus recto
26. Trígono olfatorio, cisura temporal inferior
27. Circunvolución temporooccipital interna
28. Circunvolución del hipocampo, tubérculo mamilar, fosa interpeduncular
29. Protuberancia y pedúnculo cerebral
30. Nervio motor ocular externo (VI)
31. Pirámide bulbar
32. Oliva bulbar
33. Nervios raquídeos cervicales
34. Cerebelo
35. Amígdala del cerebelo
36. Polo occipital
37. Cisura interhemisférica
38. Bulbo olfatorio
39. Cisura olfatoria en lóbulo frontal
40. Cintilla olfatoria
41. Nervio óptico (II), espacio perforado anterior
42. Quiasma óptico, tallo neural
43. Cintilla óptica
44. Nervio motor ocular común (III)
45. Nervio trigémino (V)
46. Nervio facial (VII)
47. Nervio auditivo (VIII)
48. Flóculo del cerebelo
49. Nervios glosofaríngeo (IX) y vago (X)
50. Vermis del cerebelo

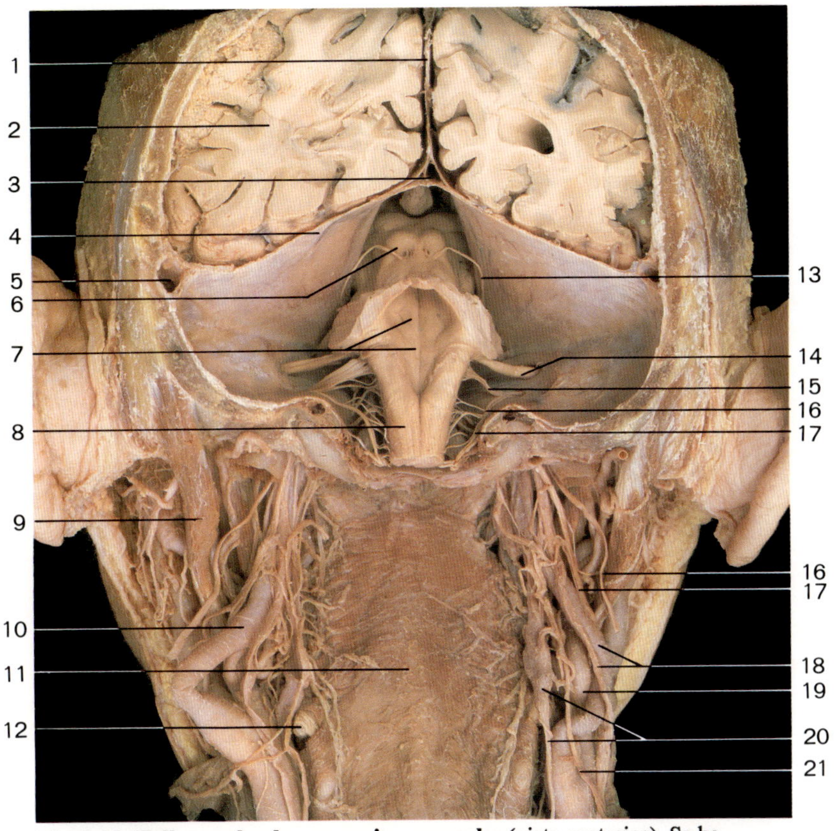

Fig. 8.23. Tallo cerebral con nervios craneales (vista posterior). Se ha abierto la cavidad craneal y se ha retirado el cerebelo.

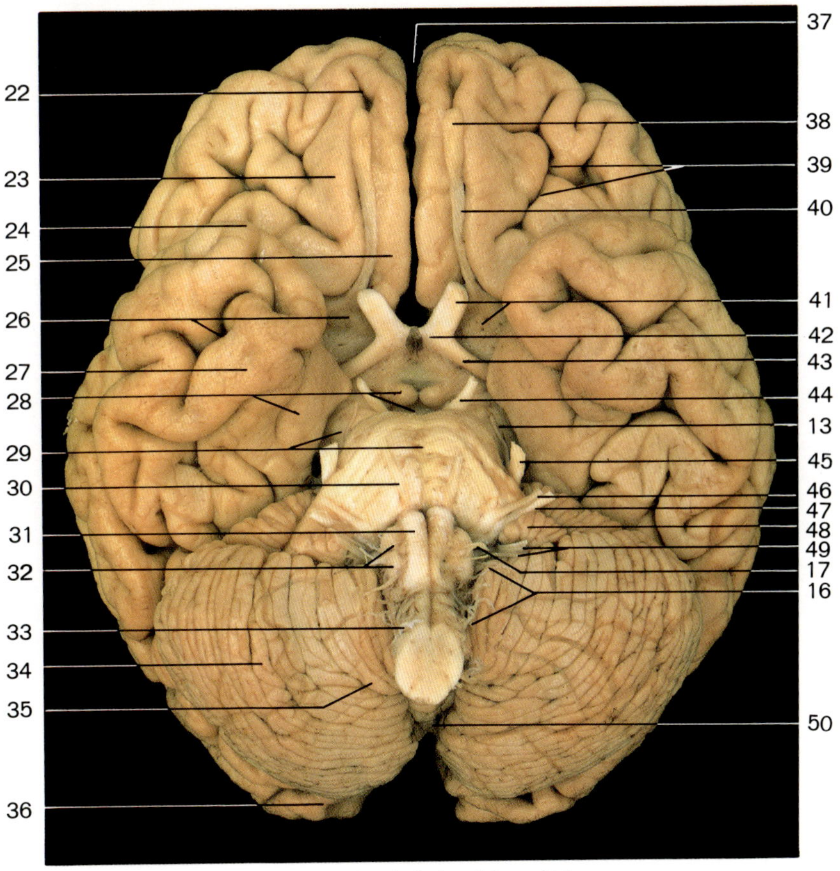

Fig. 8.24. Nervios craneales. Vista inferior del encéfalo.

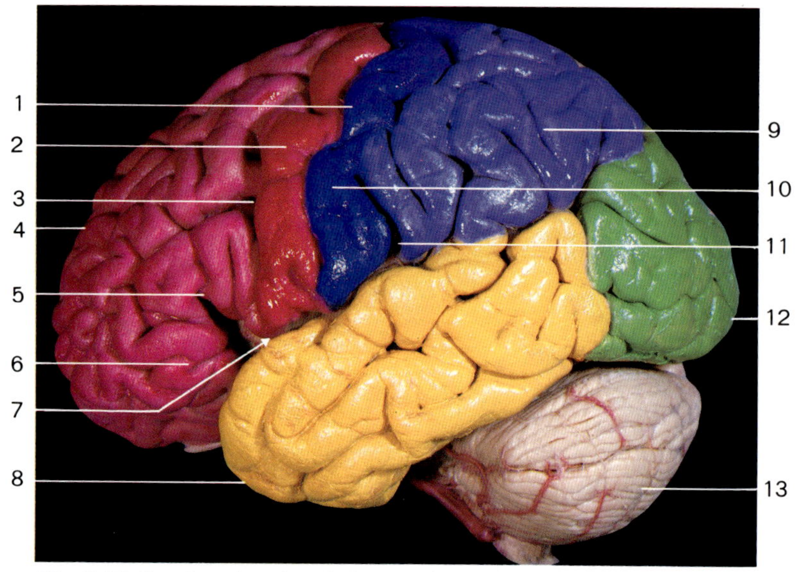

Fig. 8.25. Cerebro, hemisferio izquierdo. Vista lateral (lóbulo frontal a la izquierda). Se han coloreado las partes del hemisferio.

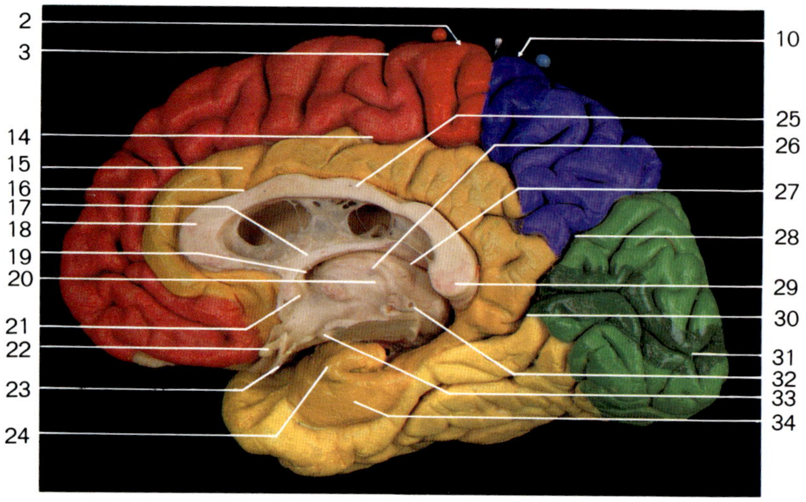

Fig. 8.26. Cerebro, hemisferio derecho. Vista interna (lóbulo frontal a la izquierda). Se ha cortado el mesencéfalo y se ha retirado el cerebelo y el tallo cerebral.

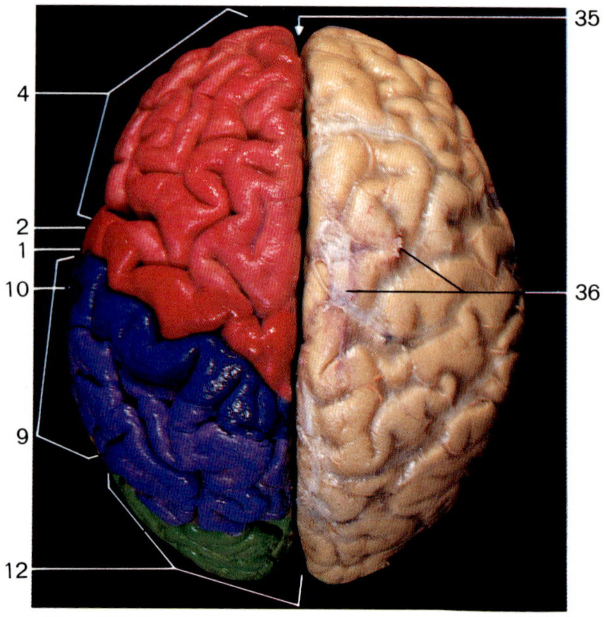

Fig. 8.27. Cerebro, vista superior. El hemisferio derecho está cubierto por piamadre. Nótense las granulaciones aracnoideas.

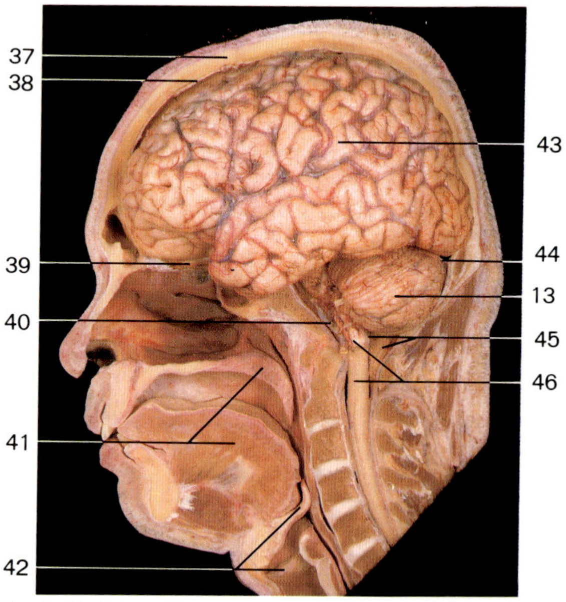

Fig. 8.28. Disección del encéfalo con piamadre *in situ*. Se muestra la totalidad del encéfalo. Se ha cortado la parte facial de la cabeza a través del plano sagital medio.

1. Cisura de Rolando
2. Circunvolución prerrolándica o precentral (rojo obscuro)
3. Cisura prerrolándica
4. Lóbulo frontal (rosa)
5. Rama ascendente de la cisura de Sylvio
6. Rama horizontal de la cisura de Sylvio
7. Cisura de Sylvio
8. Lóbulo temporal (amarillo)
9. Lóbulo parietal (azul)
10. Circunvolución posrolándica (postcentral)
11. Cisura posrolándica
12. Lóbulo occipital (verde)
13. Cerebelo
14. Cisura del cíngulo
15. Circunvolución del cíngulo (amarillo obscuro)
16. Surco del cuerpo calloso
17. Trígono
18. Rodilla del cuerpo calloso
19. Agujero interventricular de Monro
20. Adherencia intertalámica
21. Comisura blanca anterior
22. Quiasma óptico
23. Infundíbulo hipofisario (tallo neural)
24. Uncus del hipocampo
25. Tronco del cuerpo calloso
26. Tercer ventrículo, tálamo
27. Estría medular
28. Cisura parietooccipital
29. Rodete del cuerpo calloso
30. Comunicación de las cisuras calcarina y parietooccipital
31. Cisura calcarina
32. Epífisis (glándula pineal)
33. Tubérculo mamilar
34. Circunvolución del hipocampo (amarillo obscuro)
35. Cisura interhemisférica
36. Granulaciones aracnoideas
37. Bóveda craneal y piel del cuero cabelludo
38. Duramadre (cortada)
39. Bulbo olfatorio
40. Arteria (tronco) basilar
41. Paladar blando, lengua
42. Epiglotis, cuerdas vocales
43. Cerebro
44. Tienda del cerebelo
45. Cisterna bulbocerebelosa (magna)
46. Bulbo raquídeo, médula espinal

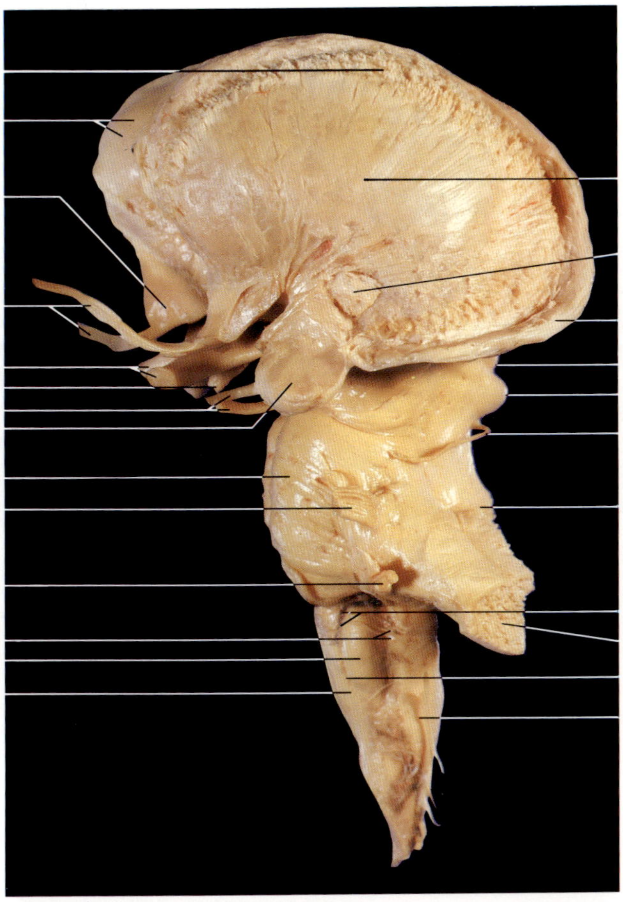

Fig. 8.29. Tallo cerebral (vista lateral izquierda). Se han seccionado los pedúnculos cerebelosos; se han removido el cerebelo y la corteza cerebral.

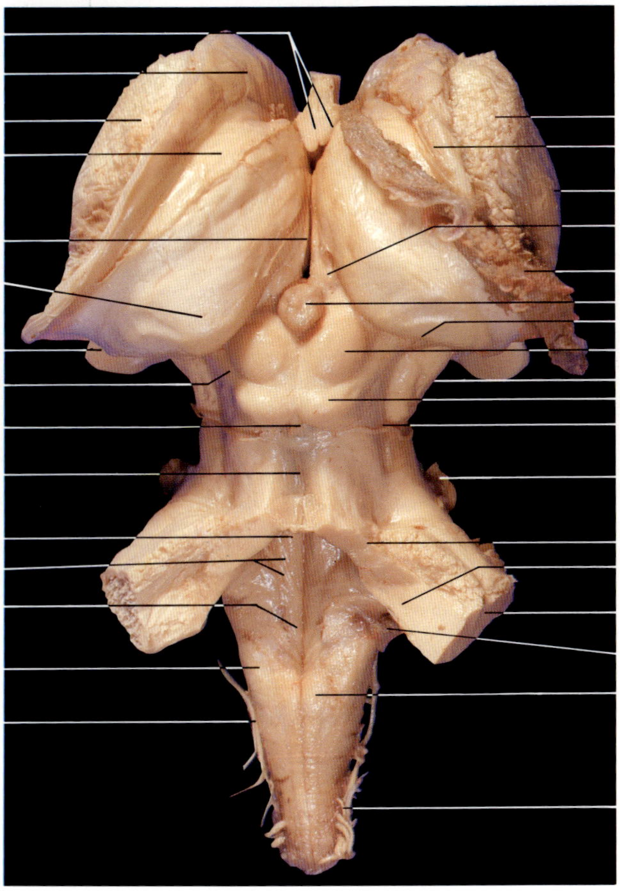

Fig. 8.30. Tallo cerebral (vista posterior). Se ha removido el cerebelo.

1. Cápsula interna
2. Cabeza del núcleo caudado
3. Trígono olfatorio
4. Cintillas olfatorias
5. Nervios ópticos
6. Infundíbulo de la hipófisis (tallo neural)
7. Nervios motores oculares comunes
8. Núcleo amigdalino
9. Protuberancia anular (puente de Varolio)
10. Nervio trigémino
11. Nervios facial y auditivo
12. Nervio hipogloso
13. Nervios glosofaríngeo y vago
14. Oliva bulbar
15. Bulbo raquídeo
16. Núcleo lenticular
17. Comisura blanca anterior
18. Cola del núcleo caudado
19. Tubérculo cuadrigémino superior (anterior)
20. Tubérculo cuadrigémino inferior (posterior)
21. Nervio patético
22. Pedúnculo cerebeloso superior
23. Pedúnculo cerebeloso inferior
24. Pedúnculo cerebeloso medio
25. Nervio espinal
26. Columnas del trígono (cortadas)
27. Porción anteroexterna de la cara superior del tálamo
28. Tercer ventrículo
29. Pulvinar del tálamo
30. Brazo conjuntival posterior
31. Velo medular anterior (Válvula de Vieussens)
32. Velo medular superior
33. Eminencia teres
34. Estrías medulares, cuarto ventrículo
35. Trígono del hipogloso
36. Estría terminal, vena talamoestriada
37. Trígono de la habénula
38. Plexos coroideos del ventrículo lateral
39. Epífisis (glándula pineal)
40. Cuerpo geniculado interno
41. Pedúnculo cerebral
42. Plexos coroideos del cuarto ventrículo
43. Clava o tubérculo gracilis
44. Raíz dorsal de un nervio cervical
45. Cuerpo restiforme (tubérculo cunneatus)

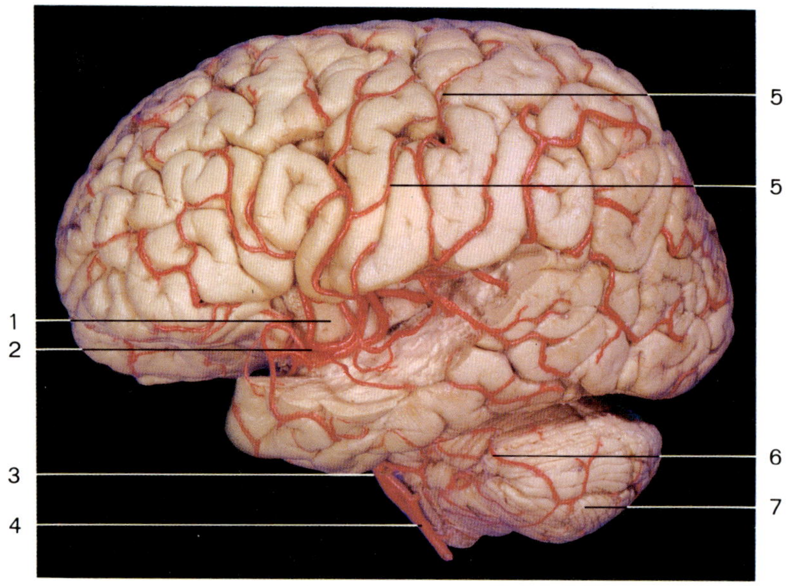

Fig. 8.31. Arterias cerebrales. Vista lateral del hemisferio izquierdo. Se ha resecado la parte superior del lóbulo temporal para exponer la ínsula y las arterias cerebrales.

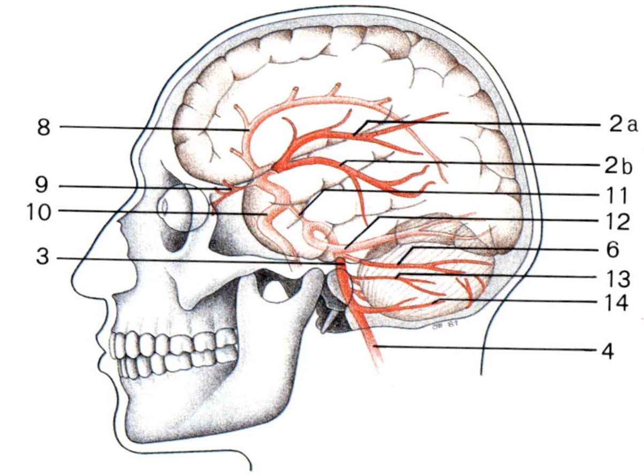

Fig. 8.32. Arterias del encéfalo. Ramas principales de las arterias carótida interna y vertebral (diagrama esquemático).

1. Insula de Reil
2. Arteria cerebral media
   a. Ramas parietales
   b. Ramas temporales
3. Tronco basilar
4. Arteria vertebral
5. Cisura de Rolando (central)
6. Arteria cerebelosa superior
7. Cerebelo
8. Arteria cerebral anterior
9. Arteria oftálmica
10. Arteria carótida interna
11. Arteria comunicante posterior
12. Arteria cerebral posterior
13. Arteria cerebelosa anteroinferior
14. Arteria cerebelosa posteroinferior
15. Cintilla olfatoria
16. Nervio óptico
17. Infundíbulo de la hipófisis (tallo neural)
18. Nervio motor ocular común, arteria comunicante posterior
19. Nervio motor ocular externo
20. Arteria espinal anterior
21. Arteria comunicante anterior
22. Protuberancia anular y arteria cerebelosa superior
23. Ramas pontinas
24. Bulbo raquídeo
25. Arteria espinal posterior

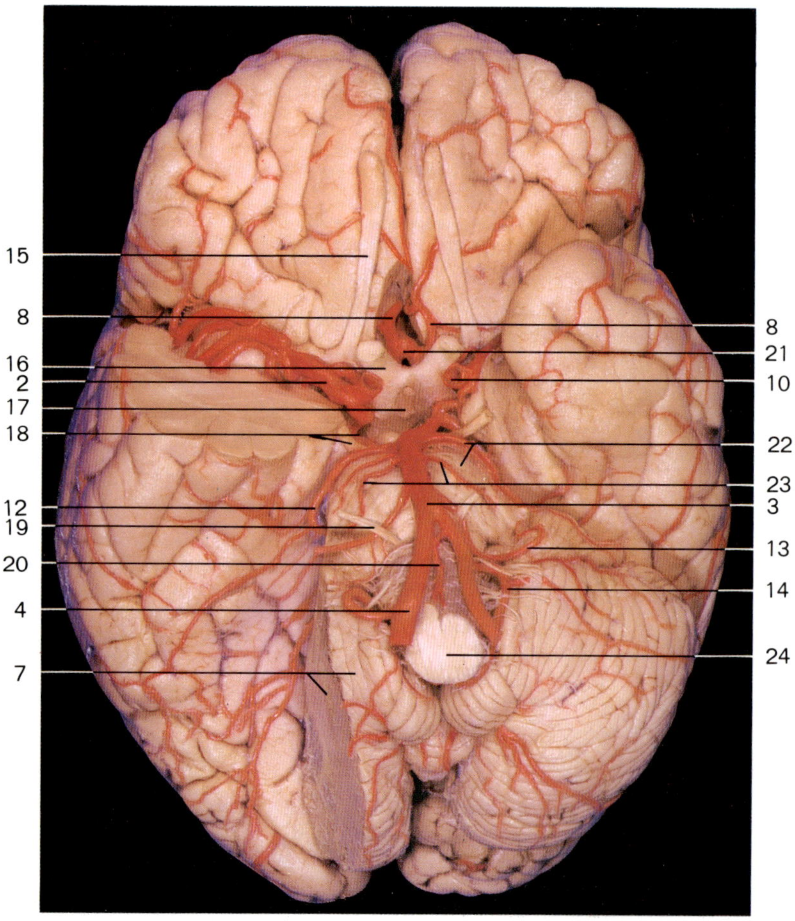

Fig. 8.33. Arterias del encéfalo (vista inferior). Lóbulo frontal hacia arriba; se han resecado parcialmente el lóbulo temporal y el cerebelo.

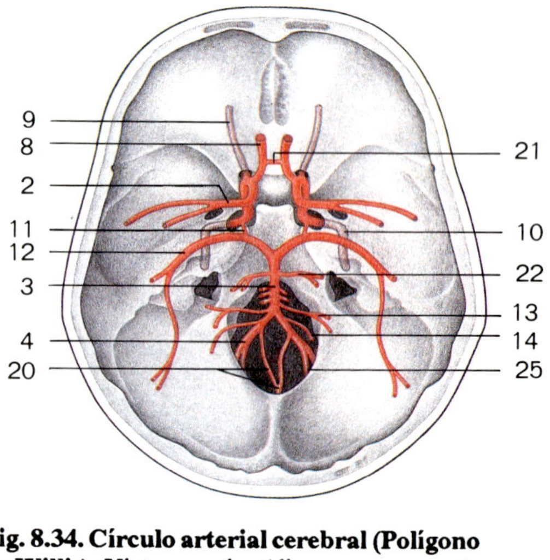

Fig. 8.34. Círculo arterial cerebral (Polígono de Willis). Vista superior (diagrama esquemático).

1. Estría longitudinal externa
2. Estría longitudinal interna (nervio de Lancisi)
3. Rodilla del cuerpo calloso
4. Cabeza del núcleo caudado
5. Membrana pelúcida (*septum lucidum*)
6. Estría terminal (tenia semicircular), vena del cuerpo estriado
7. Tálamo
8. Plexos coroideos del tercer ventrículo
9. Plexos coroideos del ventrículo lateral
10. Rodete del cuerpo calloso
11. Cuerno posterior del ventrículo lateral
12. Cuerno anterior del ventrículo lateral
13. Agujero interventricular de Monro
14. Putamen del núcleo lenticular
15. Cápsula interna
16. Cuerno inferior del ventrículo lateral
17. Asta de Ammón o pie de hipocampo
18. Trígono
19. Eminencia colateral
20. Vermis del cerebelo con piamadre

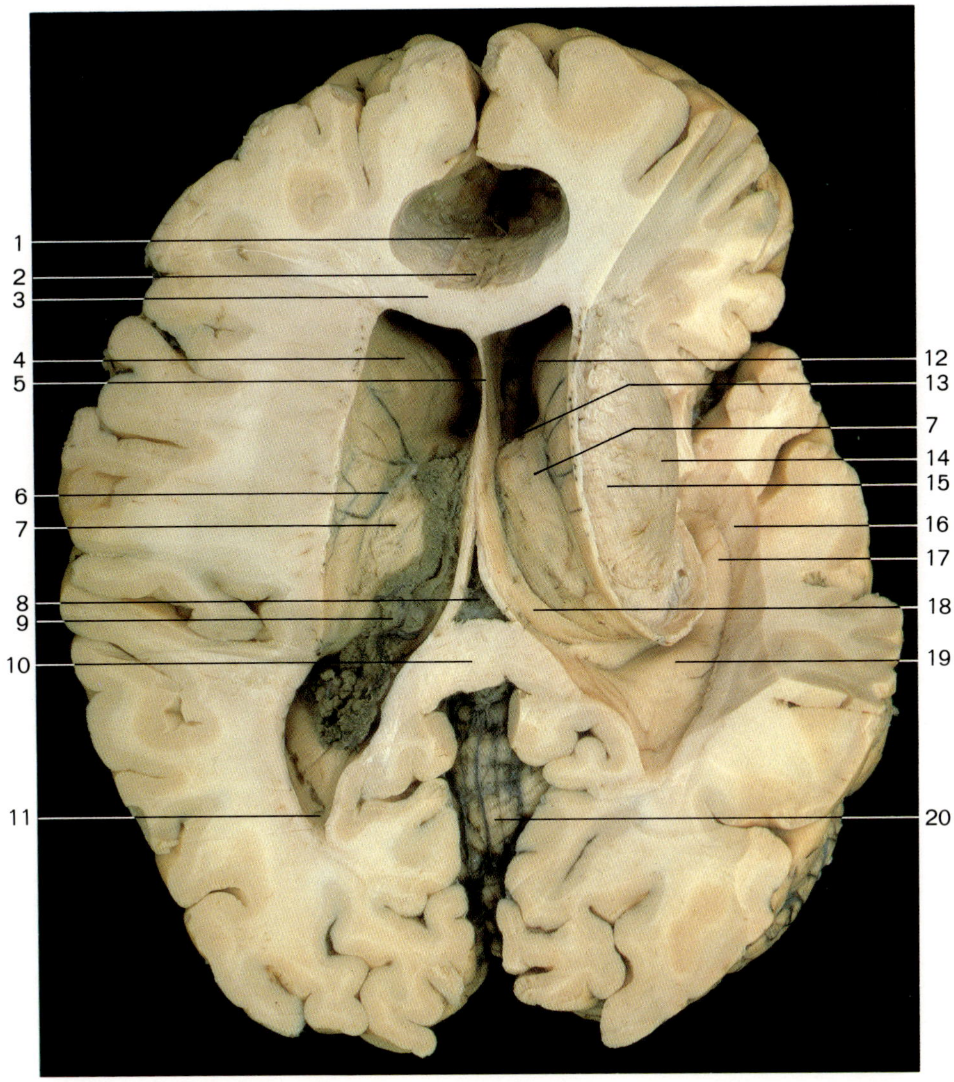

Fig. 8.35. Ventrículo lateral y núcleos subcorticales del encéfalo (vista superior). Se ha removido parcialmente el cuerpo calloso. Se han removido la ínsula con el antemuro y las cápsulas externa y extrema del lado derecho para exponer el núcleo lenticular en la cápsula interna.

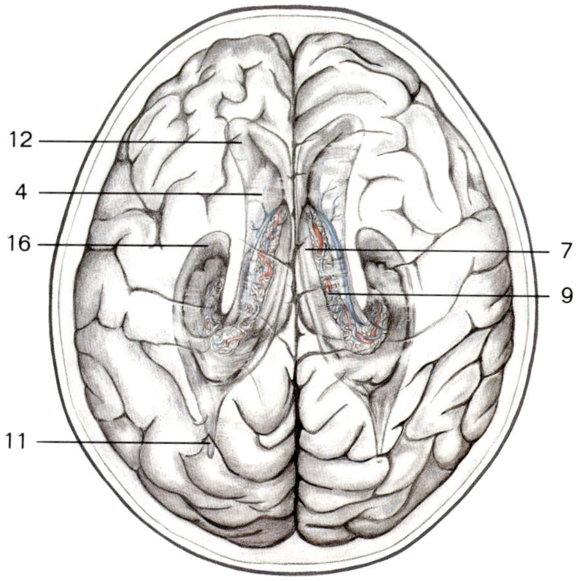

Fig. 8.36. Vista superior de los ventrículos laterales (diagrama esquemático).

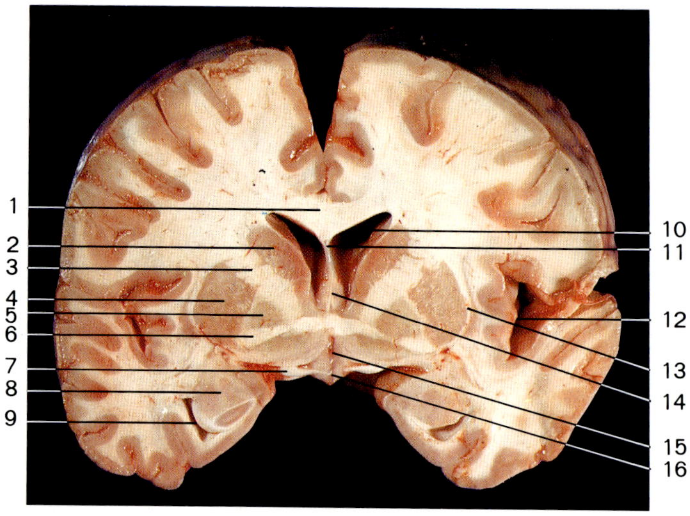

Fig. 8.37. Corte frontal (coronal) del encéfalo al nivel de la comisura blanca anterior.

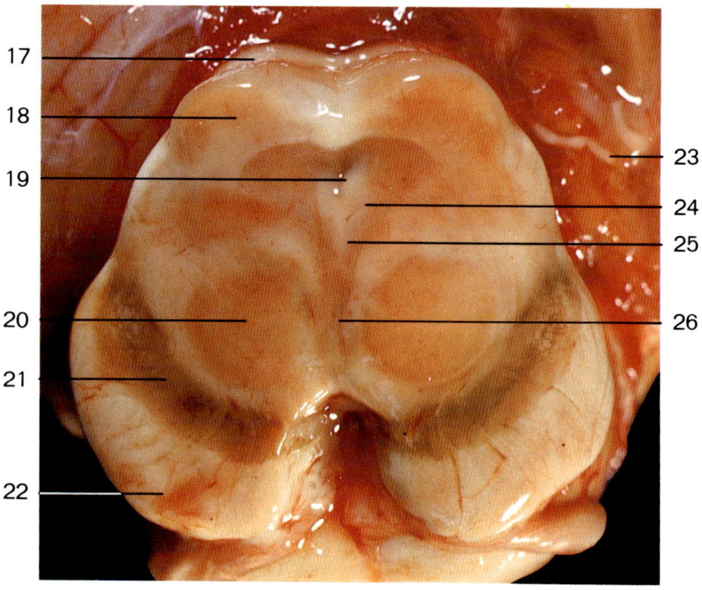

Fig. 8.38. Corte transversal del mesencéfalo al nivel del tubérculo cuadrigémino anterior (superior). Vista anterior.

1. Rodilla del cuerpo calloso
2. Cabeza del núcleo caudado
3. Cápsula interna
4. Putamen
5. *Globus pallidus*
6. Comisura blanca anterior
7. Cintilla óptica
8. Núcleo amigdalino
9. Cuerno inferior del ventrículo lateral
10. Ventrículo lateral
11. Membrana pelúcida
12. Insula de Reil
13. Cápsula externa
14. Pilar anterior del trígono
15. Espacio óptico
16. Infundíbulo de la hipófisis
17. Tubérculo cuadrigémino inferior (posterior)
18. Tubérculo cuadrigémino superior (anterior)
19. Acueducto de Sylvio
20. Núcleo rojo
21. *Locus niger* (substancia negra)
22. Pedúnculo cerebral
23. Nervio patético
24. Substancia gris
25. Núcleo del nervio motor ocular común
26. Raíz del nervio motor ocular común
27. Fondo de saco suprapineal
28. Fondo de saco pineal
29. Escotadura para la comisura blanca posterior
30. Cuernos posteriores de los ventrículos laterales
31. Cuarto ventrículo
32. Agujero interventricular de Monro
33. Cuerno anterior del ventrículo lateral
34. Sitio de la adherencia intertalámica
35. Escotadura para la comisura blanca anterior
36. Tercer ventrículo
37. Escotadura para el quiasma óptico
38. Fondo de saco infundibular
39. Fondo de saco lateral, agujero externo (de Luschka)
40. Agujero interno (de Magendie)
41. Cisterna bulbocerebelosa (magna)

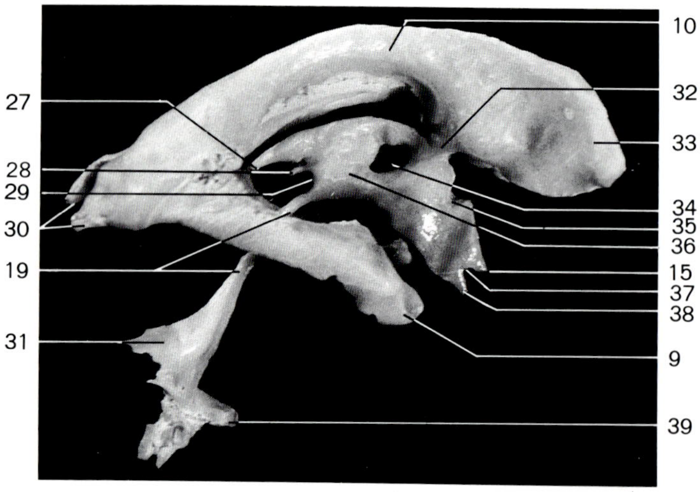

Fig. 8.39. Molde de las cavidades ventriculares del encéfalo. Vista lateral, cuerno anterior a la derecha.

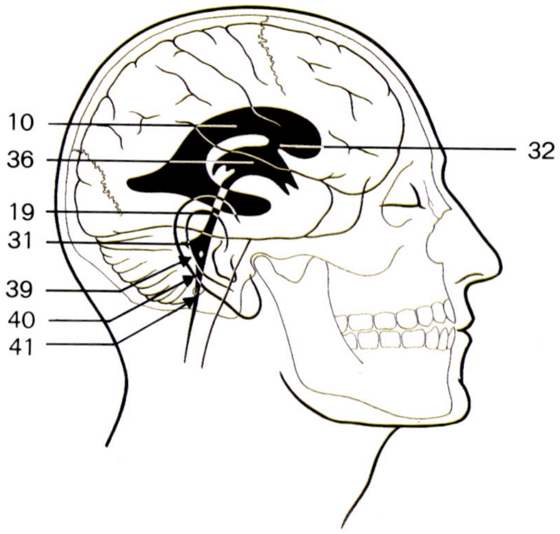

Fig. 8.40. Proyección de los ventrículos cerebrales (diagrama esquemático).

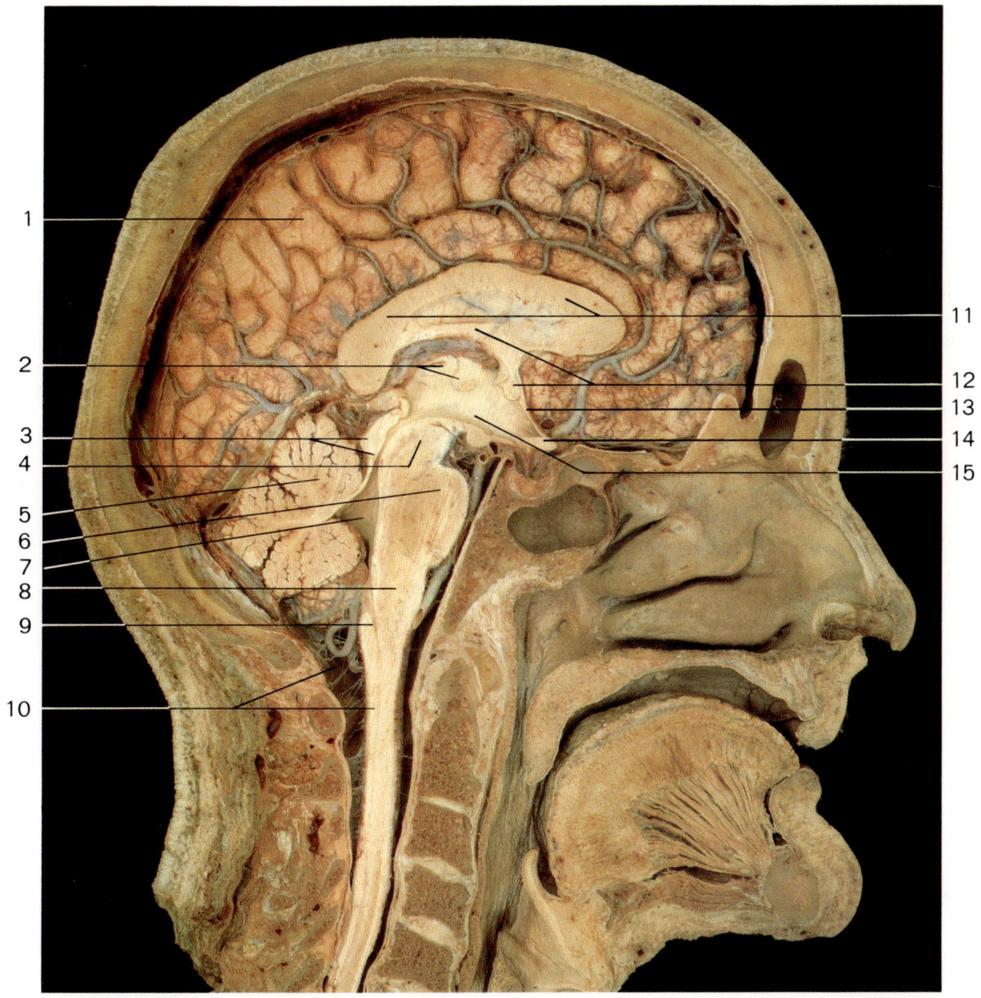

Fig. 8.41. Corte mesosagital de la cabeza en el que se observan las regiones del encéfalo. Se ha resecado la hoz del cerebro.

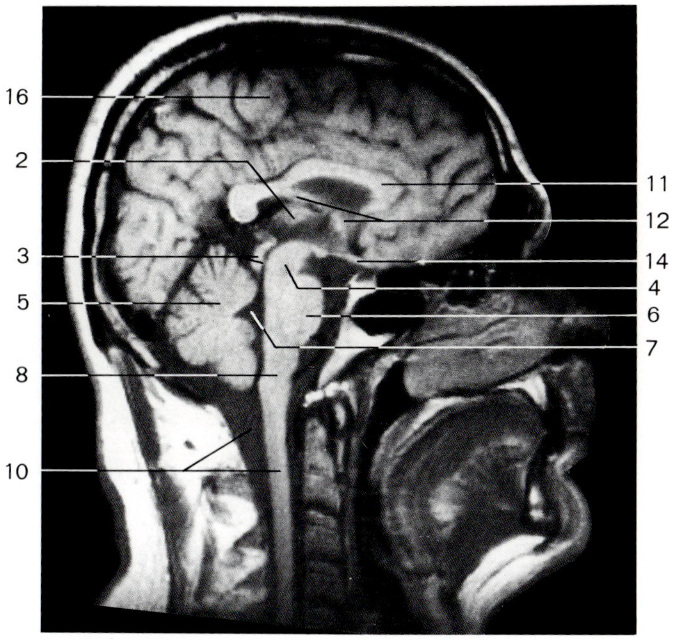

Fig. 8.42. Corte mesosagital de la cabeza. Imagen por resonancia magnética (IRM).

1. Hemisferio cerebral izquierdo
2. Tálamo, adherencia intertalámica
3. Tubérculos cuadrigéminos del mesencéfalo, acueducto de Sylvio
4. Pedúnculos cerebrales
5. Cerebelo
6. Protuberancia anular (puente de Varolio)
7. Cuarto ventrículo
8. Bulbo raquídeo
9. Conducto del epéndimo
10. Cisterna bulbocerebelosa, médula espinal
11. Cuerpo calloso
12. Trígono, comisura blanca anterior
13. Lámina terminal (supraóptica)
14. Quiasma óptico
15. Hipotálamo
16. Hemisferio cerebral

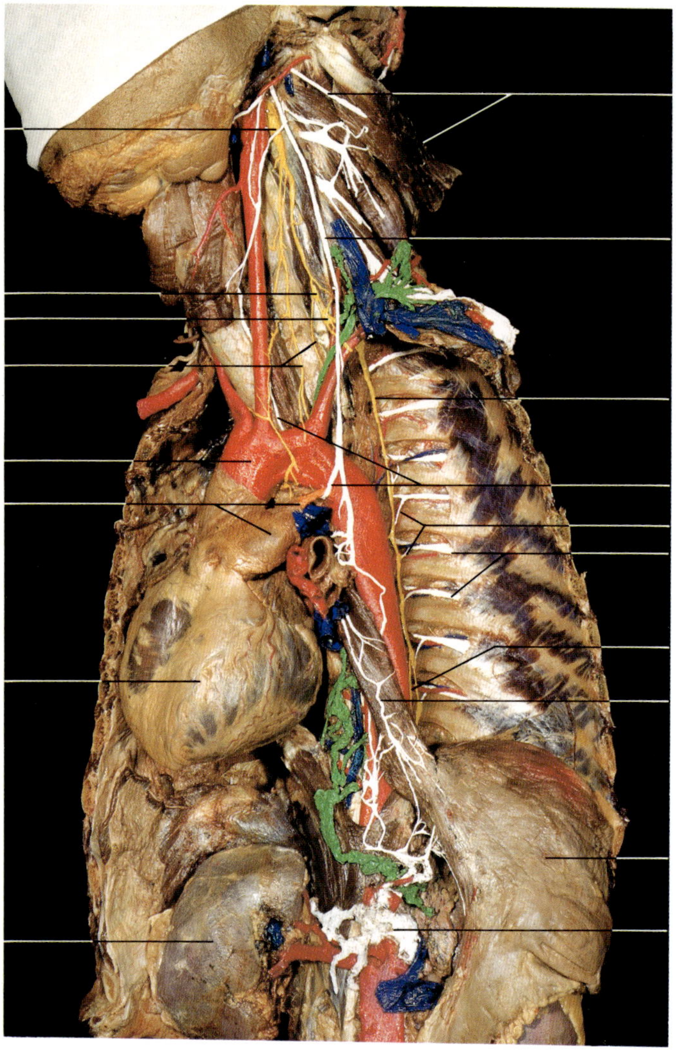

Fig. 8.43. Sistema nervioso autónomo. Se ha desplazado el estómago hacia la izquierda. Blanco = nervio vago, nervio espinal y nervios raquídeos; amarillo = nervios simpáticos; verde = troncos linfáticos; rojo = arterias; azul = venas.

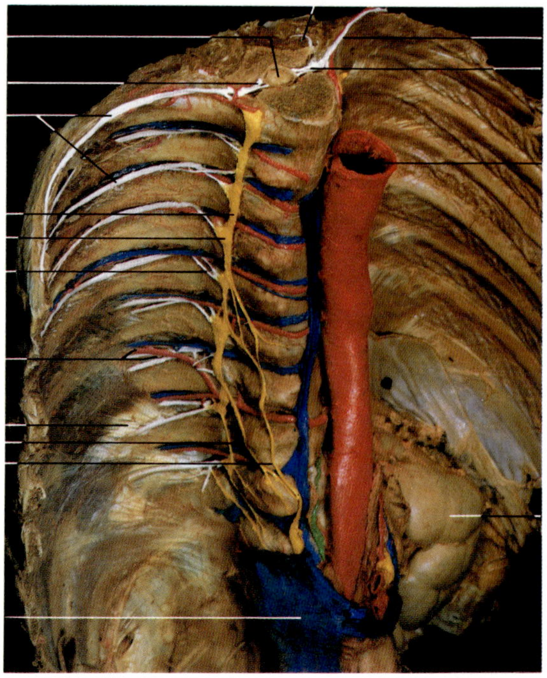

Fig. 8.44. Parte posterior del tórax. Corte transversal al nivel del quinto segmento torácico; se observan los nervios raquídeos y las conexiones con la cadena simpática.

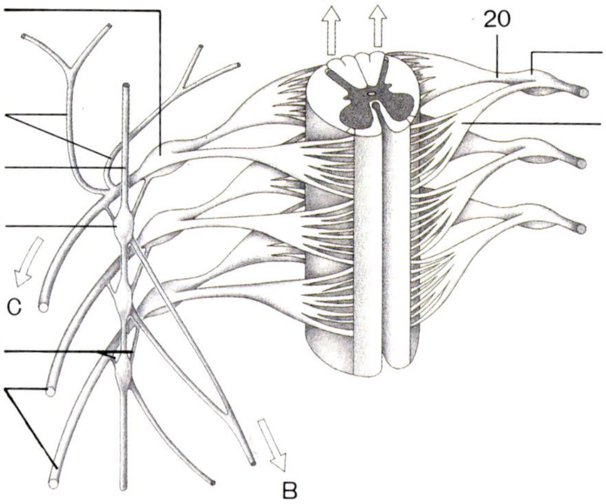

Fig. 8.45. Organización de la médula espinal en segmentos estructuralmente iguales, los cuales forman los pares de nervios raquídeos (diagrama esquemático). A = conexiones al encéfalo; B = conexiones con el sistema nervioso autónomo, C = conexiones con el tronco y las extremidades (nervios intercostales y plexos).

1. Ganglio cervical superior de la cadena simpática
2. Ganglio cervical medio de la cadena simpática
3. Ganglio cervical inferior de la cadena simpática (amarillo)
4. Nervios cardiacos
5. Cayado aórtico
6. Ligamento arterioso, tronco pulmonar
7. Corazón
8. Riñón
9. Nervio espinal, esternocleidomastoideo
10. Nervio vago
11. Cadena simpática
12. Nervio laríngeo recurrente izquierdo
13. Ramos comunicantes
14. Nervios intercostales
15. Nervio esplácnico mayor
16. Tronco vagal anterior, plexo esofágico
17. Estómago
18. Ganglio celíaco (semilunar)
19. Médula espinal
20. Raíz posterior (dorsal) del nervio raquídeo
21. Ganglio de la cadena simpática
22. Arteria y vena intercostales
23. Músculo intercostal
24. Nervio esplácnico menor
25. Vena cava inferior
26. Ganglio de la raíz posterior
27. Aorta
28. Ramas posteriores de los nervios raquídeos
29. Raíz anterior del nervio raquídeo

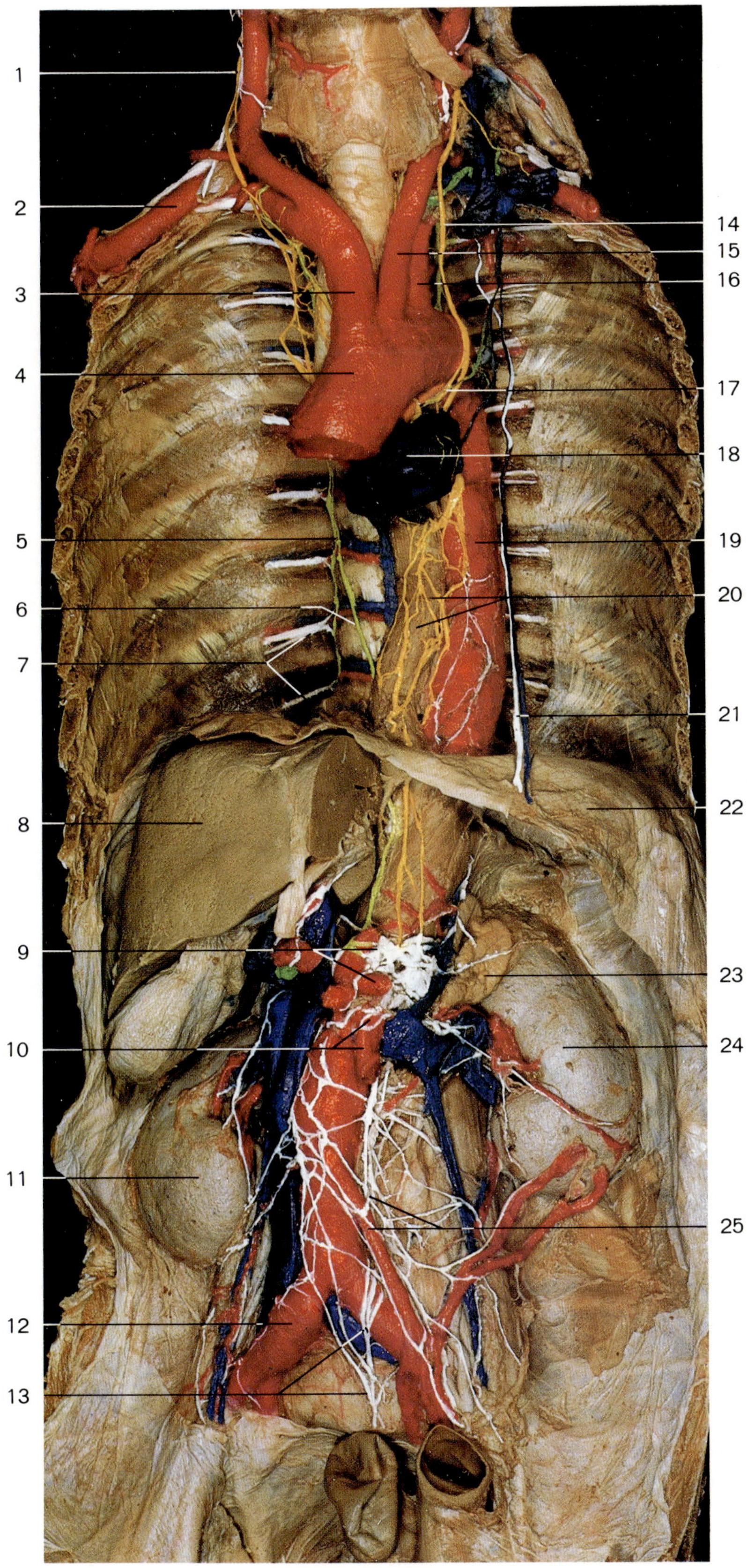

1. Nervio vago derecho
2. Arteria axilar derecha
3. Tronco arterial braquiocefálico
4. Cayado aórtico
5. Cadena simpática
6. Nervio esplácnico mayor
7. Nervios intercostales
8. Hígado
9. Tronco celíaco con ganglio celíaco (semilunar)
10. Arteria y ganglio mesentéricos superiores
11. Riñón derecho
12. Arteria ilíaca primitiva, derecha
13. Ganglio y plexo hipogástricos superiores
14. Nervio vago izquierdo
15. Arteria carótida primitiva izquierda
16. Arteria subclavia izquierda
17. Nervio laríngeo recurrente izquierdo
18. Tronco pulmonar
19. Aorta descendente torácica
20. Plexo esofágico
21. Nervio frénico izquierdo
22. Diafragma
23. Glándula suprarrenal izquierda
24. Riñón izquierdo
25. Arteria y ganglio mesentéricos inferiores

Fig. 8.46. Pared posterior de las cavidades torácica y abdominal con ganglios y plexos simpáticos (vista anterior).
Rojo = arterias; azul = venas; amarillo = nervios parasimpáticos (nervios vagos); verde claro = cadena simpática y nervios esplácnicos; verde oscuro = conducto torácico y ganglio linfático; blanco = nervios raquídeos y plexos autónomos; naranja = ligamento arterioso.

9. Organos de los sentidos

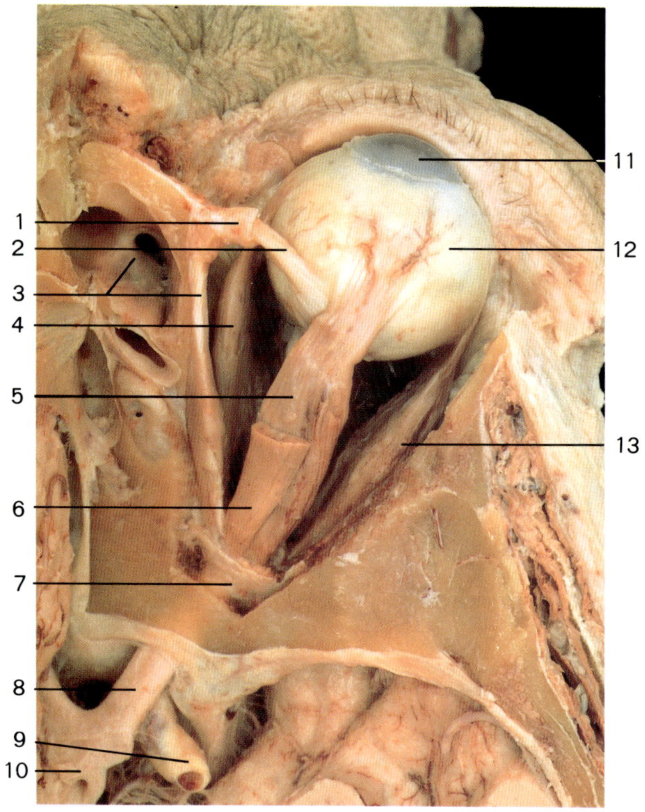

Fig. 9.1 Orbita derecha con globo ocular y músculos extraoculares. Vista superior. Se ha resecado el techo de la órbita y se ha seccionado el músculo elevador del párpado superior.

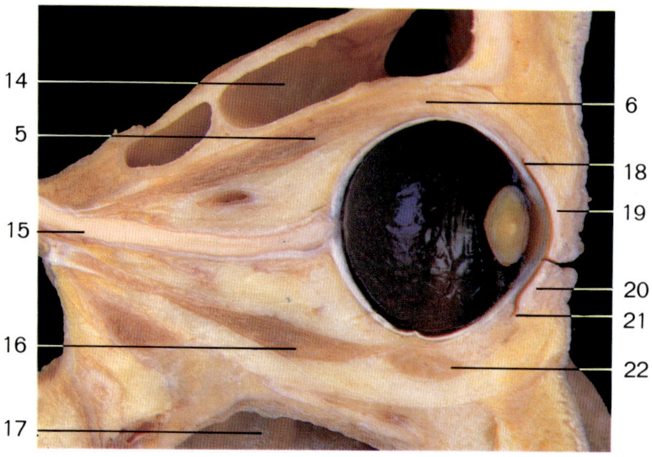

Fig. 9.2. Corte sagital de la órbita y el globo ocular derechos (vista lateral).

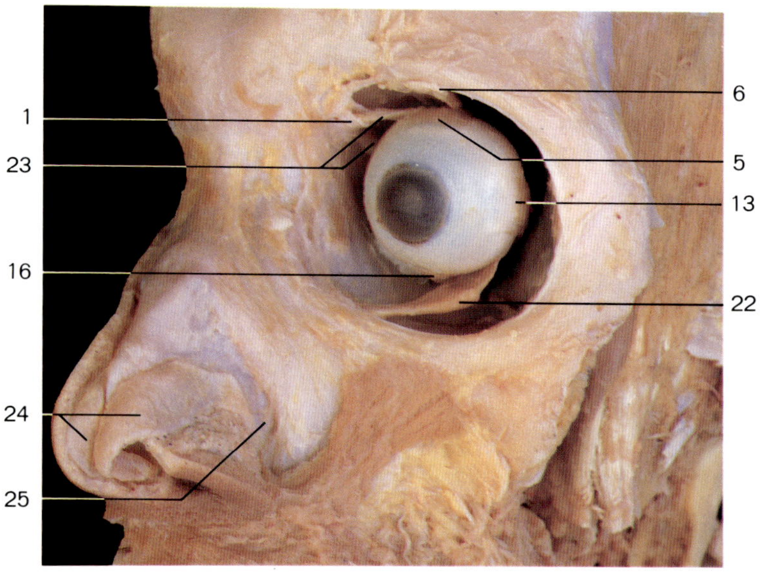

Fig. 9.3. Músculos extrínsecos del ojo (vista anterior). El recto interno está detrás del globo ocular.

1. Polea del músculo oblicuo mayor (superior)
2. Tendón del músculo oblicuo mayor (superior)
3. Músculo oblicuo mayor, celdas aéreas etmoidales
4. Recto interno
5. Recto superior
6. Elevador del párpado superior
7. Tendón anular común
8. Nervio óptico (parte intracraneal)
9. Arteria carótida interna
10. Quiasma óptico
11. Córnea
12. Globo ocular
13. Recto lateral
14. Seno frontal
15. Nervio óptico (parte extracraneal)
16. Recto inferior
17. Seno maxilar
18. Saco conjuntival superior
19. Cartílago tarso superior
20. Cartílago tarso inferior
21. Saco conjuntival inferior
22. Músculo oblicuo menor (inferior)
23. Músculo y tendón oblicuo mayor
24. Cartílago alar mayor
25. Cartílago alar menor

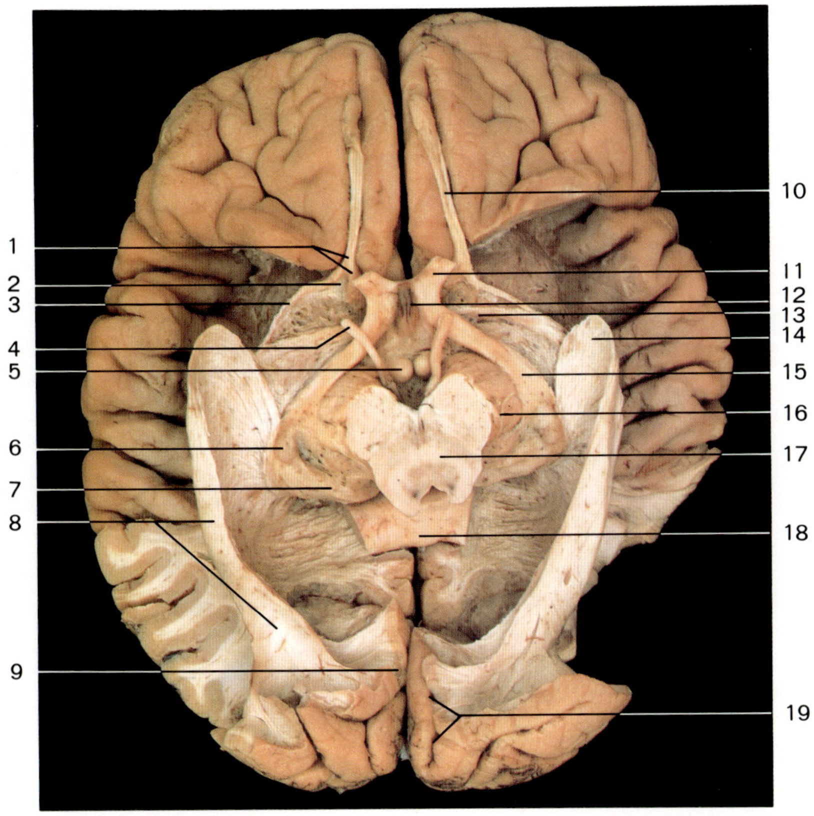

Fig. 9.4. **Disección de la vía visual.** Vista inferior (lóbulos frontales hacia arriba, mesencéfalo cortado).

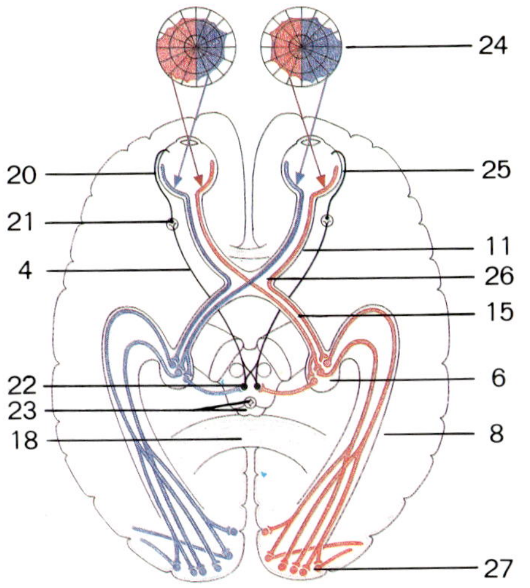

Fig. 9.5. Diagrama de la vía visual y vía de los reflejos luminosos.

1. Estría olfatoria interna
2. Espacio perforado anterior
3. Estría olfatoria externa
4. Nervio motor ocular común
5. Tubérculo mamilar
6. Cuerpo geniculado externo
7. Pulvinar del tálamo
8. Radiación óptica
9. Cuña del lóbulo occipital
10. Cintilla olfatoria
11. Nervio óptico
12. Infundíbulo de la hipófisis (tallo neural)
13. Comisura blanca anterior
14. Rodilla de la radiación óptica
15. Cintilla óptica
16. Nervio patético
17. Mesencéfalo
18. Cuerpo calloso
19. Cisura calcarina
20. Nervios ciliares (largos y cortos)
21. Ganglio oftálmico (ciliar)
22. Núcleo accesorio del motor ocular común
23. Tubérculos cuadrigéminos del mesencéfalo
24. Campos visuales
25. Retina
26. Quiasma óptico
27. Corteza visual
28. Arteriola y vénula temporal superiores
29. Papila (disco) óptico
30. Arteriola y vénula medial
31. Arteriola y vénula temporal inferior
32. Arteriola y vénula macular superior
33. Fóvea central
34. Procesos ciliares
35. *Ora serrata*
36. Esclerótica
37. Coroides
38. Cristalino (vista posterior)

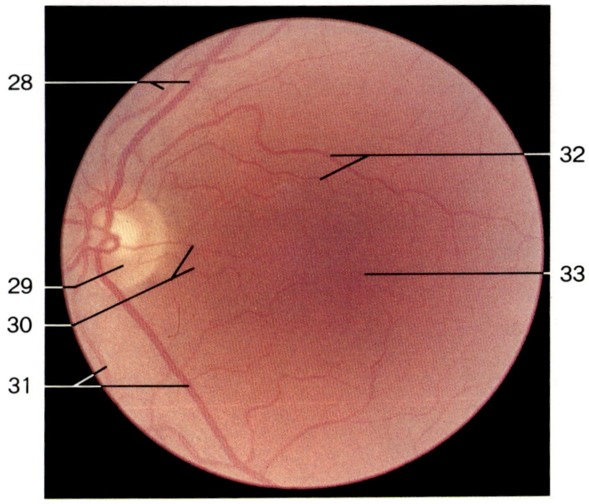

Fig. 9.6. Fondo de un ojo normal.

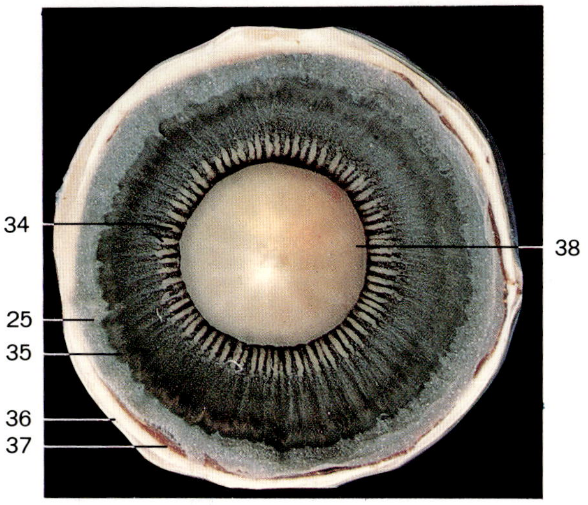

Fig. 9.7. Segmento anterior del globo ocular (vista posterior). La opacidad del cristalino es un artefacto.

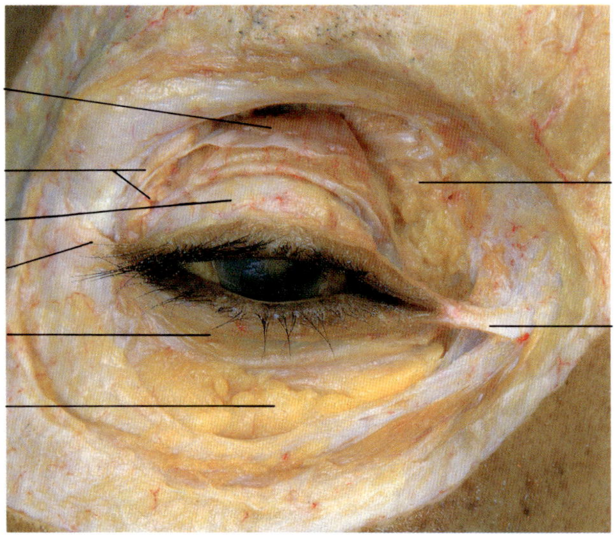

Fig. 9.8A. Párpados y aparato lagrimal. Se observan la glándula lagrimal y las estructuras palpebrales.

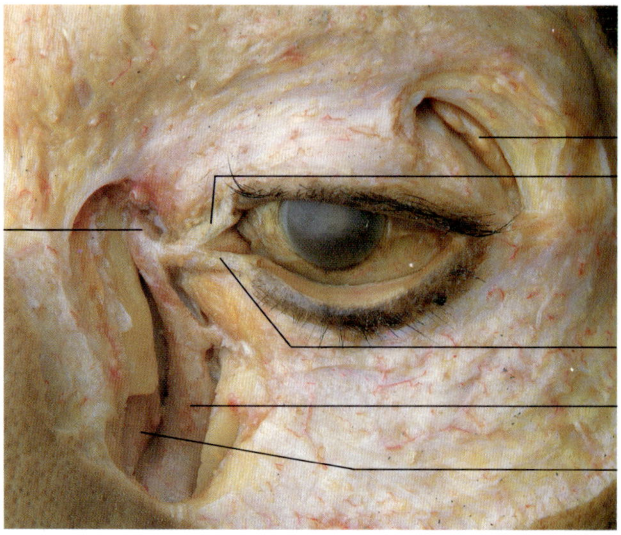

Fig. 9.8B. Párpados y aparato lagrimal. Se muestran el conducto lagrimal, el saco lagrimal y el conducto nasolagrimal.

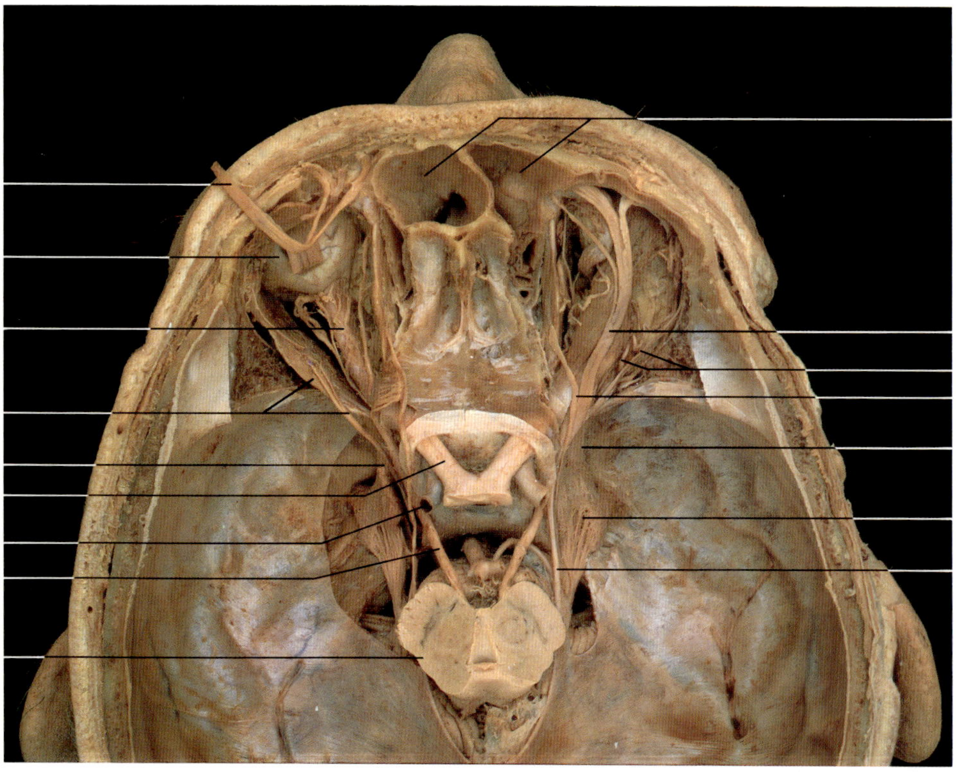

Fig. 9.9. Nervios craneales y vasos de la órbita. Inervación de los músculos extrínsecos del ojo y del globo ocular. El ganglio oftálmico (ciliar) queda localizado por fuera del nervio óptico y no se observa en esta imagen.

1. Elevador del párpado superior
2. Glándula lagrimal
3. Cartílago tarso superior
4. Ligamento palpebral externo
5. Cartílago tarso inferior
6. Grasa orbitaria
7. Ligamento palpebral interno
8. Saco lagrimal
9. Canalículo lagrimal superior
10. Canalículo lagrimal inferior
11. Conducto lacrimonasal
12. Membrana mucosa de la cavidad nasal
13. Nervio frontal
14. Globo ocular
15. Nervios ciliares cortos
16. Nervio motor ocular externo, músculo recto externo
17. Nervio oftálmico
18. Nervio óptico
19. Arteria carótida interna
20. Nervio motor ocular común
21. Mesencéfalo
22. Seno frontal
23. Arteria y nervio lagrimales
24. Nervio patético
25. Ganglio de Gasser (trigeminal)

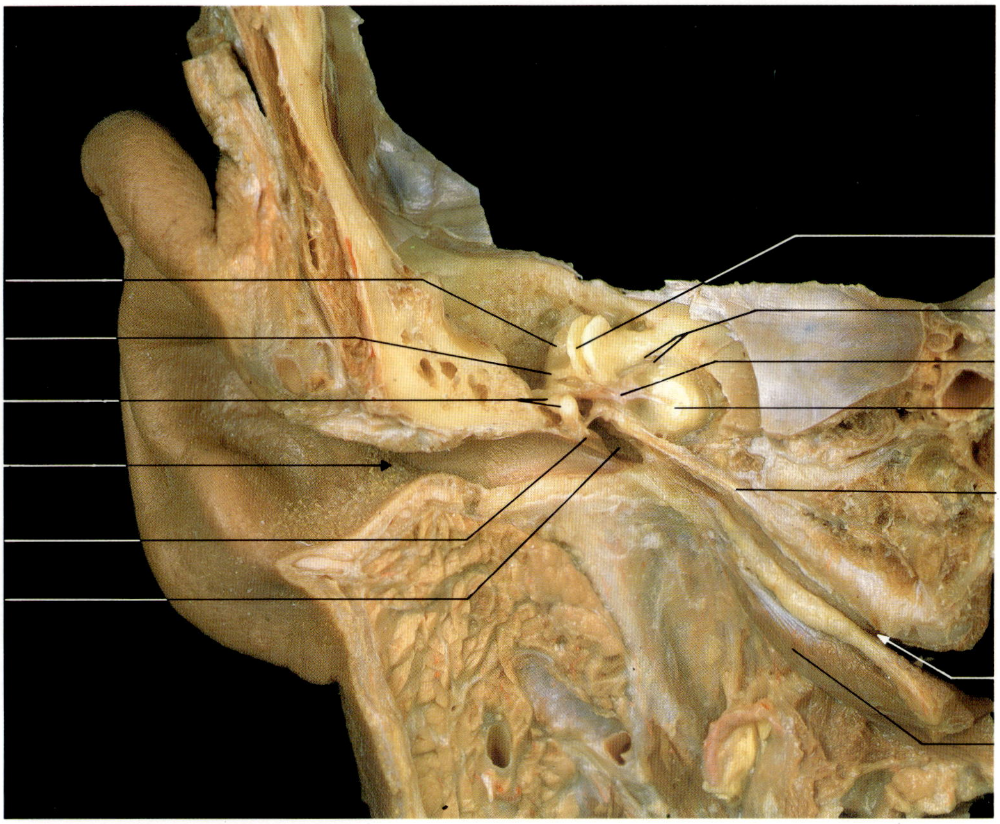

Fig. 9.10. Corte longitudinal a través del conducto auditivo externo y oído medio derechos; se observan los huesillos del oído y la trompa de Eustaquio.

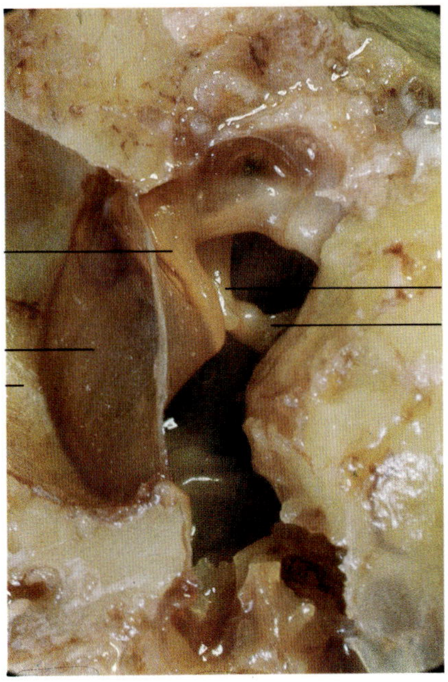

Fig. 9.11. Membrana timpánica y huesillos del oído.

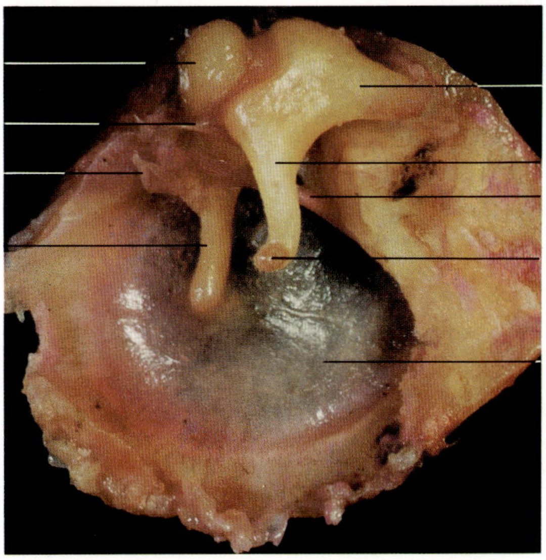

Fig. 9.12. Vista interna de la membrana timpánica con el martillo y el yunque.

1. Conducto semicircular posterior
2. Conducto semicircular externo
3. Martillo, yunque
4. Meato auditivo externo
5. Membrana del tímpano
6. Cavidad timpánica (caja del tímpano)
7. Conducto semicircular superior
8. Nervio auditivo, nervio facial
9. Ganglio geniculado
10. Caracol (cóclea)
11. Músculo del martillo
12. Trompa de Eustaquio (orificio faríngeo)
13. Periestafilino interno (elevador del velo del paladar)
14. Martillo
15. Yunque
16. Estribo
17. Cabeza del martillo
18. Ligamento anterior del martillo
19. Tendón del músculo del martillo
20. Mango del martillo
21. Rama superior (horizontal) del yunque
22. Rama inferior (vertical) del yunque
23. Cuerda del tímpano
24. Apófisis lenticular

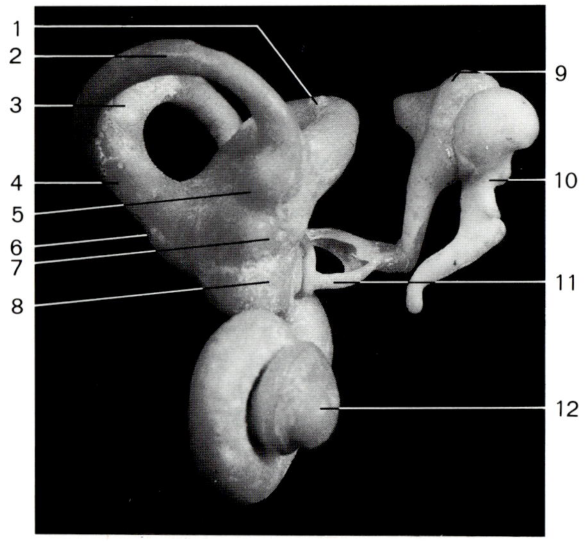

Fig. 9.13. Cadena de huesillos del oído y molde del laberinto óseo del oído interno. Vista anterolateral (lado izquierdo).

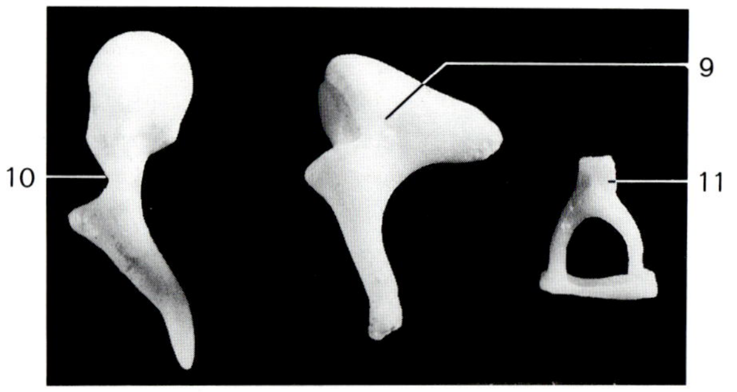

Fig. 9.14. Huesillos del oído (aislados).

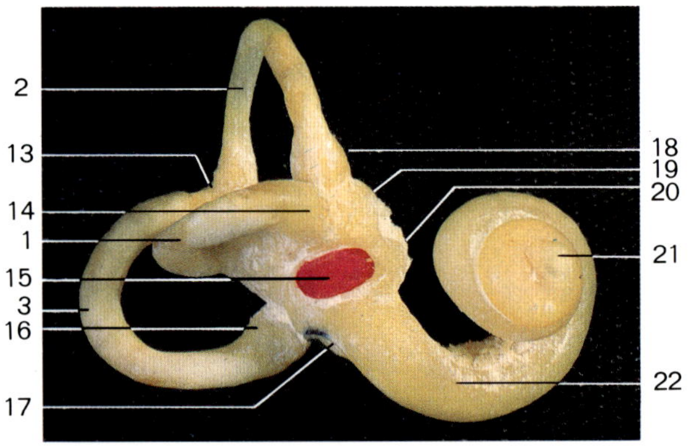

Fig. 9.15. Molde del laberinto derecho (vista anterolateral).

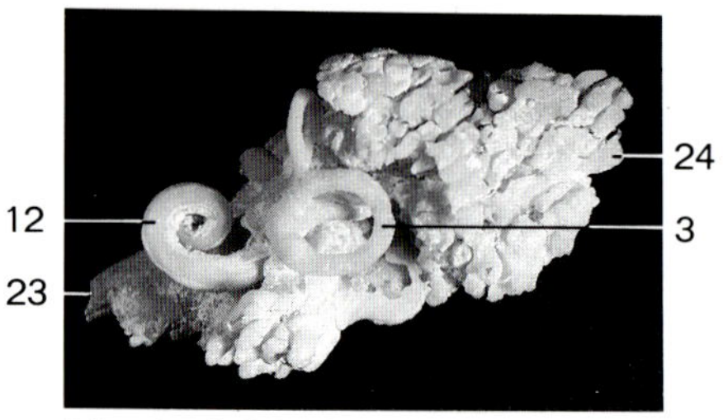

Fig. 9.16. Molde del laberinto y las celdas mastoideas (vista posterior). Tamaño real.

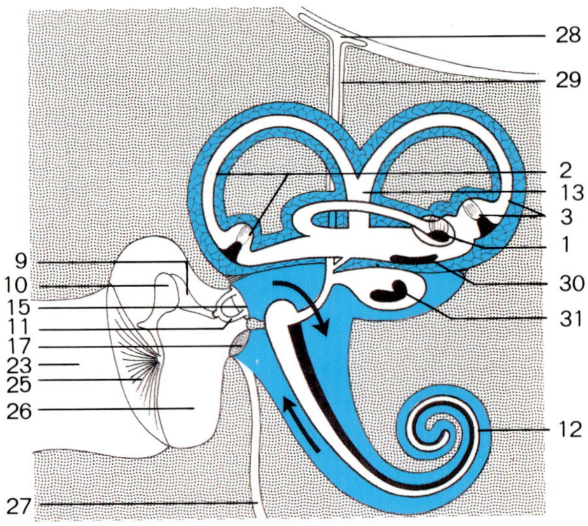

Fig. 9.17. Aparatos vestibular y auditivo (diagrama esquemático). Las flechas indican la dirección de la ondas sonoras.
Azul = conductos perilinfáticos.

1. Conducto semicircular externo con su ampolla
2. Conducto semicircular superior con su ampolla
3. Conducto semicircular posterior con su ampolla
4. Rama común (*crus commune*)
5. Ampolla
6. Inicio del conducto endolinfático
7. Prominencia del utrículo
8. Prominencia del sáculo
9. Yunque
10. Martillo
11. Estribo
12. Caracol (cóclea)
13. Bifurcación de la rama común (*crus commune*)
14. Ampolla externa
15. Ventana oval para el estribo
16. Ampolla posterior
17. Ventana redonda
18. Ampolla superior
19. Receso elíptico
20. Receso esférico
21. Cúpula del caracol
22. Base del caracol
23. Meato auditivo interno
24. Celdas aéreas mastoideas
25. Membrana del tímpano
26. Caja del tímpano
27. Acueducto del caracol
28. Fondo del saco endolinfático
29. Conducto endolinfático
30. Mácula del utrículo
31. Mácula del sáculo

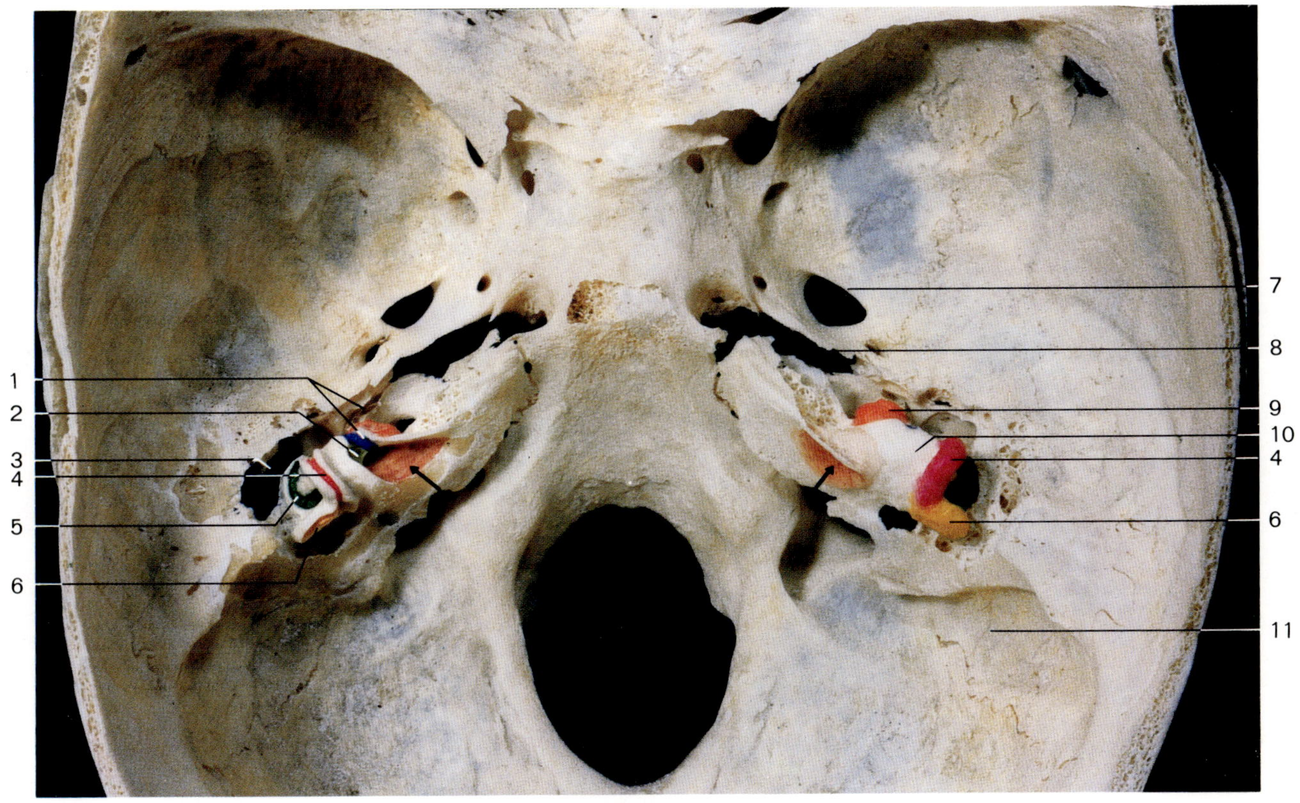

Fig. 9.18. Laberinto óseo, porción petrosa del hueso temporal (vista superior). Los conductos semicirculares están abiertos en el lado izquierdo. Flechas = meato auditivo interno.

1. Conducto facial (azul), semicanal de la trompa de Eustaquio
2. Area vestibular superior
3. Caja del tímpano
4. Conducto semicircular superior (rojo)
5. Conducto semicircular externo (verde)
6. Conducto semicircular posterior (amarillo)
7. Agujero oval
8. Agujero rasgado anterior
9. Caracol (naranja)
10. Vestíbulo
11. Surco del seno lateral
12. Circunvolución prerrolándica (precentral)
13. Radiación acústica
14. Cuerpo geniculado externo
15. Cintilla y quiasma ópticos
16. Nervio óptico
17. Nervio motor ocular común
18. Circunvolución posrolándica (postcentral)
19. Radiación óptica
20. Cuerpo geniculado interno
21. Placa cuadrigeminal
22. Nervio trigémino
23. Porción coclear del nervio auditivo
24. Fascículo piramidal

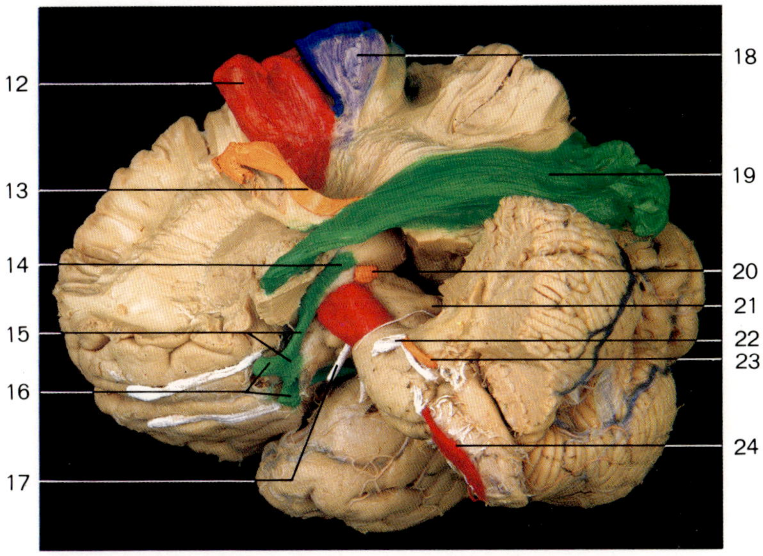

Fig. 9.19. Vías visual y acústica en el cerebro. Lado izquierdo. Verde = vía óptica; naranja = vía acústica; rojo = vía piramidal.

10. Organos digestivos y respiratorios en la cabeza y el cuello

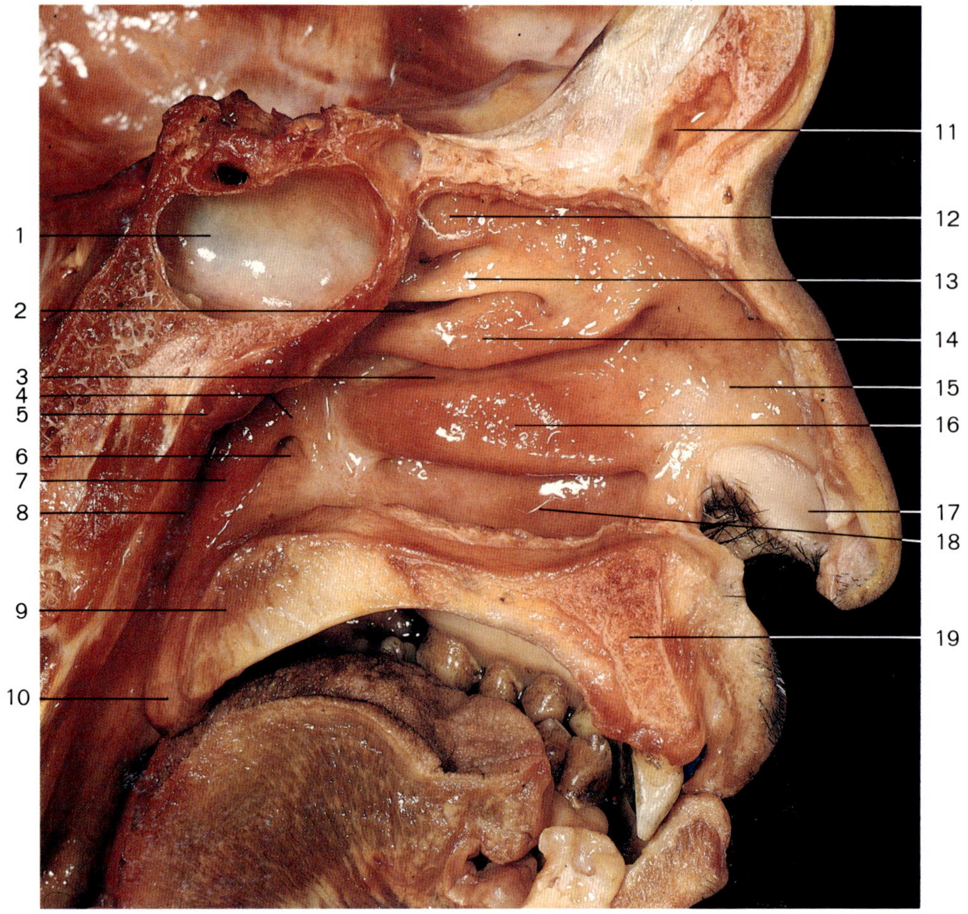

Fig. 10.1. Pared externa de la cavidad nasal (se ha resecado el tabique nasal).

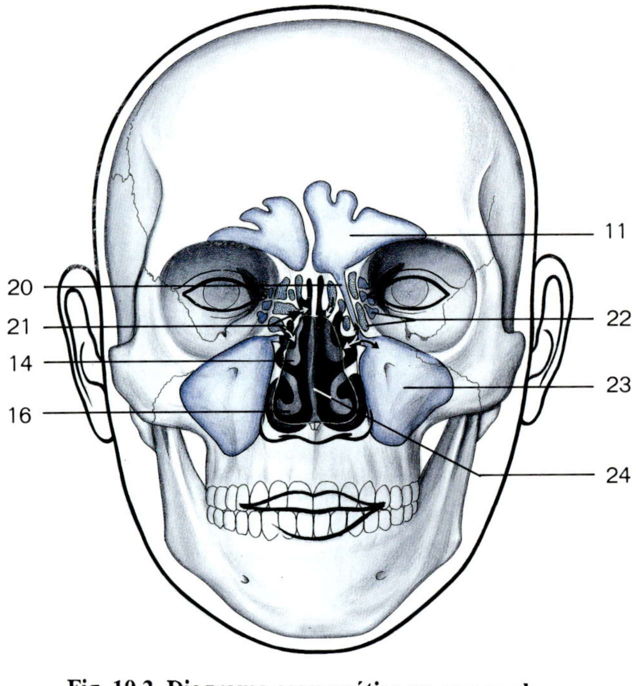

Fig. 10.2. Diagrama esquemático en que se observa la posición de los senos paranasales. Las flechas indican orificios de desembocadura.

1. Seno esfenoidal
2. Meato superior
3. Meato medio
4. Labio del orificio tubario
5. Amígdala faríngea
6. Orificio faríngeo de la trompa de Eustaquio
7. Repliegue salpingofaríngeo
8. Espacio faríngeo
9. Paladar blando
10. Uvula
11. Seno frontal
12. Receso esfenoetmoidal
13. Cornete nasal superior
14. Cornete nasal medio
15. Atrio del meato medio
16. Cornete nasal inferior
17. Vestíbulo de la cavidad nasal
18. Meato inferior
19. Paladar duro
20. Desembocadura del seno frontal
21. Desembocadura de las celdas aéreas etmoidales
22. Celdas aéreas etmoidales
23. Seno maxilar
24. Tabique nasal

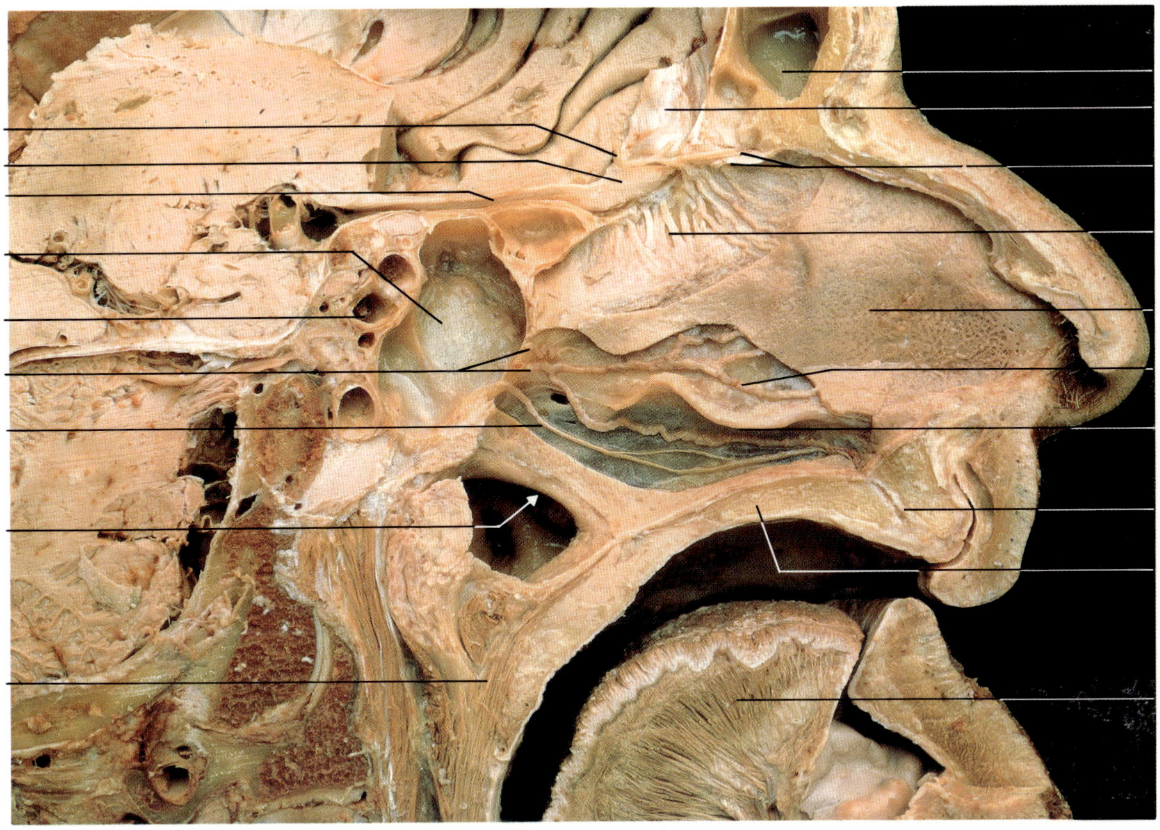

Fig. 10.3. Tabique nasal. Disección de los vasos y los nervios.

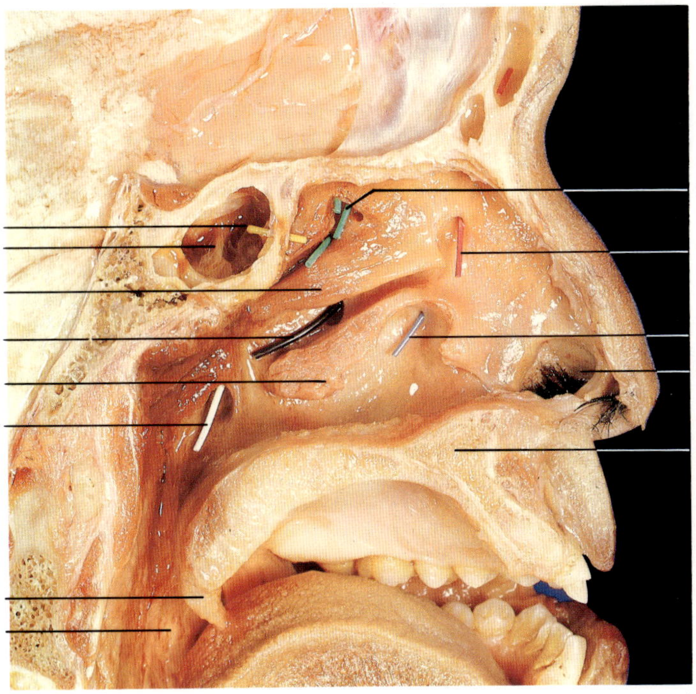

Fig. 10.4. Pared externa de la cavidad nasal. La desembocadura de los senos paranasales está indicada con marcadores. Se han resecado parcialmente los cornetes medio e inferior.

1. Arteria etmoidal anterior
2. Bulbo olfatorio
3. Cintilla olfatoria
4. Seno esfenoidal (relativamente grande)
5. Arteria carótida interna
6. Arterias septal y nasal lateral posterior
7. Nervio nasopalatino
8. Coana
9. Paladar blando
10. Seno frontal
11. Apófisis *crista galli*
12. Rama anterior de la arteria y del nervio etmoidal anteriores
13. Nervios olfatorios
14. Tabique nasal
15. Arteria septal
16. Cresta del tabique nasal
17. Conducto palatino anterior
18. Paladar duro
19. Lengua
20. Drenaje del seno esfenoidal
21. Cornete nasal medio
22. Drenaje del seno maxilar (hiato semilunar)
23. Cornete nasal inferior
24. Desembocadura de la trompa de Eustaquio en la faringe
25. Uvula
26. Amígdala palatina
27. Desembocadura de las celdas aéreas etmoidales
28. Desembocadura del seno frontal
29. Desembocadura del conducto nasolagrimal
30. Vestíbulo de la cavidad nasal

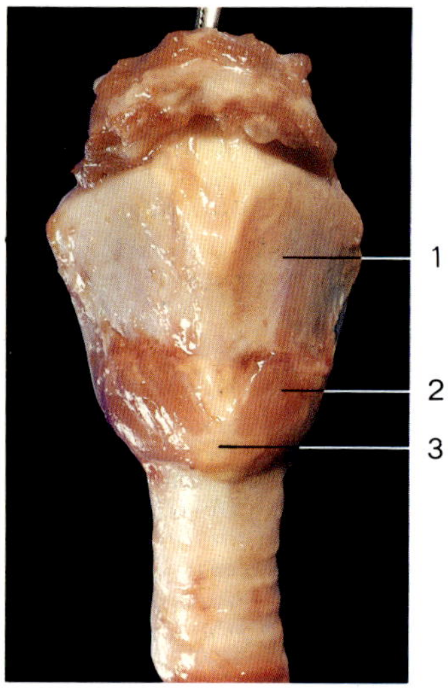

Fig. 10.5. Músculos laríngeos. Vista anterior de la laringe.

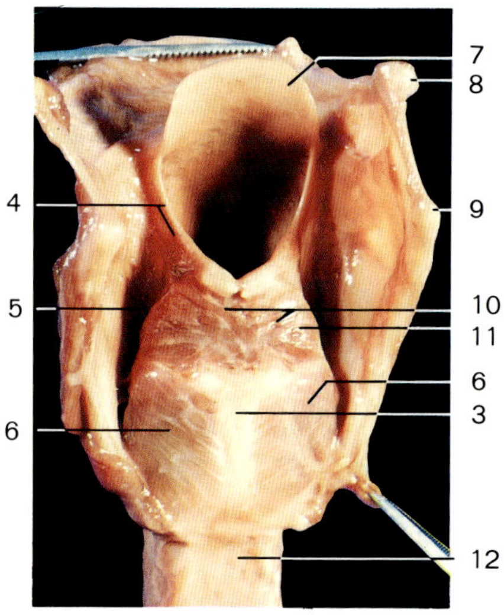

Fig. 10.6. Músculos laríngeos. Vista posterior de la laringe.

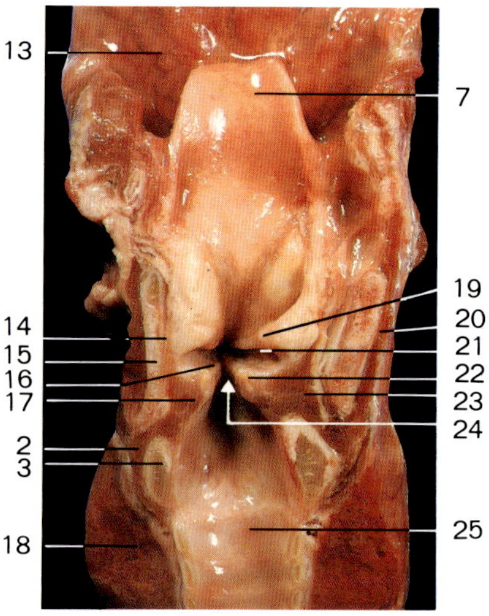

Fig. 10.7. Corte frontal (coronal) de la laringe y la tráquea (vista posterior).

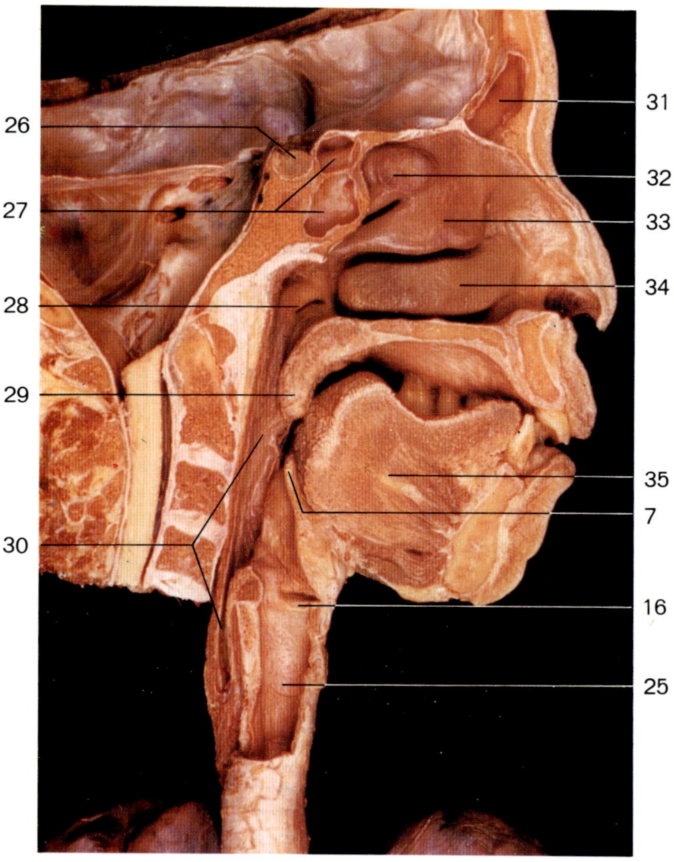

Fig. 10.8. Corte sagital de la cavidad nasal y la laringe. La tráquea se ha abierto parcialmente.

1. Lámina (ala) del cartílago tiroides
2. Músculo cricotiroideo
3. Cartílago cricoides
4. Músculo y pliegue aritenoepiglótico
5. Seno piriforme
6. Músculo cricoaritenoideo posterior
7. Epiglotis
8. Asta mayor del hioides
9. Asta superior del cartílago tiroides
10. Fascículo oblicuo del músculo ariaritenoideo
11. Fascículo transverso del músculo ariaritenoideo
12. Porción membranosa de la tráquea
13. Raíz de la lengua
14. Músculo ariepiglótico
15. Cartílago tiroides
16. Cuerda vocal inferior (verdadera)
17. Músculo vocal
18. Glándula tiroides
19. Cuerda vocal superior (falsa)
20. Músculo tirohioideo
21. Ventrículo laríngeo
22. Ligamento tiroaritenoideo inferior
23. Músculo cricoaritenoideo lateral
24. Glotis
25. Tráquea
26. Hipófisis
27. Seno esfenoidal
28. Orificio faríngeo de la trompa de Eustaquio
29. Paladar blando
30. Faringe (porciones oral y laríngea)
31. Seno frontal
32. Cornete nasal superior
33. Cornete nasal medio
34. Cornete nasal inferior
35. Lengua

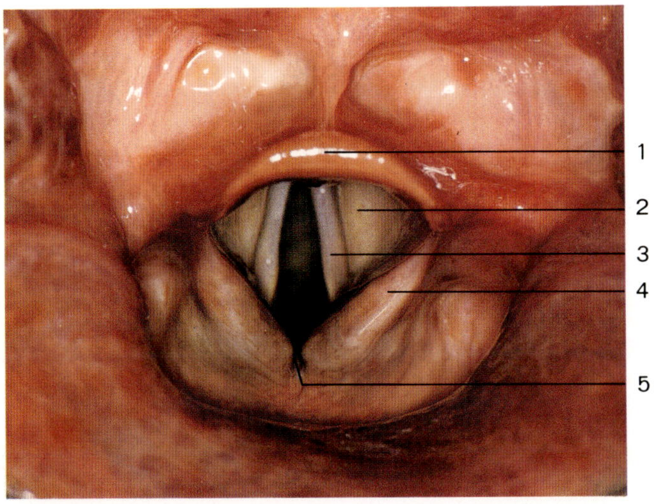

Fig. 10.9. Vista superior de la glotis *in vivo*.

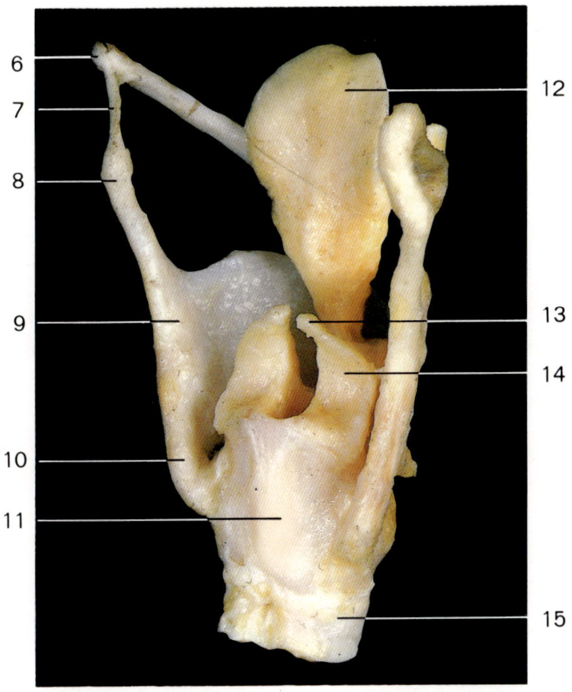

Fig. 10.10. Cartílagos de la laringe (vista oblicua posterior).

1. Epiglotis
2. Cuerda vocal superior (falsa)
3. Cuerda vocal inferior (verdadera)
4. Repliegue aritenoepiglótico
5. Escotadura interaritenoidea
6. Asta mayor del hioides
7. Ligamento tirohioideo
8. Asta superior del cartílago tiroides
9. Cartílago tiroides
10. Asta inferior del cartílago tiroides
11. Cartílago cricoides
12. Cartílago epiglótico
13. Cartílago corniculado
14. Cartílago aritenoides
15. Tráquea
16. Fascículo transverso del aritenoideo
17. Músculo cricoaritenoideo posterior
18. Porción membranosa de la tráquea
19. Lámina (ala) del cartílago tiroides (cortada)
20. Ligamento tiroaritenoideo inferior
21. Músculo cricoaritenoideo lateral
22. Faceta articular para el cartílago tiroides (articulación cricotiroidea)
23. Cartílagos traqueales
24. Membrana tirohioidea
25. Fascículo oblicuo del aritenoideo
26. Lámina del cartílago cricoides
27. Glotis, ligamento tiroaritenoideo inferior
28. Músculo tiroaritenoideo inferior
29. Articulación cricoaritenoidea
30. Arco del cartílago cricoides

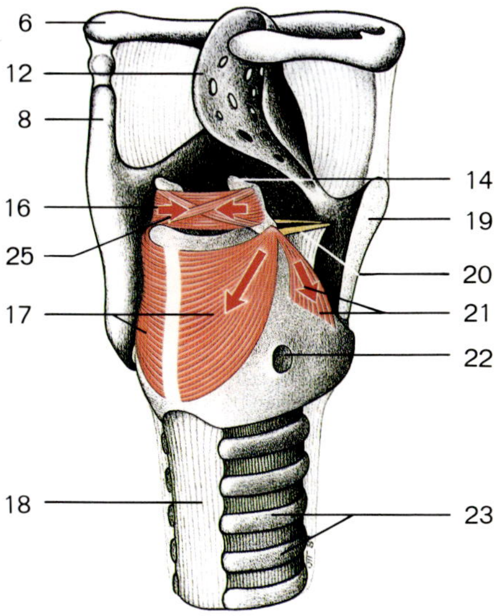

Fig. 10.11. Acción de los músculos intrínsecos de la laringe (diagrama esquemático).

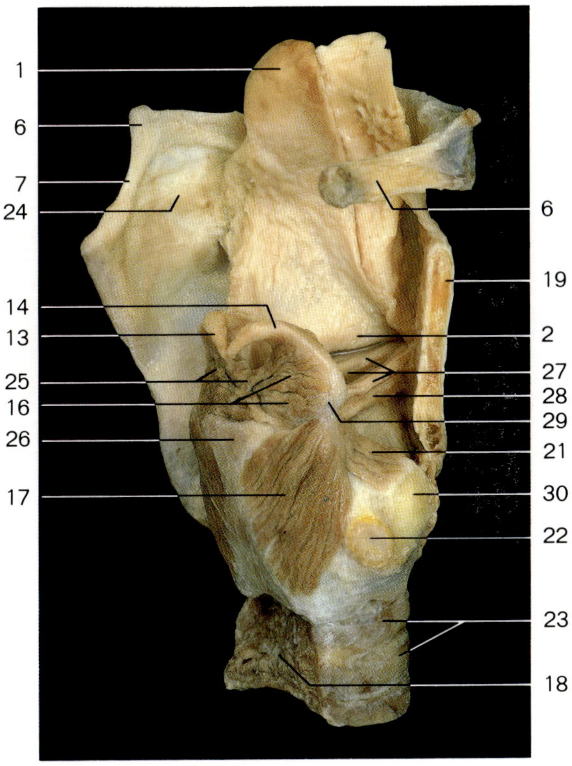

Fig. 10.12. Músculos laríngeos (vista posterolateral derecha). Se ha resecado la mitad del cartílago tiroides.

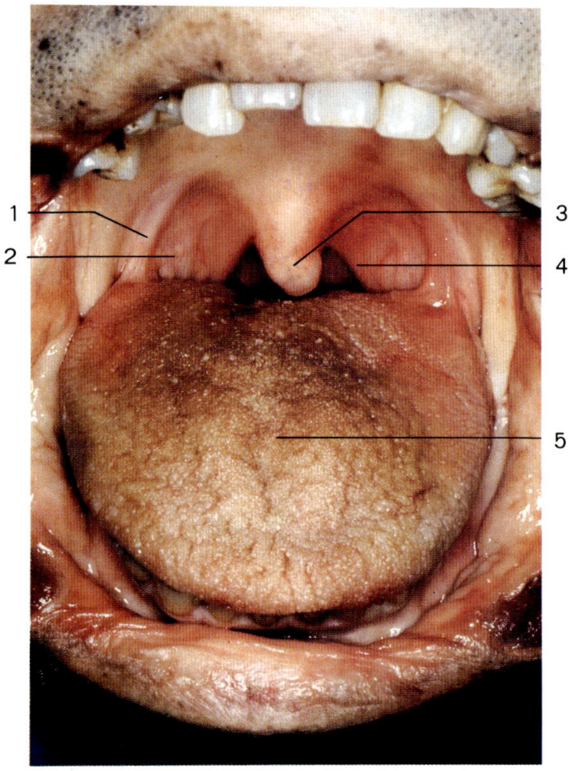

Fig. 10.13. Cavidad oral (vista anterior).

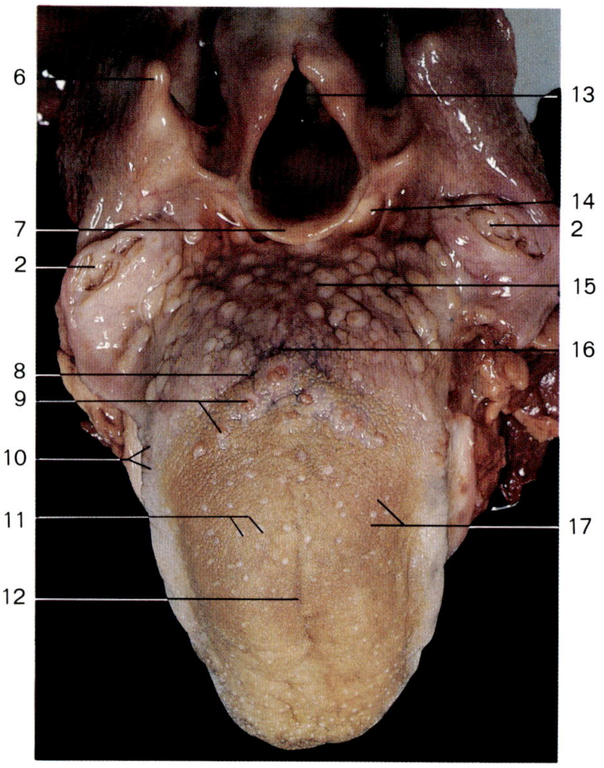

Fig. 10.14. Superficie dorsal de la lengua y entrada a la faringe.

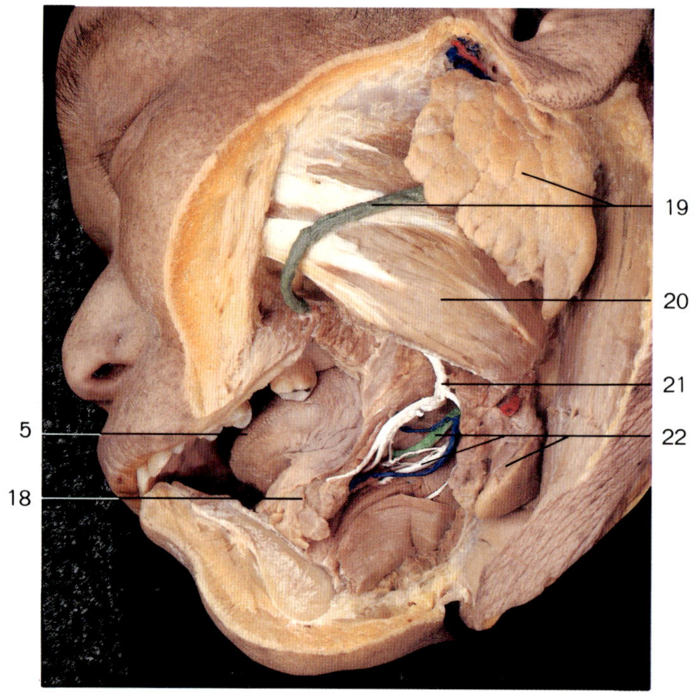

Fig. 10.15. Las tres glándulas salivales mayores del lado izquierdo (vista lateral izquierda). Se han resecado el carillo bucal y el maxilar inferior.
Verde = conducto de glándula salival; blanco = nervios.

1. Pilar anterior del velo del paladar (palatogloso)
2. Amígdala palatina
3. Uvula
4. Pilar posterior del velo del paladar (faringoestafilino)
5. Lengua
6. Asta mayor del hioides
7. Epiglotis
8. Surco terminal ("V" lingual)
9. Papilas circunvaladas
10. Papilas foliadas
11. Papilas fungiformes
12. Surco medio de la lengua
13. Rima glottidis
14. Vallécula
15. Raíz de la lengua, amígdala lingual
16. Agujero ciego
17. Papilas filiformes
18. Glándula sublingual
19. Glándula parótida y conducto parotídeo
20. Masetero
21. Nervio lingual
22. Glándula y conductos (verde) submaxilares, nervio hipogloso (blanco)

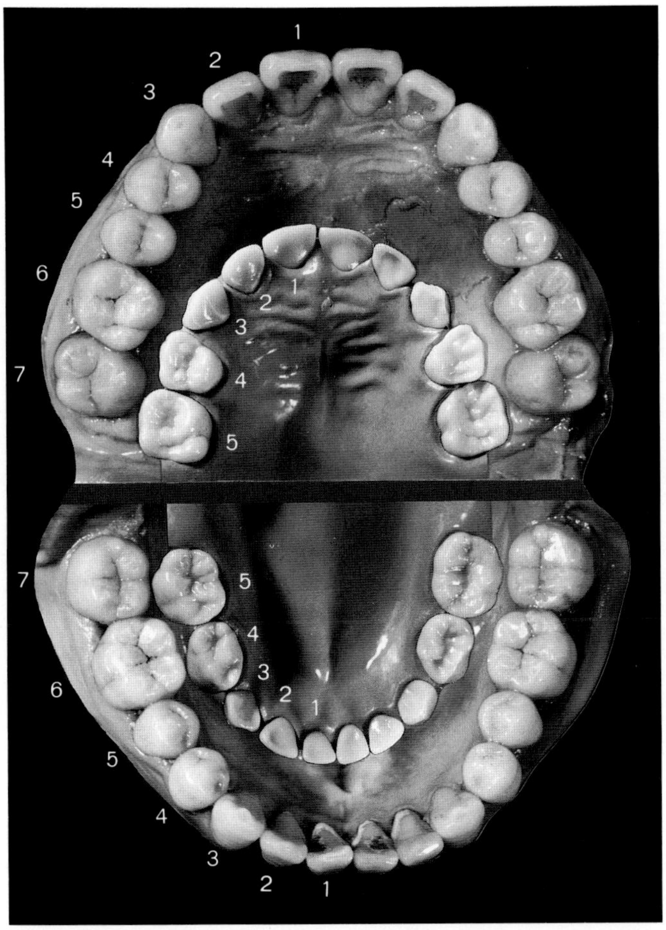

Fig. 10.16. Comparación entre las denticiones decidua (arcada interna) y permanente (arcada externa). Nótese que los arcos alveolares de los maxilares superior (arriba) e inferior (abajo) que sostienen los dientes deciduales en el niño y los permanentes en el adulto tienen prácticamente la misma anchura.

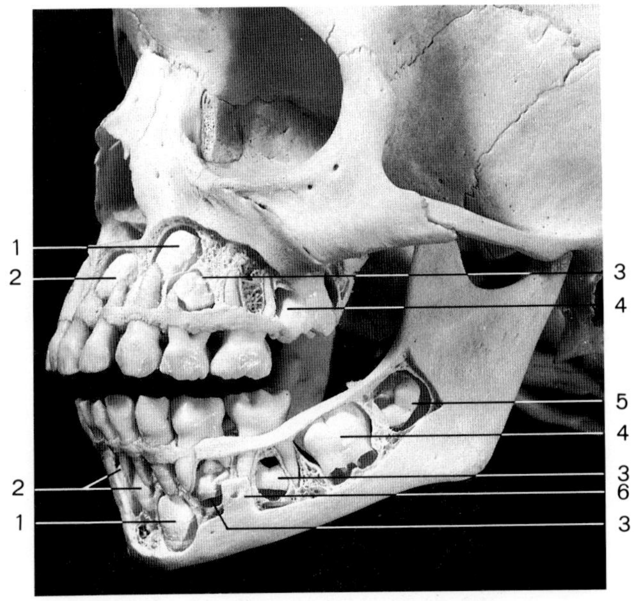

Fig. 10.17. Dientes deciduales en el cráneo del niño. Las coronas en desarrollo de los dientes permanentes se muestran en su localización dentro de los maxilares.

1. Canino permante (una cúspide)
2. Incisivos permanentes
3. Premolares (bicúspides)
4. Primer molar permanente
5. Segundo molar permanente
6. Agujero mentoniano del maxilar inferior

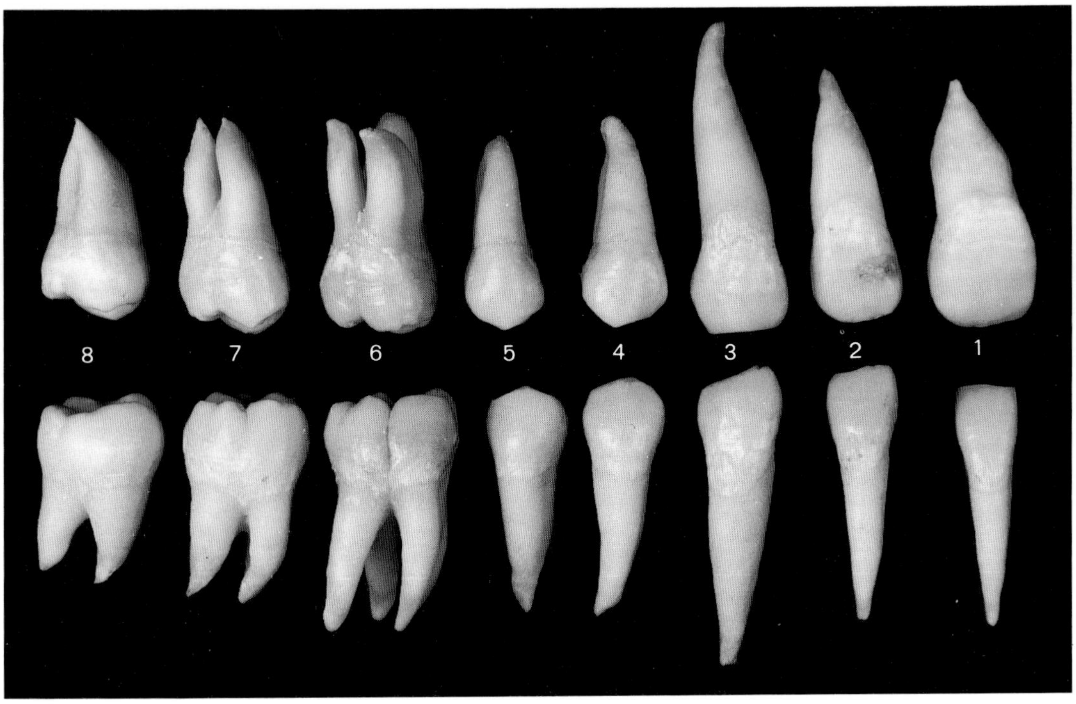

Fig. 10.18. Dientes aislados de la mitad derecha de la boca. Se muestra la superficie labial de los dientes superiores e inferiores. Los dígitos indican el número de la fórmula dental.

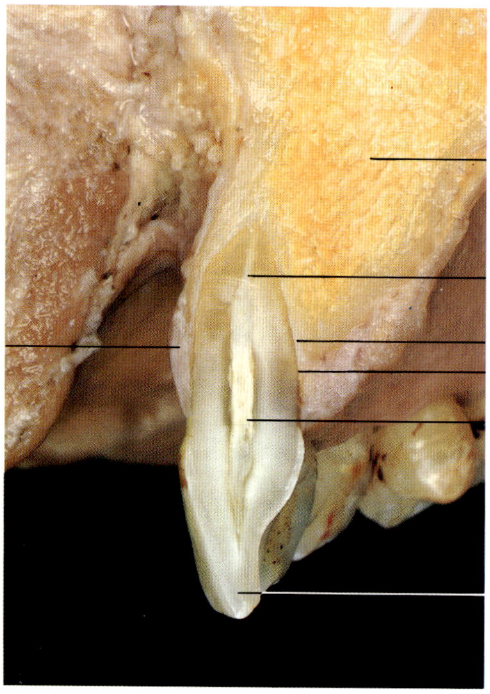

Fig. 10.19. Corte longitudinal a través de un incisivo.

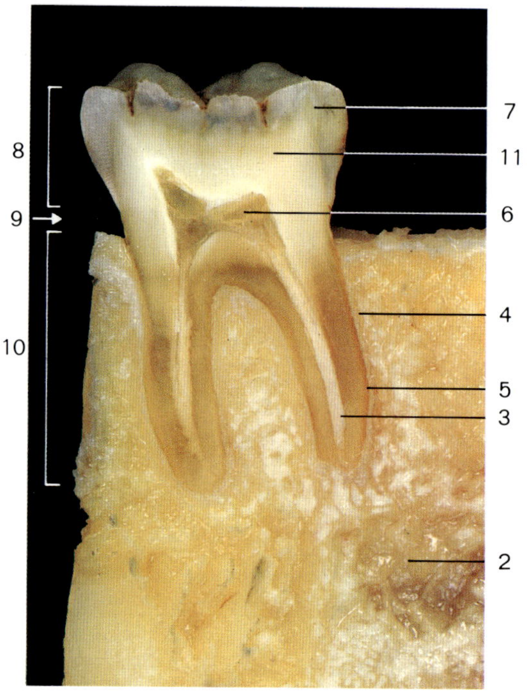

Fig. 10.20. Corte longitudinal a través de un molar.

1. Encía
2. Hueso alveolar
3. Conducto radicular
4. Hueso alveolar (cortical)
5. Cemento
6. Pulpa
7. Esmalte
8. Corona
9. Cuello
10. Raíz
11. Dentina

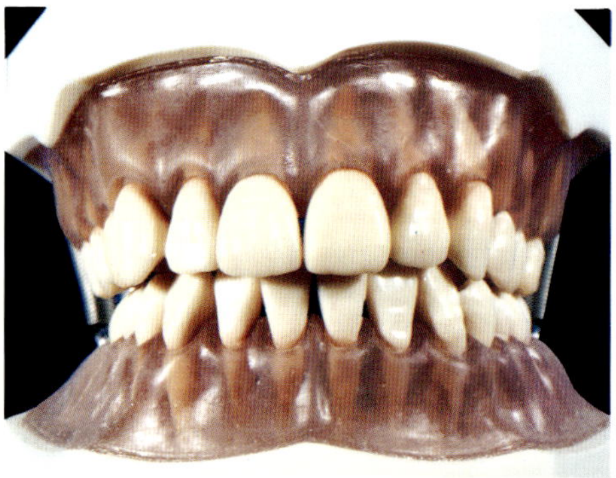

A

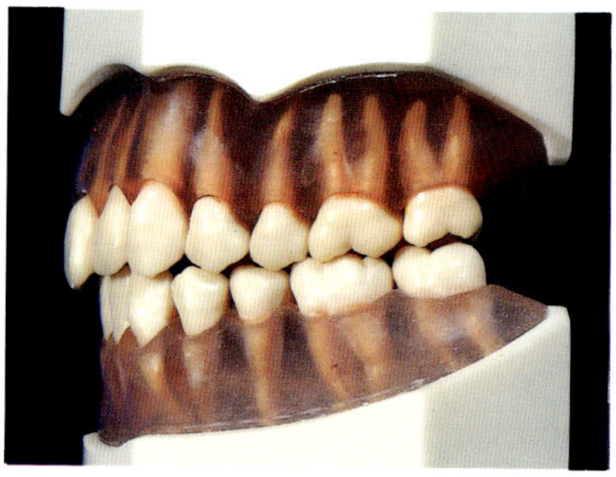

B

Fig. 10.21. Modelos de oclusión mostrando las raíces de los dientes en los alvéolos en vistas anterior (A) y lateral izquierda (B).

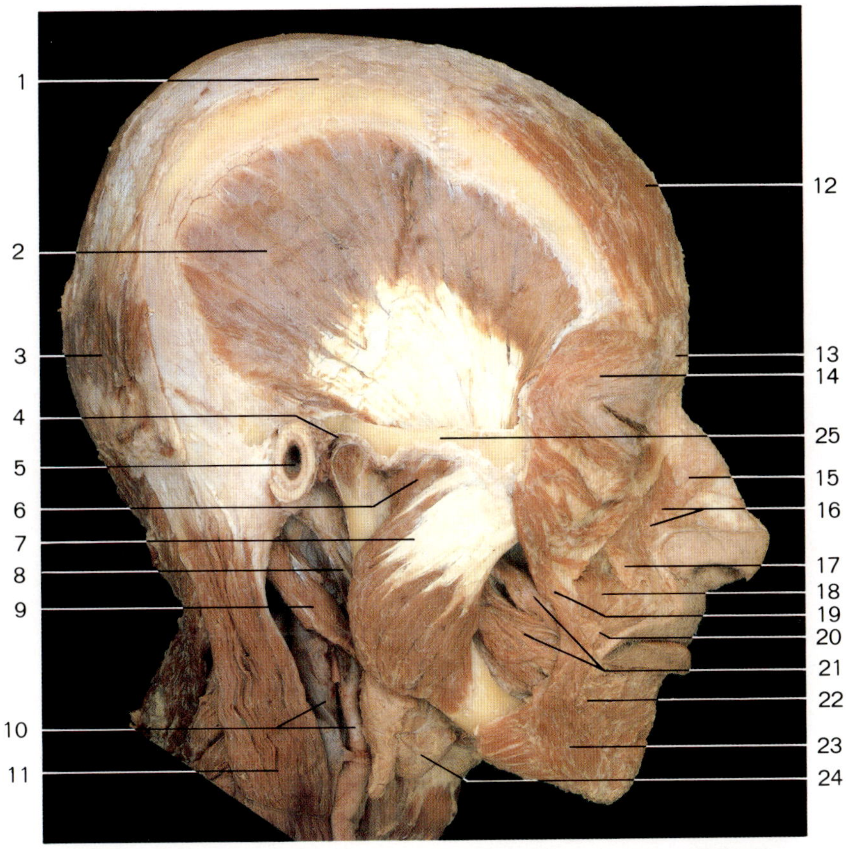

Fig. 10.22. Músculos temporal y masetero. La fascia temporal ha sido resecada. Se ha abierto la articulación temporomaxilar y se observa el arco cigomático.

1. Galea aponeurótica (aponeurosis epicraneal)
2. Músculo temporal
3. Vientre occipital del occipitofrontal
4. Articulación temporomaxilar
5. Meato auditivo externo
6. Capa profunda del masetero
7. Capa superficial del masetero
8. Estilohioideo
9. Vientre posterior del digástrico
10. Vena yugular interna, arteria carótida externa
11. Esternocleidomastoideo
12. Vientre frontal del occipitofrontal
13. Piramidal de la nariz
14. Orbicular de los párpados
15. Transverso de la nariz
16. Elevador común del labio superior y el ala de la nariz
17. Elevador propio del labio superior
18. Músculo canino
19. Cigomático mayor
20. Orbicular de los labios
21. Buccinador
22. Cuadrado de la barba
23. Triangular de los labios
24. Glándula submaxilar
25. Arco cigomático
26. Cápsula de la articulación temporomaxilar
27. Pterigoideo externo
28. Pterigoideo interno
29. Estilogloso
30. Masetero seccionado
31. Maxilar inferior
32. Cutáneo del cuello
33. Cóndilo del maxilar inferior
34. Milohioideo

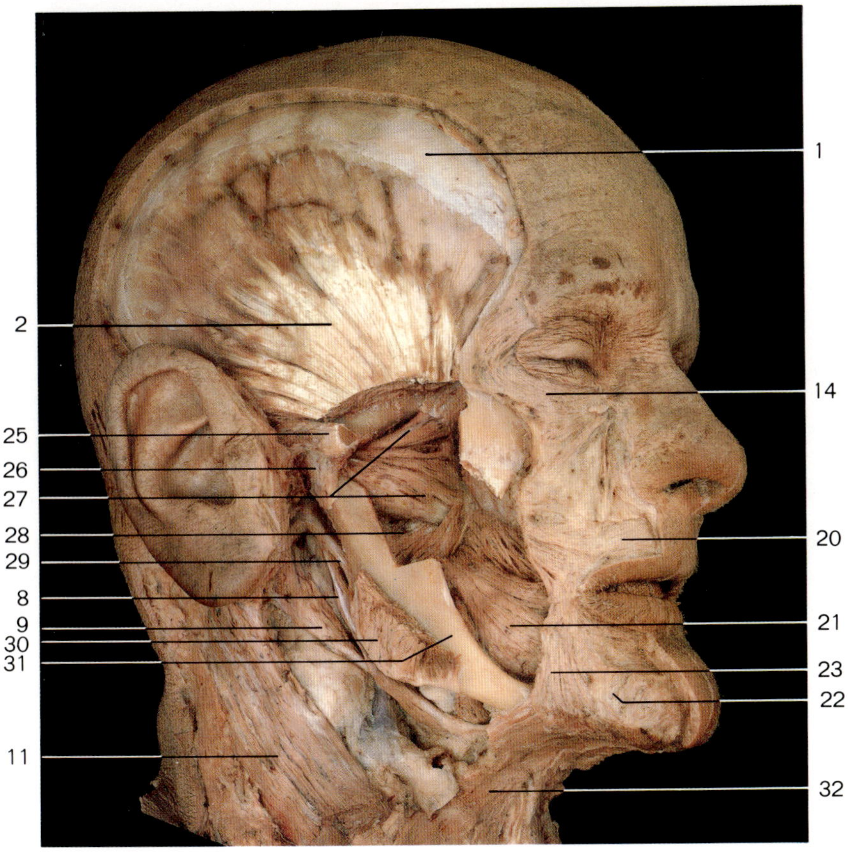

Fig. 10.23. Músculos pterigoideos interno y externo. Se han resecado parcialmente el maxilar superior y el arco cigomático para descubrir la región pterigoidea.

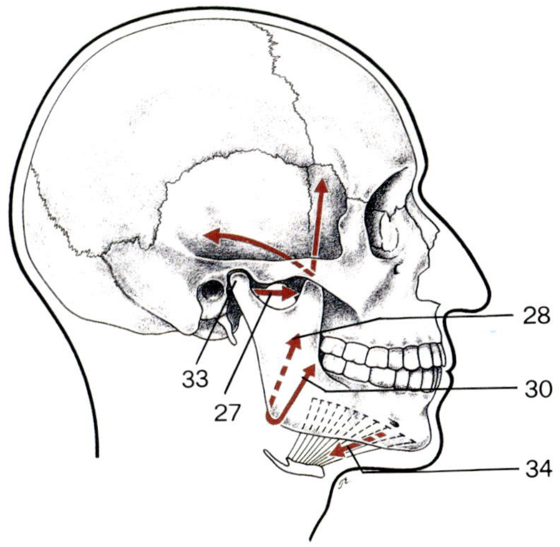

Fig. 10.24. Efecto de las acciones de los músculos masticadores sobre la articulación temporomaxilar (diagrama esquemático).

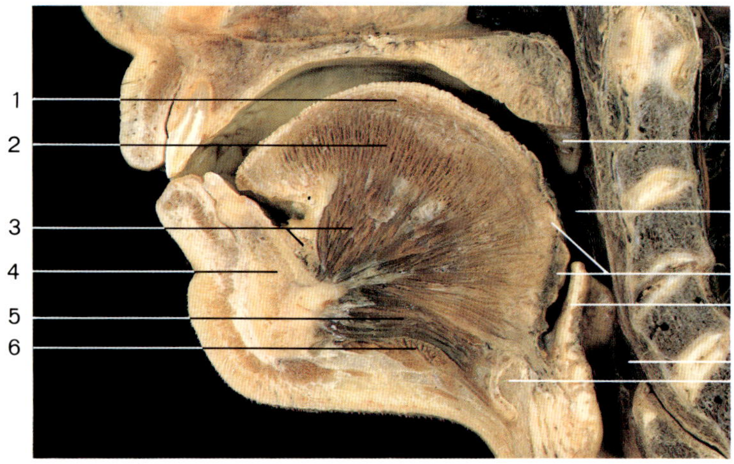

Fig. 10.25. Corte sagital de la lengua.

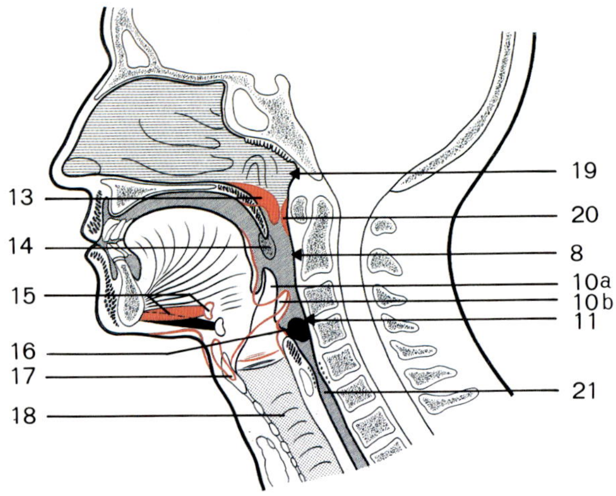

Fig. 10.26. Diagrama esquemático que ilustra el acto de la deglución. El acto de la deglución ocurre en tres etapas: (1) El bolo es impulsado hacia atrás en el interior de la faringe, la lengua se deprime y su punta se encuentra con el paladar duro, mientras los músculos faríngeos se contraen; (2) el bolo pasa hacia el esófago, el paladar blando se eleva para cerrar la nasofaringe, la laringe se eleva hacia la epiglotis y las cuerdas vocales se aducen para cerrar la glotis; (3) El bolo es impulsado por la contracción de los constrictores faríngeos y la peristalsis esofágica.

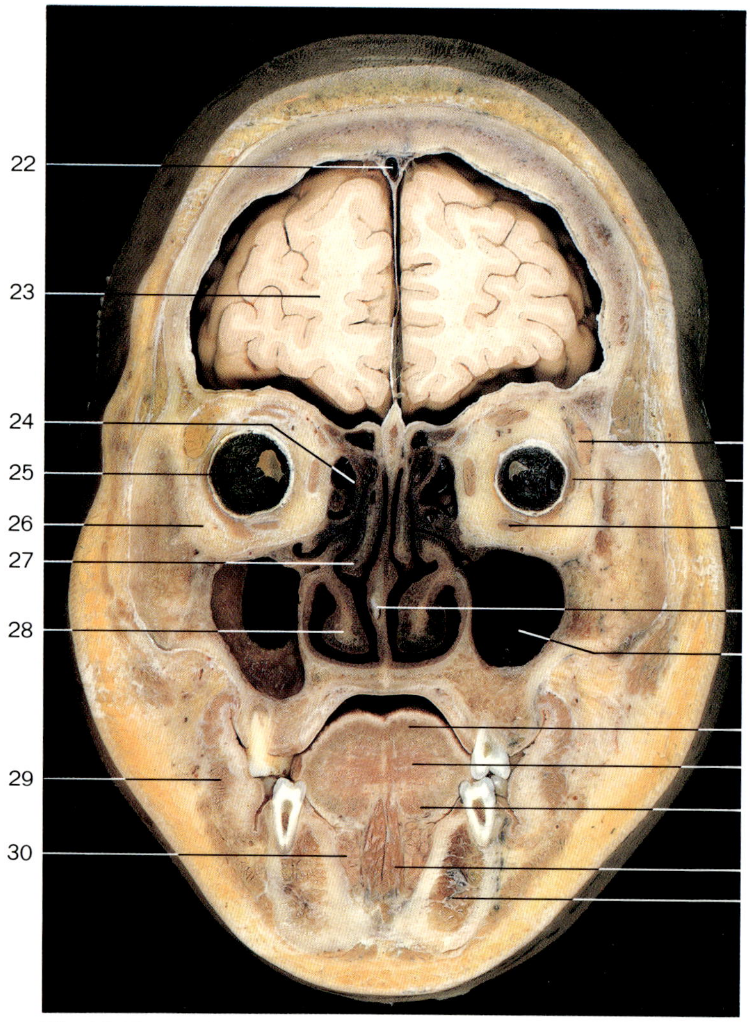

Fig. 10.27. Corte frontal (coronal) de la cabeza.

1. Músculo longitudinal superior de la lengua
2. Músculos vertical y transverso de la lengua
3. Geniogloso, glándula sublingual
4. Maxilar inferior
5. Genihioideo
6. Milohioideo
7. Uvula
8. Orofaringe
9. Amígdala lingual, raíz de la lengua
10. Epiglotis
    a. Antes de la deglución
    b. Durante la deglución
11. Laringofaringe
12. Hueso hioides
13. Paladar blando
14. Amígdala palatina
15. Hueso hioides, músculo genihioideo
16. Bolo alimenticio
17. Cartílago tiroides
18. Tráquea
19. Nasofaringe
20. Constrictor superior de la faringe
21. Esófago
22. Seno longitudinal superior
23. Lóbulo frontal del hemisferio cerebral
24. Laberinto etmoidal
25. Globo ocular
26. Tejido adiposo de la órbita
27. Cornete nasal medio
28. Cornete nasal inferior
29. Buccinador
30. Glándula sublingual
31. Glándula lagrimal
32. Músculo recto externo
33. Músculo recto inferior
34. Tabique nasal
35. Seno maxilar
36. Músculo longitudinal inferior de la lengua
37. Geniogloso

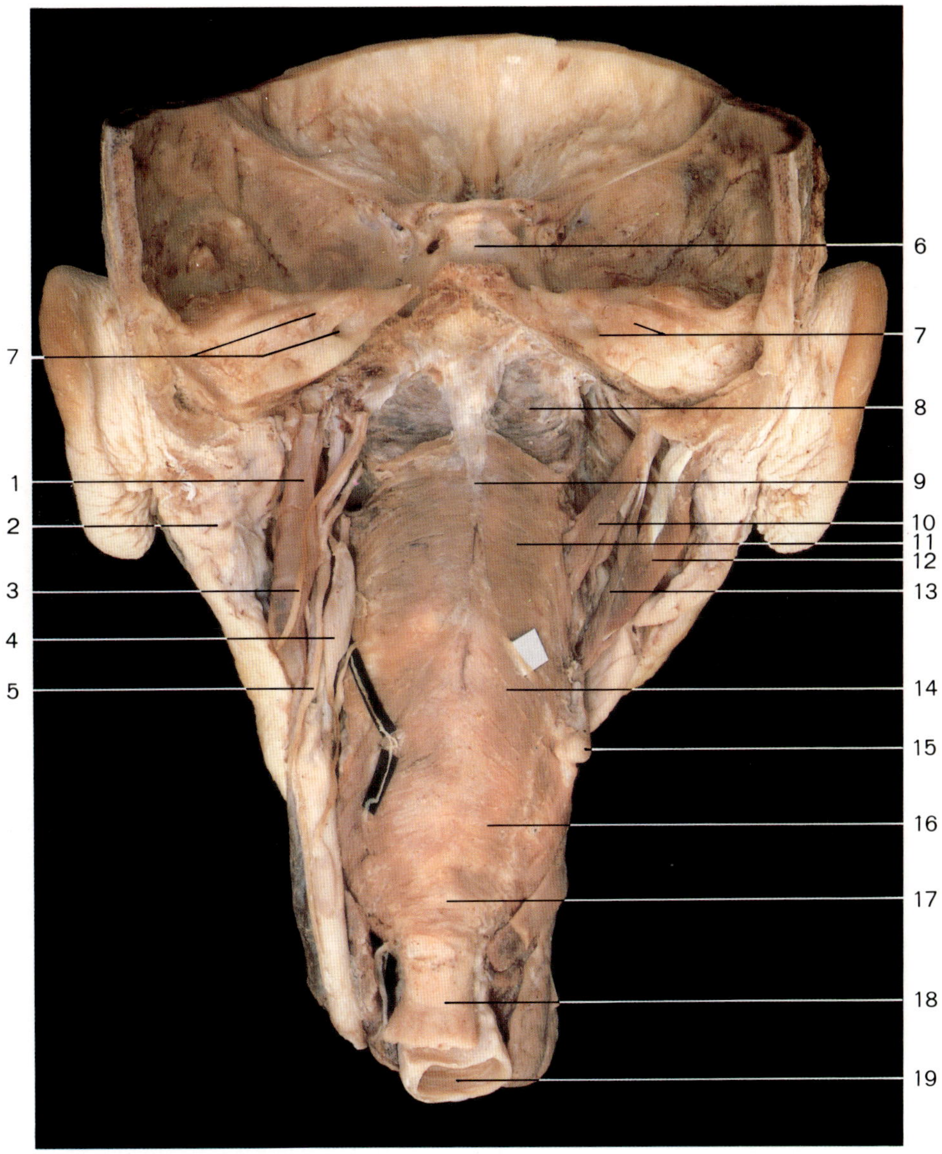

Fig. 10.28. Músculos de la faringe (vista posterior).

1. Vena yugular interna
2. Glándula parótida
3. Nervio espinal
4. Ganglio superior de la cadena simpática
5. Nervio vago
6. Silla turca
7. Meato auditivo interno, porción petrosa del temporal
8. Fascia faringobasilar
9. Rafe faríngeo
10. Estilofaríngeo
11. Constrictor superior de la faringe
12. Vientre posterior del digástrico
13. Estilohioideo
14. Constrictor medio de la faringe
15. Asta mayor del hioides
16. Constrictor inferior de la faringe
17. Area sin músculo (triángulo de Laimer)
18. Esófago
19. Tráquea
20. Pterigoideo interno
21. Glándulas tiroides y paratiroides

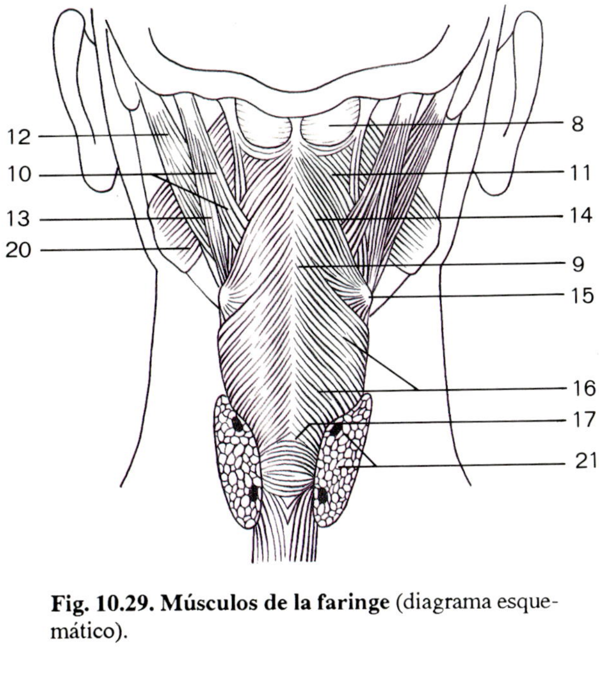

Fig. 10.29. Músculos de la faringe (diagrama esquemático).

11. Organos endocrinos

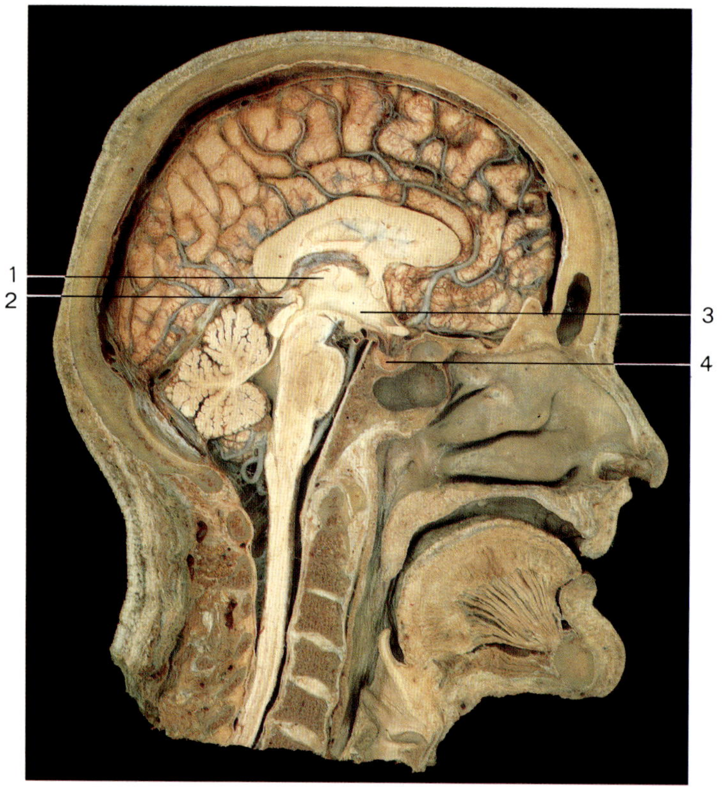

Fig. 11.1. **Corte mesosagital de la cabeza** donde se observa la epífisis (glándula pineal) y la hipófisis (glándula pituitaria) *in situ*.

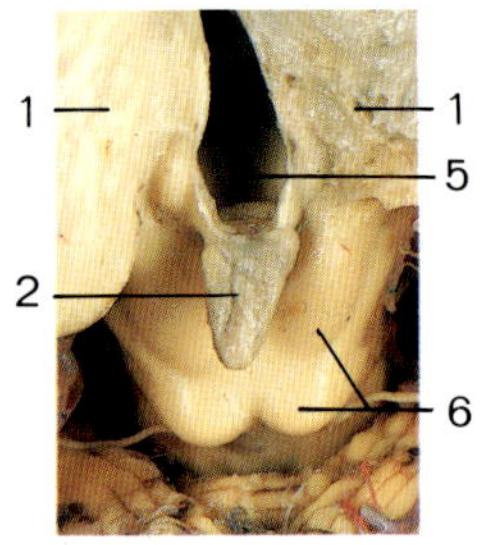

Fig. 11.2. Epífisis (glándula pineal). Vista superior, anterior hacia arriba (tamaño real).

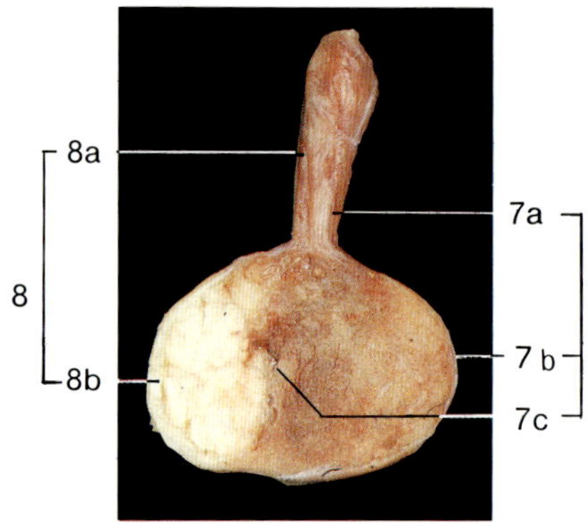

11.3

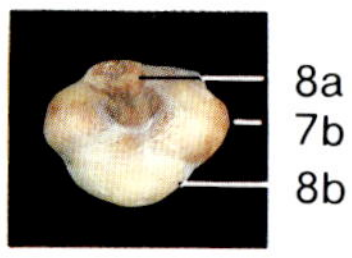

11.4

Fig. 11.3. Hipófisis (glándula pituitaria). Corte sagital (anterior hacia la derecha).

Fig. 11.4. Hipófisis (glándula pituitaria). Vista superior (posterior hacia abajo). Tamaño real.

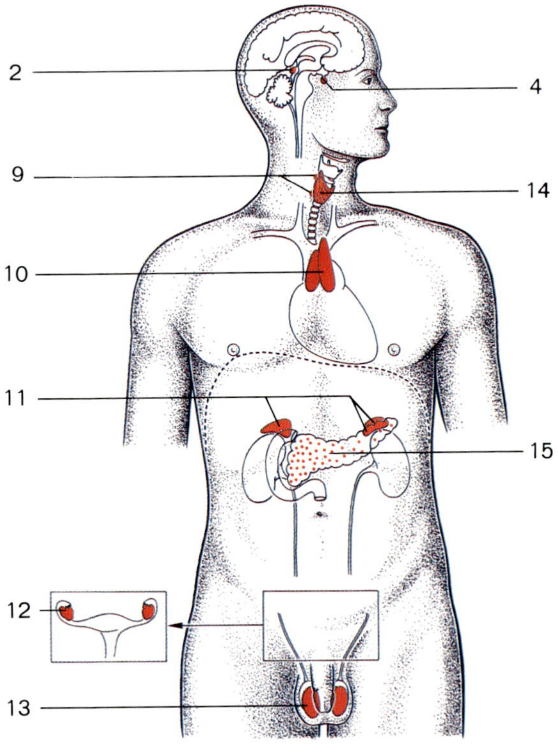

Fig. 11.5. Organos endocrinos en el cuerpo humano (diagrama esquemático).

1. Tálamo
2. Epífisis (pineal)
3. Hipotálamo
4. Hipófisis (pituitaria)
5. Tercer ventrículo
6. Placa tectal (tubérculos cuadrigéminos del mesencéfalo)
7. Adenohipófisis
   a. Pars Tuberalis
   b. Pars distal del lóbulo anterior
   c. Pars intermedia
8. Neurohipófisis
   a. Infundíbulo
   b. Pars nerviosa del lóbulo posterior
9. Glándulas paratiroides
10. Timo
11. Glándulas suprarrenales
12. Ovarios
13. Testículos
14. Glándula tiroides
15. Páncreas (islotes de Langerhans)

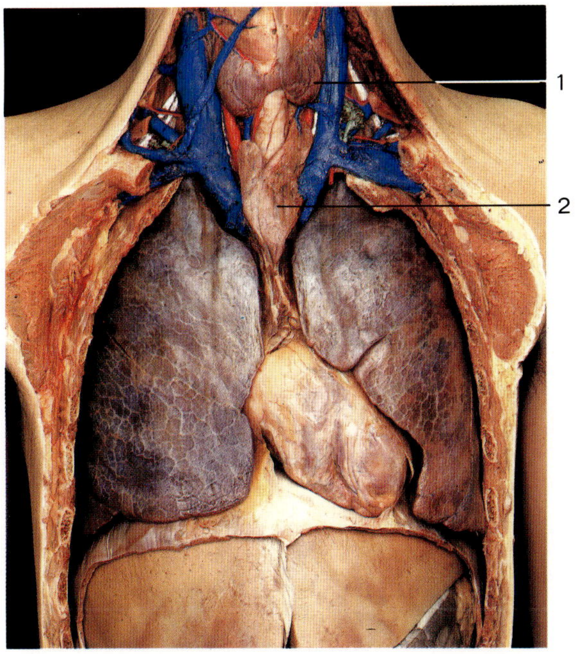

Fig. 11.6. Glándula tiroides y timo en un adulto, *in situ.*

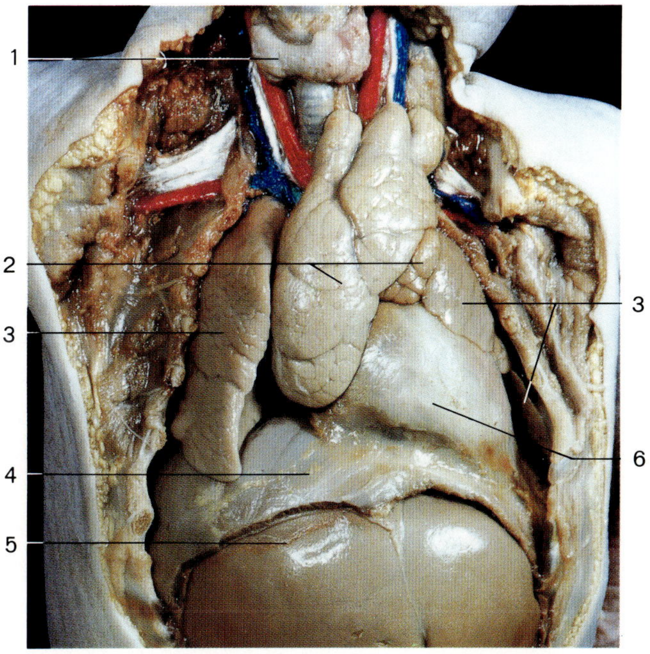

Fig. 11.7. Glándula tiroides y timo en un feto maduro, *in situ.* Nótese el gran tamaño del timo fetal comparado con el timo atrofiado del adulto.

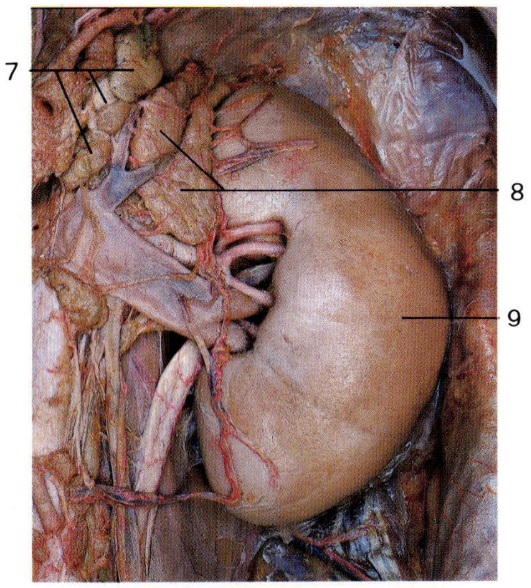

Fig. 11.8. Glándula suprarrenal izquierda, *in situ* (vista anterior).

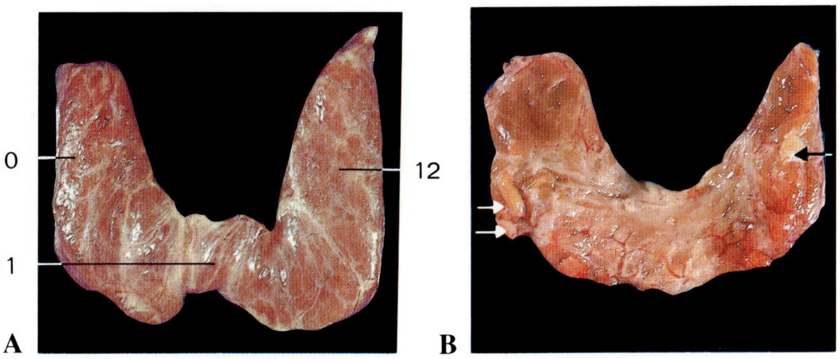

Fig. 11.9. Glándula tiroides, vistas anterior (A) y posterior (B). Las **glándulas paratiroides** (flechas) se localizan sobre la superficie posterior.

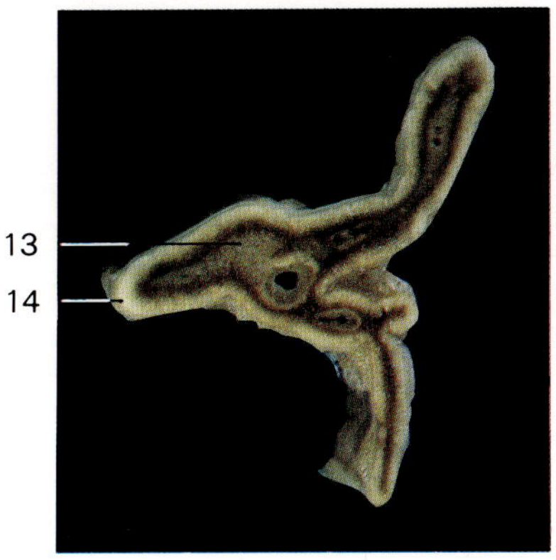

Fig. 11.10. Corte de la glándula suprarrenal.

1. Glándula tiroides
2. Timo
3. Pulmón
4. Diafragma
5. Hígado
6. Saco pericárdico
7. Ganglios linfáticos
8. Glándula suprarrenal
9. Riñón
10. Lóbulo derecho del tiroides
11. Istmo del tiroides
12. Lóbulo izquierdo del tiroides
13. Médula suprarrenal
14. Corteza suprarrenal

12. Anatomía transversal

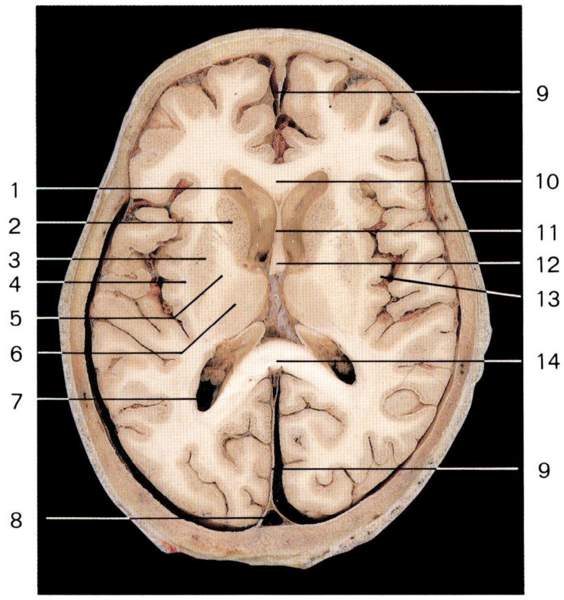

Fig. 12.1A. Corte transversal (horizontal) de la cabeza al nivel de los ganglios basales y la cápsula interna.

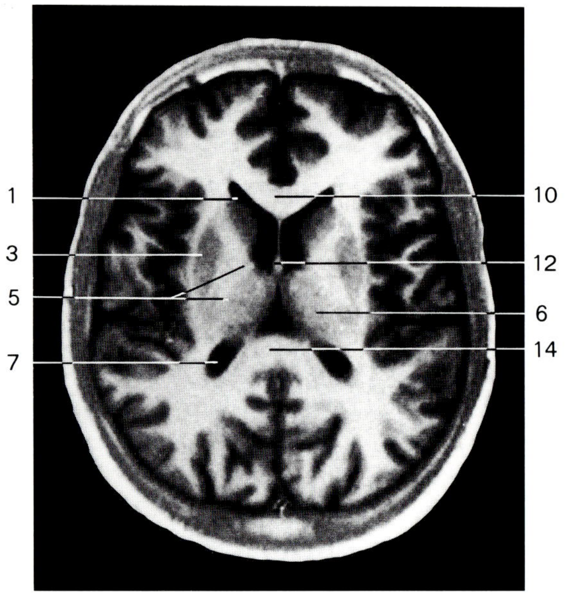

Fig. 12.1B. Imagen por resonancia magnética (IRM) del cerebro, al mismo nivel que la figura 12.1A.

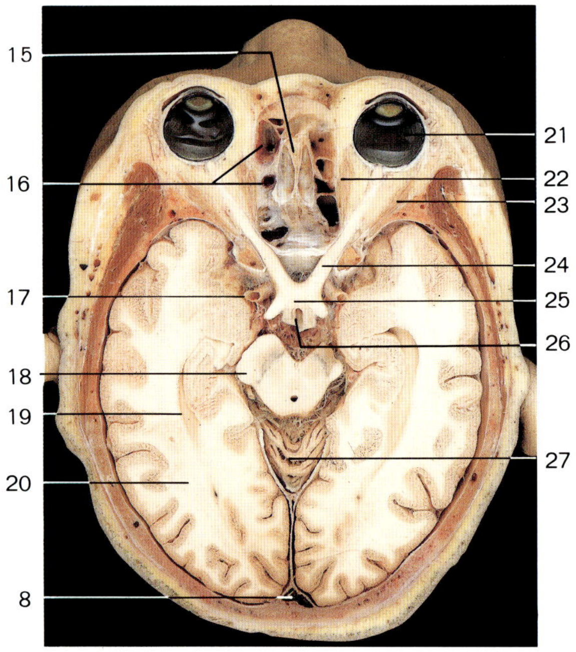

Fig. 12.2A. Corte transversal de la cabeza al nivel de los globos oculares.

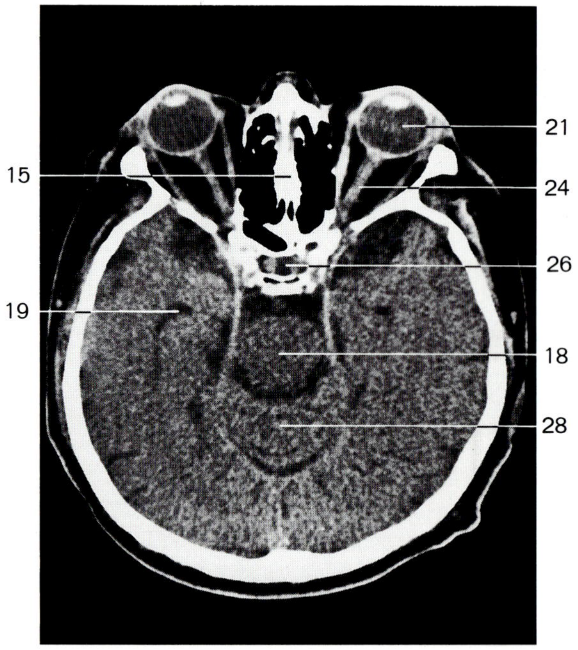

Fig. 12.2B. Tomografía axial computadorizada (TAC) de la cabeza al mismo nivel que la figura 12.2A.

1. Cuerno frontal (anterior) del ventrículo lateral
2. Cabeza del núcleo caudado
3. Putamen
4. Antemuro (claustro)
5. Cápsula interna
6. Tálamo
7. Cuerno occipital (posterior) del ventrículo lateral
8. Seno longitudinal superior
9. Hoz del cerebro
10. Rodilla del cuerpo calloso
11. Membrana pelúcida
12. Pilar anterior del trígono
13. Insula de Reil
14. Rodete (esplenio) del cuerpo calloso
15. Tabique nasal
16. Seno etmoidal
17. Arteria carótida interna
18. Mesencéfalo
19. Ventrículo lateral
20. Hemisferio cerebral
21. Globo ocular
22. Músculo recto interno
23. Músculo recto externo
24. Nervio óptico
25. Quiasma óptico
26. Infundíbulo
27. Vermis del cerebelo
28. Cerebelo

*TAC e IRM por cortesía de Siemens AG.

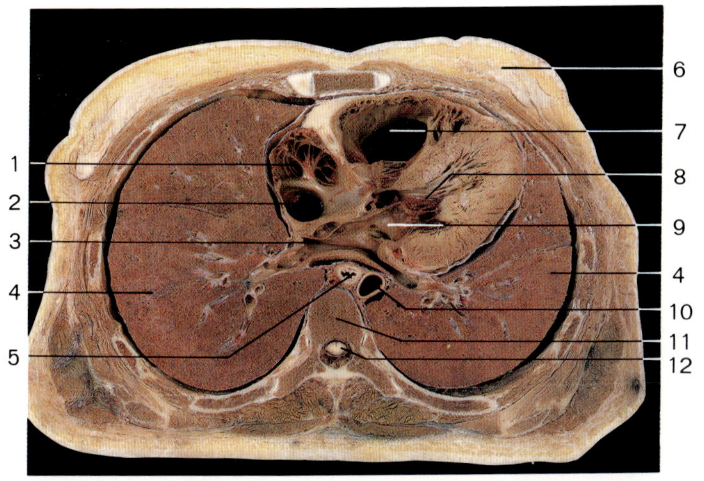

Fig. 12.3A. Corte transversal de la cavidad torácica al nivel del corazón (vista inferior).

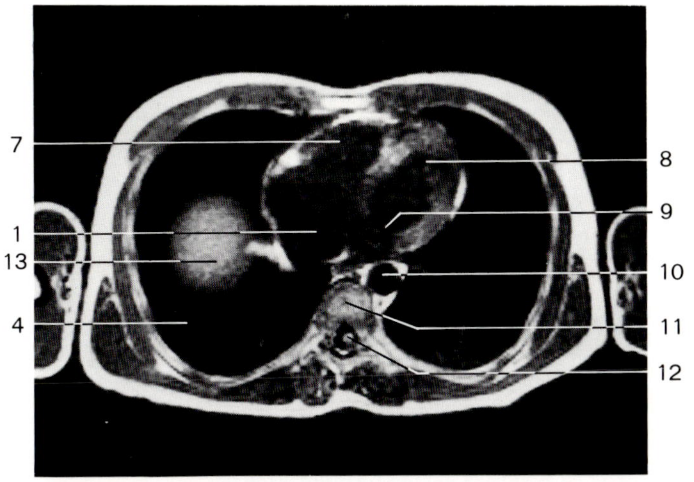

Fig. 12.3B. Imagen de resonancia magnética (IRM) del tórax al mismo nivel que la figura 12.3A.

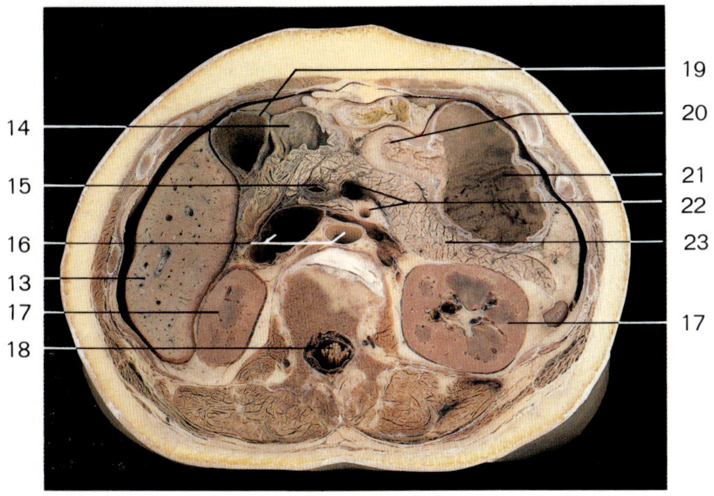

Fig. 12.4A. Corte transversal de la cavidad abdominal al nivel del páncreas (vista inferior).

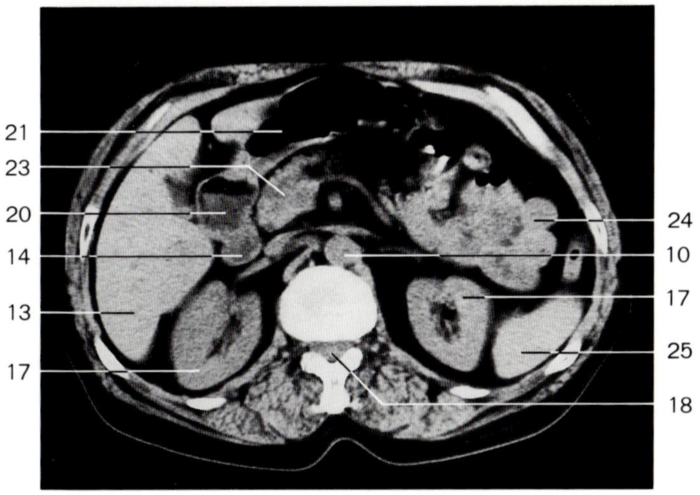

Fig. 12.4B. Tomografía axial computadorizada (TAC) del abdomen al mismo nivel que la figura 12.4A.

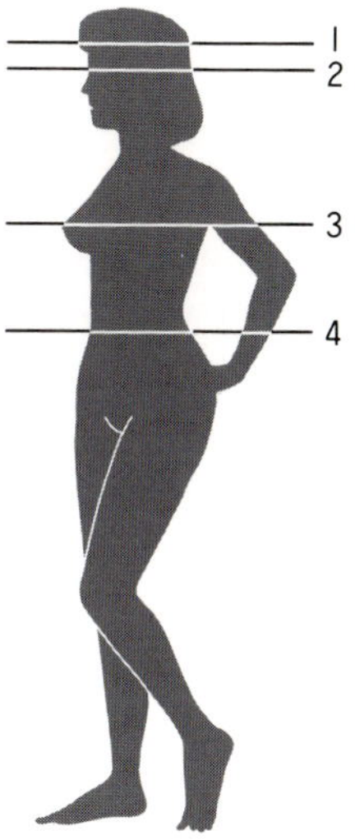

1. Aurícula derecha
2. Vena cava superior
3. Vena pulmonar derecha
4. Pulmón
5. Esófago
6. Glándula mamaria
7. Ventrículo derecho
8. Ventrículo izquierdo
9. Aurícula izquierda
10. Aorta (porción torácica)
11. Vértebra torácica
12. Médula espinal
13. Hígado
14. Duodeno
15. Conducto colédoco
16. Vena cava inferior, aorta
17. Riñón
18. Cola de caballo de la médula espinal, canal vertebral
19. Angulo hepático del colon
20. Píloro
21. Estómago
22. Arteria y vena mesentéricas superiores
23. Páncreas
24. Intestino delgado
25. Bazo

F

G

H

I

N

O

P